北京协和医院皮肤科90年积累（1921~2011）
20000张蜡膜、皮损及病理图片中精选
囊括161个皮肤科常见病种

协和皮肤性病学素材库

主　编　郑和义

副主编　李　军　米　霞　杨　萍

编　者　郑和义　李　军　米　霞
　　　　　杨　萍　方　凯

中国协和医科大学出版社

图书在版编目（CIP）数据

协和皮肤性病学素材库／郑和义主编. —北京：中国协和医科大学出版社，2011.9
ISBN 978 – 7 –81136 – 570 – 2

Ⅰ. ①协…　Ⅱ. ①郑…　Ⅲ. ①皮肤病学 – 图谱 ②性病学 – 图谱　Ⅳ. ①R75 – 64

中国版本图书馆 CIP 数据核字（2011）第 184067 号

协和皮肤性病学素材库

主　　编：郑和义
责任编辑：何海青

出版发行：**中国协和医科大学出版社**
（北京东单北大街 69 号　邮编 100005　电话 65260378）
网　　址：**www. pumcp. com**
经　　销：新华书店总店北京发行所
印　　刷：北京兰星球彩色印刷有限公司

开　　本：889×1194　1/16 开
印　　张：31.5
字　　数：400 千字
版　　次：2012 年 4 月第 1 版　　2012 年 4 月第 1 次印刷
印　　数：1—5000
定　　价：280.00 元

ISBN 978 – 7 – 81136 – 570 – 2/R · 570

前　　言

　　皮肤性病学是一门重要的临床学科，掌握常见皮肤病的诊断和治疗是临床医师所应具备的临床技能。然而，由于皮肤病、性病的皮损形态各种各样，仅凭文字叙述难以反映疾病的真实面目，很难掌握其相关要点。为了使读者能更快、更准确地掌握皮肤性病学知识，我们根据长期在北京协和医院皮肤性病科临床工作的经验，针对皮肤性病以形态学为主的特点，精选了医院建院初期至20世纪60年代末期用黑白照片记录的各种皮肤性病的资料，以及早期进口的蜡膜教学标本，再加上近年来我们收集到的彩色照片配以简明的文字描述制作了这部素材库，对各种常见皮肤病、性病的临床诊断、鉴别诊断、治疗等进行简明扼要的重点讲解，图文并茂，看图识病，使读者一目了然。我们在收集资料的过程中，得到中国协和医科大学和北京协和医院教育处领导的大力支持和帮助，协和医大2001级部分学生做了大量的资料整理工作，在此表示衷心感谢。该书适合作为临床和护理专业学生、临床医师和护士学习皮肤性病学的辅助参考书。由于编者水平有限，其中含有不少缺点和错误，恳请各位读者提出宝贵意见，以便今后加以改正。

北京协和医院皮肤性病科　郑和义

2011 年 10 月

目　　录

一、病毒性皮肤病

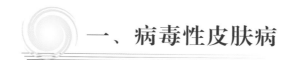

单纯疱疹是单纯疱疹病毒（herpes simplex virus，HSV）感染所致的病毒性皮肤病。根据病毒类型不同，可分为 HSV-1 和 HSV-2 两种类型。HSV-1 与大多数非生殖器感染相关，主要侵犯口咽、扁桃体、眼、皮肤等部位；HSV-2 主要侵犯生殖器部位，为性传播疾病病原之一。单纯疱疹可分为原发型与复发型。

诊断

1. 原发型单纯疱疹　初次感染 HSV，表现为颜面（口腔）单纯疱疹、新生儿原发单纯疱疹及生殖器疱疹等，在相应部位出现簇集小水疱，破溃后形成小溃疡及糜烂面。症状多较重，多伴有发热、全身不适、周围淋巴结肿大等全身症状。可以自愈，病程约 2 周，较易复发。

2. 复发型单纯疱疹　原发性感染消退后，20%～40% 的患者在某些诱因下复发。多有前驱症状，如痒感、灼热感、针刺感等，皮损较原发皮损小而密集，表现为红斑及簇集的小水疱，可以有糜烂、渗出、结痂，易于形成溃疡。可伴发热、不适等全身症状，病程 1～2 周，可反复发作。

鉴别诊断

1. 面部带状疱疹　皮疹多数沿三叉神经或面神经的分支分布，基底炎症明显，呈带状排列，伴有神经痛。

2. 脓疱疮　散在性脓疱，其周围红晕明显，有蜜黄色结痂。多见于儿童暴露部位，夏秋季节多见。

治疗

1. 全身治疗　本病有自限性，1～2 周可自愈。对于严重感染者，为缩短病程，防止继发感染和复发，可口服抗病毒药物如阿昔洛韦、伐昔洛韦、泛昔洛韦等。

2. 局部治疗　以抗病毒、干燥、收敛及预防感染为主。可外用无环鸟苷（阿昔洛韦）软膏、疱疹净（碘苷）滴眼液、喷昔洛韦乳膏、酞丁胺搽剂、2% 龙胆紫（甲紫）液及抗生素软膏等。

3. 物理治疗　对频繁复发或病情严重者可作紫外线照射，氦氖氩离子激光照射。

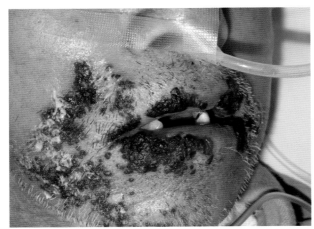

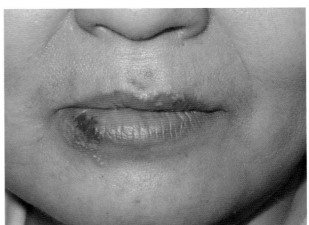

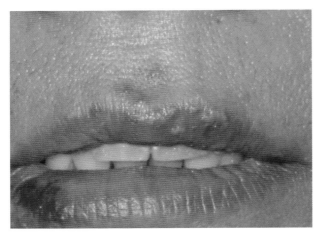

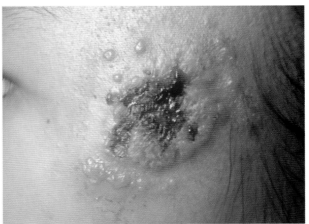

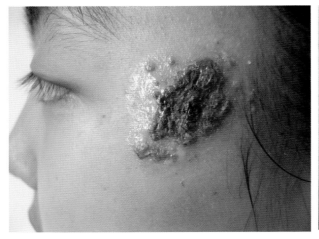

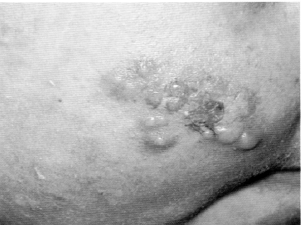

（二）水痘（varicella）

水痘由水痘-带状疱疹病毒（varicella zoster virus）感染引起，传染性强。

🔊 诊断

1. 多见于儿童。潜伏期 1~3 周。发病前和发病早期常伴有发热、头痛、不适等全身症状。一般 1~2 周自愈。

2. 皮疹以水疱为主，典型水疱直径 2~5mm 大小，周围绕以红晕，疱液清透，1~2 天后疱液可以混浊，随之干燥结痂，结痂脱落后一般不留瘢痕。由于皮疹分批发生，故可见丘疹、水疱、结痂各期皮疹并存。

3. 皮疹向心性分布，躯干多，面部和四肢较少。黏膜可受累。

🔊 治疗

1. 注意休息和隔离。

2. 对症治疗　局部外用炉甘石洗剂，必要时口服抗组胺药物止痒。视体温升高情况给予物理或药物降温。

3. 抗病毒治疗　无环鸟苷（阿昔洛韦）可防止水痘播散。

4. 抗菌治疗　皮疹继发细菌感染，外用新霉素等抗生素软膏，如全身症状明显时，需口服或注射抗生素。

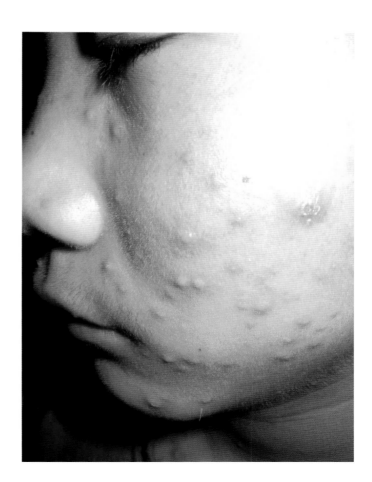

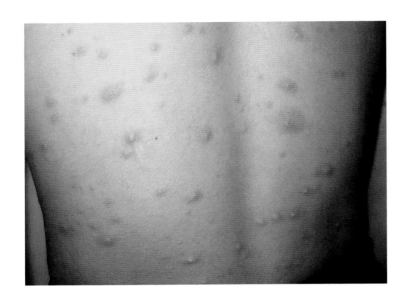

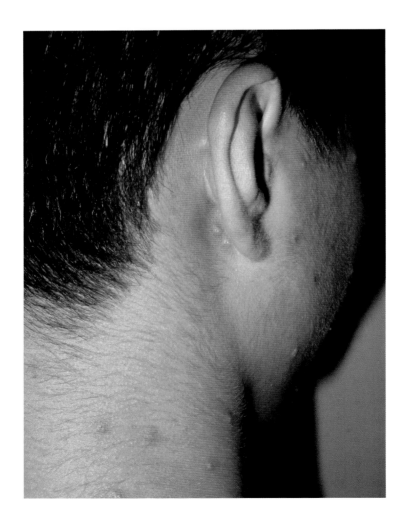

（三）带状疱疹（herpes zoster）

带状疱疹由水痘－带状疱疹病毒感染引起，该病毒属 DNA 嗜神经病毒。

🔊 诊断

1. 皮疹出现前可有轻度发热、乏力、食欲不振等全身症状，局部皮肤有灼热感或神经痛等症状。

2. 1～3 日后沿某一神经分布区域单侧出现不规则红斑，继而发生多数成群簇集粟粒或绿豆大小丘疱疹，迅速变成水疱，内容澄清透明，疱壁紧张发亮。数日后水疱内容混浊，或部分破裂形成糜烂面，最后干燥结痂而愈。皮疹呈带状排列。可伴有发热、患部附近淋巴结肿大。

3. 神经痛为本病的特征之一，可在发疹前或伴随皮疹出现。

4. 病程 2～4 周。愈后一般不复发。

🔊 鉴别诊断

1. 单纯疱疹　好发于面部、外阴等皮肤黏膜交界处，不呈带状分布，与神经走向无关，多复发。

2. 接触性皮炎　单侧性分布不明显，与神经分布无关，无神经痛，而往往伴瘙痒。

🔊 治疗

1. 抗病毒治疗　在病变早期，可给以抗病毒药物，如无环鸟苷（阿昔洛韦），口服 200mg/次，每天 5 次，服用 7～10 天。

2. 对症治疗　疼痛明显者可口服镇痛类药物。

3. 局部治疗　以干燥、预防感染为主，可外搽炉甘石洗剂，外用抗病毒药物如阿昔洛韦或喷昔洛韦软膏，酞丁胺搽剂或软膏，继发细菌感染时外用抗生素软膏。

4. 物理治疗　氦氖激光照射、紫外线照射及频谱电疗等均有一定的消炎、止痛效果。

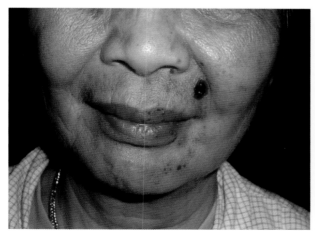
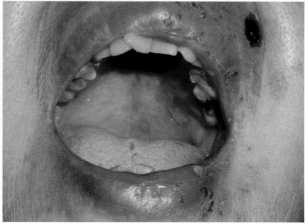

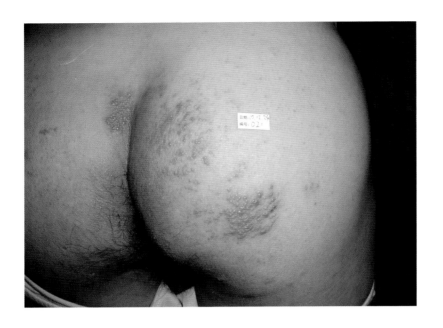

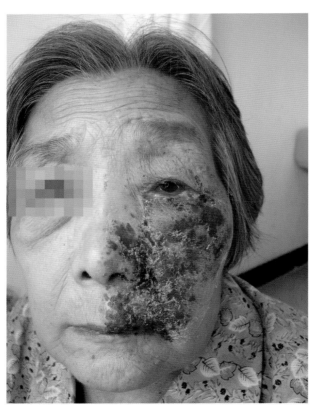

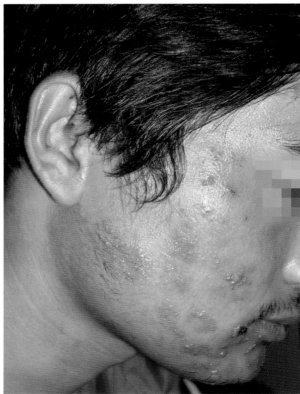

（四）传染性软疣（molluscum contagiosum）

传染性软疣是传染性软疣病毒感染所致，该病毒属痘类病毒，核酸为 DNA，有嗜表皮性。

诊断

1. 本病好发于儿童，其次是妇女。潜伏期 14～50 天。

2. 皮疹初起为米粒大小半球形丘疹，逐渐增至豌豆大小，中心微凹或呈脐窝状，表面有蜡样光泽。丘疹内可挤出乳酪样的物质，称为软疣小体。

3. 皮疹好发于躯干、四肢、肩胛、阴囊、肛门等处。

鉴别诊断

1. 寻常疣　皮疹质地硬，表面粗糙，呈灰褐色或正常肤色。

2. 汗管瘤　妇女多发。皮疹为针头或米粒大小的结节，肤色或淡黄褐色，质坚硬，密集分布于眼睑周围、鼻颊等部位。

治疗

1. 用挤压器或镊子挤出其内容物，并涂以 2% 碘酊、浓石炭酸或三氯醋酸。

2. 疣体小而泛发，可外涂 10% 碘酊，每日 1～2 次。

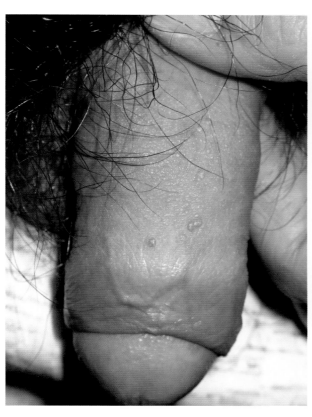
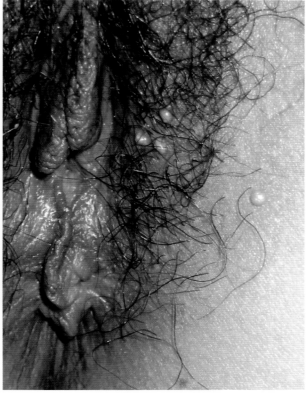

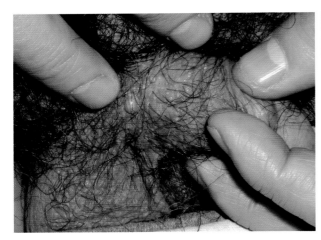
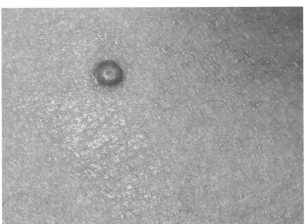

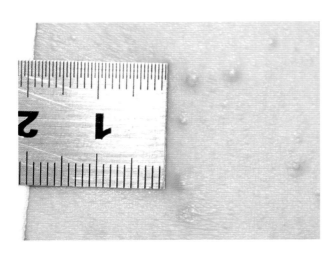

（五）疣（verruca，warts）

1. 寻常疣

寻常疣（verruca vulgaris）由人类乳头瘤病毒（human papillomavirus，HPV）感染引起。病毒分型多为 HPV1、2、4 型。

🔊 诊断

（1）初起为小丘疹，渐增大至黄豆大或更大，半圆形或多角形丘疹，质地硬，表面粗糙，呈灰黄、污黄或污褐色，顶端可呈乳头瘤样增生，周围无炎症，无明显自觉症状。

（2）好发于手背、手指及足缘等处。

🔊 治疗

（1）物理治疗　数目少时可以冷冻或 CO_2 激光治疗。

（2）局部药物治疗　5%5-氟尿嘧啶软膏、10%水杨酸火棉胶涂剂、0.7%斑蝥素加于等量火棉胶溶液中、0.1%～0.3%维A酸酒精溶液等外用。还可用鸦胆子仁捣碎后外敷局部。

（3）必要时手术切除。

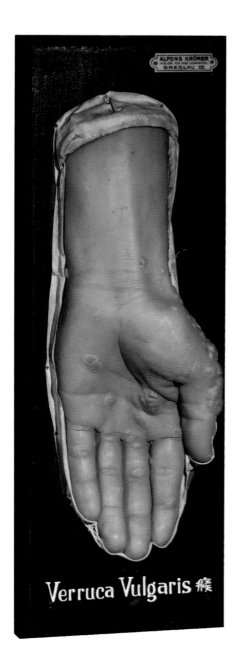

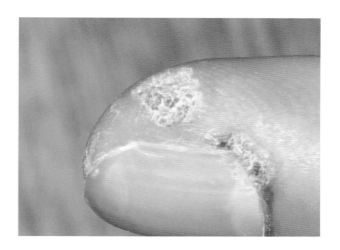

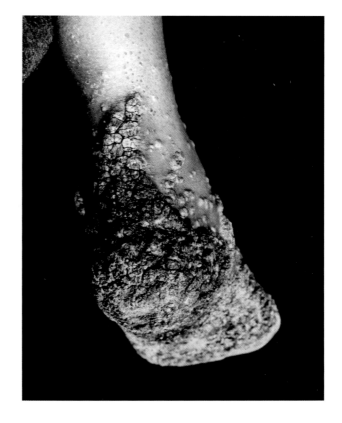

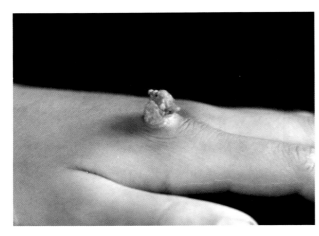
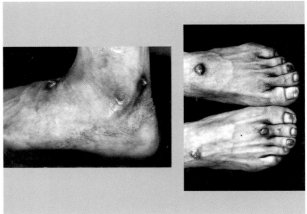

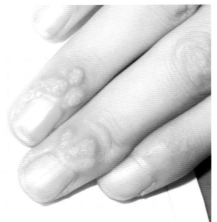
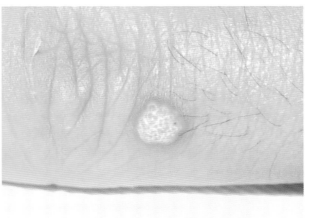

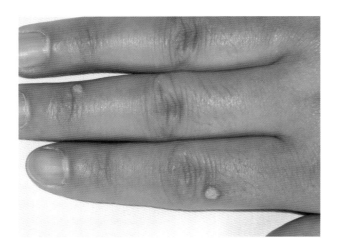

2. 跖疣（verruca plantaris）

跖疣是发生在足跖部的寻常疣。因该部位角质层较厚，临床表现不同于寻常疣。

🔊 诊断

（1）皮损由于压迫形成淡黄或褐黄色胼胝样斑块，表面粗糙不平，灰黄或污灰色，如将表面角质刮去，中心可见紫黑色出血点。

（2）好发于足跟、跖前部等受压部位，有压迫痛。

🔊 治疗

物理和药物治疗同寻常疣。

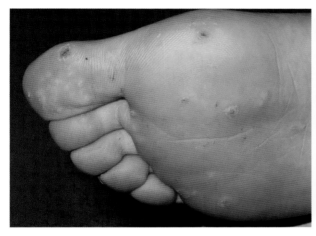 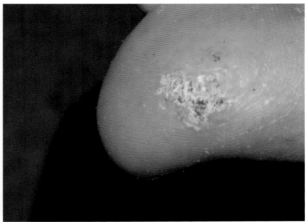

3. 扁平疣

扁平疣（verruca planar）由人类乳头瘤病毒感染引起，病毒分型为 HPV3 及 HPV5 型。

🔊 诊断

（1）青少年多见。好发于面部、手背或前臂。

（2）损害为正常皮色，淡红或淡褐色扁平丘疹，米粒大到绿豆大，圆形或多角形，表面光滑，境界清楚，散在或密集，偶可沿抓痕排列呈条状。

（3）病程慢性，可经 1～2 年或更久自行消退，消退前瘙痒明显，愈后不留痕迹。

🔊 治疗

（1）局部药物治疗　抗病毒软膏及角质剥脱剂如 5-FU 霜、酞丁胺霜等点涂疣面。

（2）全身治疗　左旋咪唑 50～150mg/d、乌洛托品 0.3～0.6g 每日 3 次、聚肌胞注射液以及中药等，但效果欠佳。

（3）如皮损量少可选择冷冻激光等物理治疗。

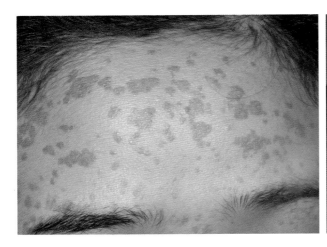

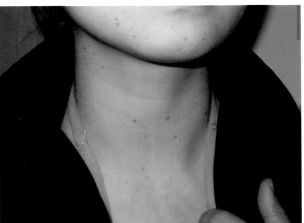

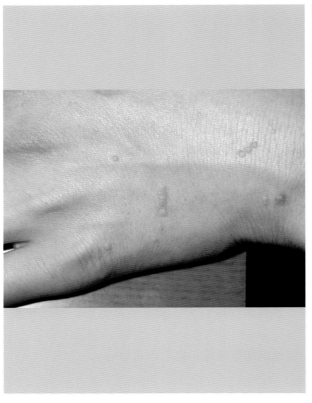

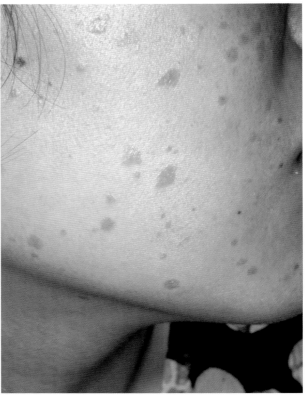

（六）鲍温样丘疹病 （bowenoid papulosis）

鲍温样丘疹病指发生在生殖器部位的褐色扁平丘疹，由人类乳头瘤病毒感染引起。

诊断

1. 21～30 岁多见。好发于腹股沟，外生殖器及肛周的皮肤黏膜。

2. 皮疹为直径 2～10mm 不等的多个或单个斑丘疹，呈肤色或褐色，境界清楚，表面光亮或绒状。皮疹常群集性或融合成网状。

3. 一般无自觉症状，少数患者有瘙痒或烧灼感。

4. 病程慢性，部分患者皮损可自行消退，但可复发。

鉴别诊断

1. Bowen 病　多发生于老年人，皮疹为单发的大斑块，缓慢离心性扩大，伴有浸润。

2. 脂溢性角化病　多发生于老年人，面部为好发部位。初起为毛孔周围淡黄色斑，缓慢增大变成污黄褐扁平丘疹，表面呈细颗粒状，最后变成黄褐至黑色，覆以油腻性鳞屑。

3. 扁平苔藓　多角形扁平丘疹，紫色，丘疹表面可见 Wickham 纹。常感瘙痒，搔抓处可出现同形反应。病理组织像具有特征性。

4. 银屑病　红色丘疹或斑块上覆以银白色鳞屑，将鳞屑刮除，其下为一红色发亮的薄膜；轻刮薄膜可出现散在的小出血点，似露珠状，好发于头皮、四肢伸侧、背部，冬重夏轻。

治疗

1. 外用 5-氟尿嘧啶软膏或腐蚀剂。

2. 电灼、冷冻、激光。

3. 顽固者可手术切除。

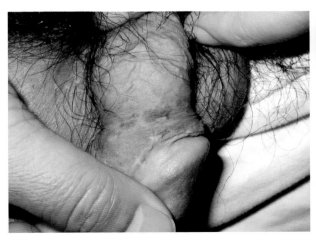 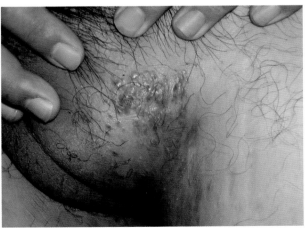

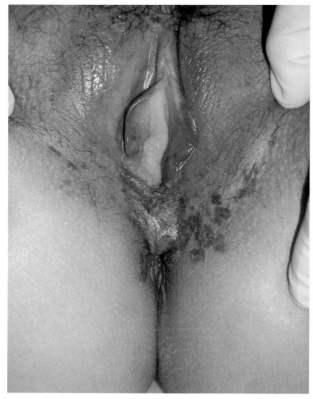 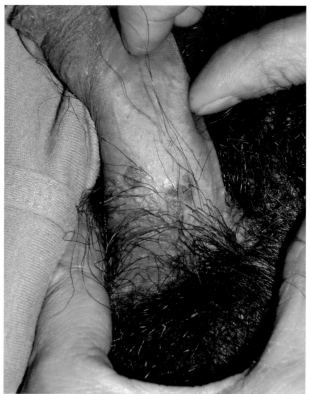

（七）疣状表皮发育不良 （epidermodysplasia verruciformis）

疣状表皮发育不良的临床特征是全身泛发扁平疣或寻常疣样损害。本病是人类乳头瘤病毒感染引起，同时与先天性细胞免疫缺陷有关。

🔊 诊断

1. 常有家族史。多自幼年发病，亦有成人发病者。

2. 皮损为米粒至黄豆大，扁平疣状丘疹，圆形或卵圆形，暗红，紫红或褐色，分布多对称。可有瘙痒，亦可无自觉症状。

3. 皮疹可泛发于全身，包括口腔及尿道黏膜，但以面，颈及手背处为多。

4. 可伴有掌跖角化，指甲改变，雀斑样痣及智力发育迟缓。

🔊 治疗

本病目前尚无满意疗法。可外用 5-FU 软膏、液氮冷冻等，可试用干扰素，避免日晒等诱因预防癌变。一旦发生恶变，应尽早切除。

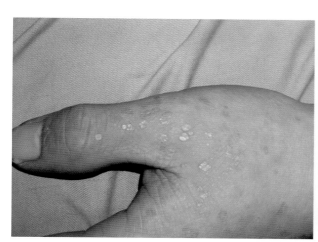

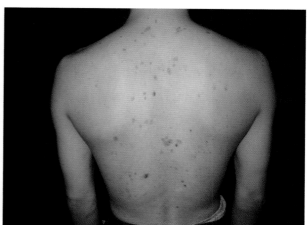

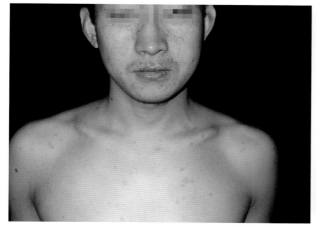

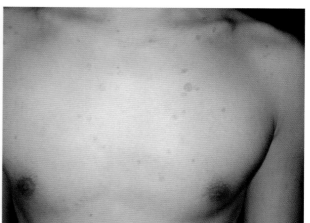

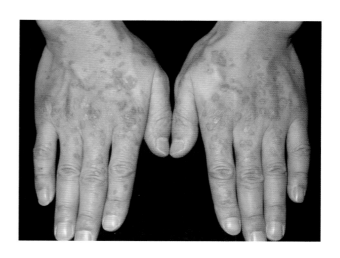

（八）麻疹（measles）

麻疹由副粘病毒中的麻疹病毒引起，属于 RNA 病毒。主要经飞沫通过呼吸道及眼结膜传播。

诊断

1. 前驱期一般 4 天，表现为高热，眼结膜充血、畏光、流泪，流涕，呈黏液脓性，咳嗽，有时出现呕吐、腹泻。在第二臼齿对侧的颊黏膜上，出现 Koplik 斑。

2. 起病后第 4 天开始发疹，皮疹首发于耳后、发际、颜面，后迅速蔓延到颈部、上肢、躯干及下肢，为一种玫瑰色的斑丘疹，压之褪色，疹盛时可互相融合，疹间皮肤正常。皮疹在 2～5 天内出全。出疹时体温高达 41℃，中毒症状加重。

3. 出疹 5～7 天后，体温下降，全身中毒症状减轻，皮疹按出疹顺序逐渐消退，消退后留有棕褐色色素沉着斑并有细小的糠秕状脱屑，整个病程约 2 周。

4. 好发于 5 岁以下儿童，成年患者症状较重。病后产生终生免疫。

鉴别诊断

1. 风疹　前驱症状轻，持续 1～2 天后出疹，皮疹稀疏，可有枕骨下及耳后淋巴结肿大。

2. 幼儿急疹　多见于婴幼儿，高热约 4 天后热退出疹，皮疹 1～2 天消退，症状轻。

3. 猩红热　为弥漫性细小密集的红斑，皮肤皱褶处可见深红色淤点状线条，面部弥漫性潮红，口周苍白圈，杨梅舌，血白细胞总数及中性粒细胞增加。抗生素治疗有效。

治疗

1. 卧床休息，给予易消化、营养丰富的饮食。保持眼、鼻、口腔及皮肤清洁。

2. 对咳嗽、高热、惊厥等症状，给予对症治疗。

3. 为了防止继发细菌感染可给予抗生素。

4. 用减毒的麻疹疫苗作预防注射。

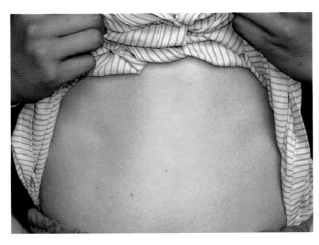 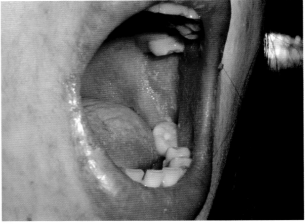

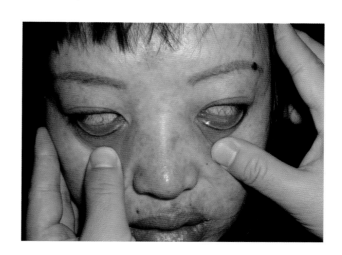

（九）手足口病（hand-foot-mouth disease）

手足口病由柯萨奇病毒或肠病毒等引起。主要通过飞沫由呼吸道直接传播，也可通过污染食品、衣物由消化道间接感染，发病多见于儿童。

诊断

1. 好发于夏秋季。学龄前儿童，尤以 1~2 岁幼儿最多见。潜伏期 4~7 天，有自限性，病程约 1 周，愈后很少复发。

2. 前驱症状可有低热、不适、头痛、咽部充血、腹痛及食欲不振等全身症状。

3. 口腔的咽部、软腭、颊黏膜、舌、齿龈出现周围绕以红晕的直径 1~3mm 小水疱，很快破溃，形成浅溃疡。

4. 同时或相继在手足出现红色斑丘疹，很快变成周围绕以红晕小而清亮的水疱，疱壁薄，呈卵圆形，有时排列成线状，长轴与皮纹平行。常发生在指趾背、侧面，特别在甲周，有时也可发生在掌跖。皮疹从几个到几十个不等，分布稀疏。

5. 几天后水疱干涸，4~7 天后消退。不留瘢痕。复发罕见。

鉴别诊断

1. 汗疱疹　多发成人，手足多汗，无口腔皮疹，掌侧皮疹密集，脱皮显著。

2. 疱疹性咽峡炎　咽腭、扁桃体充血、针尖大小散在水疱，易形成溃疡，发热 38~40℃，皮肤无疹。

治疗

1. 加强护理，对症治疗，局部外用保护剂。

2. 必要时可口服抗病毒药物如病毒灵（吗啉胍）等。

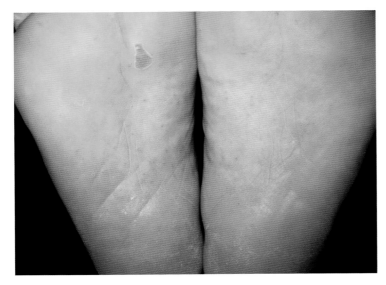

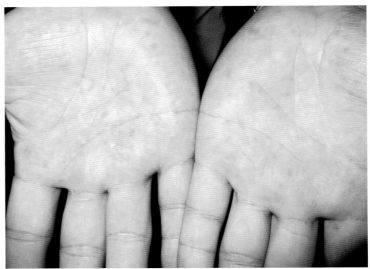

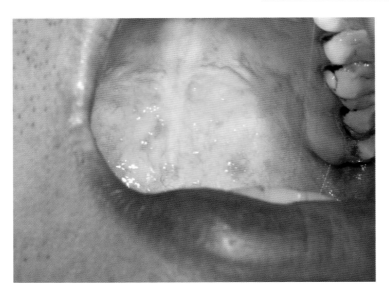

二、细菌性皮肤病

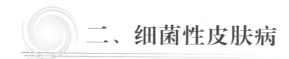

（一）脓疱疮（impetigo）

脓疱疮是金黄色葡萄球菌或溶血性链球菌感染引起的急性化脓性皮肤病。

诊断

1. 多发于夏秋季，儿童多见。好发于颜面、口周、鼻孔周围及四肢。

2. 寻常型脓疱疮皮损初起为粟粒至黄豆大红斑，表面有水疱，迅速转变为脓疱，疱壁薄，周围有红晕，破裂后形成糜烂，上面覆蜜黄色厚痂。

3. 大疱型脓疱疮皮损为散在性大疱，周围红晕不明显，破裂后形成大片糜烂，干燥后形成黄色脓痂。

4. 自觉瘙痒。重症者可伴邻近淋巴结肿大，可有发热，畏寒等全身症状。

鉴别诊断

1. 丘疹性荨麻疹　在风团样红斑上出现丘疹或水疱，好发于四肢、躯干，成批出现，反复发生，瘙痒症状突出，2周左右可以自行消退。

2. 水痘　发疹时常伴发热等全身症状，皮疹在1~2天内散发全身，主要为绿豆至黄豆大小水疱，同时见红斑、丘疹、水疱、结痂各时期的皮疹，口腔黏膜常受累。

治疗

1. 适当隔离患者，对患者接触过的衣物进行消毒。

2. 局部治疗　以杀菌、消炎、收敛、干燥为原则，常用甲紫溶液、红霉素、1%新霉素或莫匹罗星软膏。

3. 全身治疗　皮损较广泛、伴有淋巴结炎、发热等症状的患者，或体质较弱的婴幼儿，应给予抗生素治疗。

4. 对深脓疱疮，可先去痂皮，再涂抗生素软膏，以促进溃疡愈合。

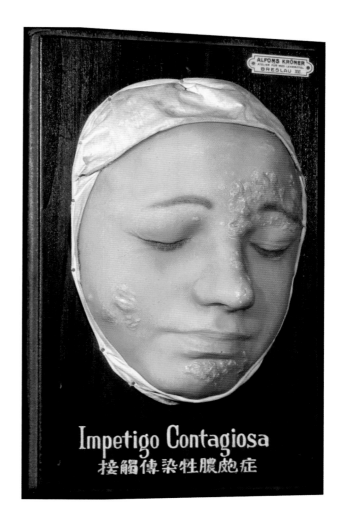

Impetigo Contagiosa
接觸傳染性膿疱症

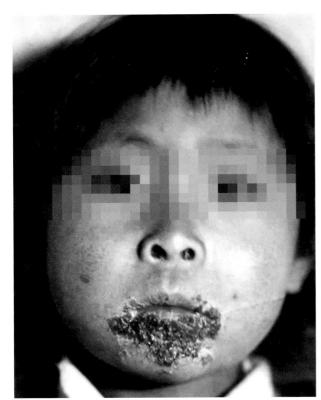

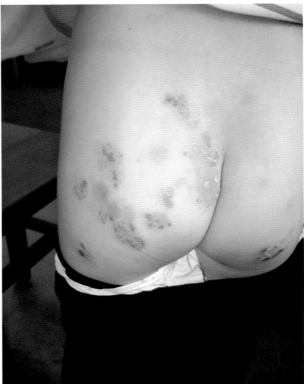

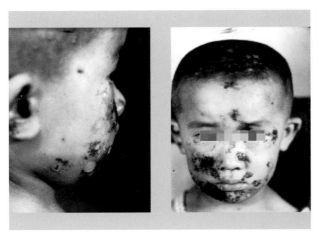

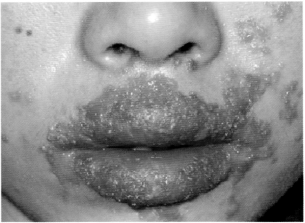

（二）毛囊炎（folliculitis）

毛囊炎是金黄色葡萄球菌或表皮葡萄球菌感染引起的化脓性炎症。

诊断

1. 成人多见，好发于头面、四肢、阴部等处。

2. 初起为粟粒大毛囊性丘疹，逐渐形成小脓疱，中心有毛发贯穿，周围有炎性红晕，脓疱破溃后可排出少量脓血，结成黄痂。

3. 自觉轻度痒痛。经 5 ~ 7 天可吸收，愈后一般不留瘢痕。

治疗

1. 外用药物　杀菌、止痒和保护的药物，如 2.5% 碘酊等。

2. 全身治疗　根据病情口服适当的抗生素。

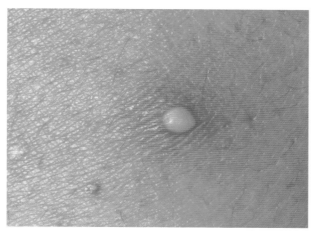

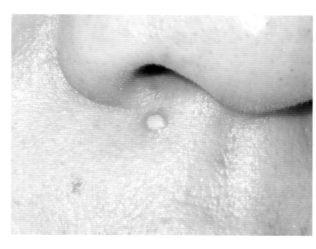

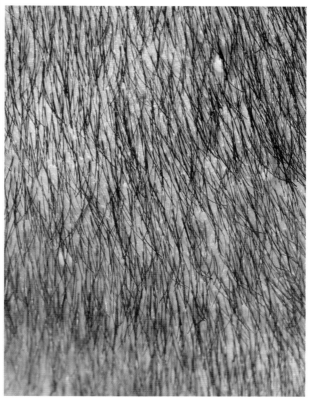

（三）秃发性毛囊炎（folliculitis decalvans）

秃发性毛囊炎是一种破坏性、留有永久性秃发的毛囊炎。

🔊 诊断

1. 多发生于青壮年。好发于头皮，初起为米粒至豆大的毛囊丘疹，迅速变为小脓疱，周围有轻度炎症，渐干涸结痂，脱痂后形成点状或小片状瘢痕萎缩。

2. 瘢痕附近常有新脓疱出现，反复发作，不易治愈。

🔊 治疗

1. 局限性皮损可外用抗生素及皮质激素软膏。

2. 损害广泛时，全身使用抗生素。

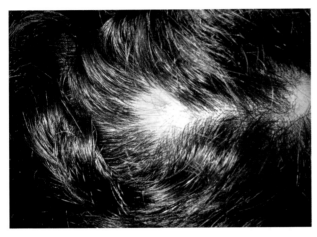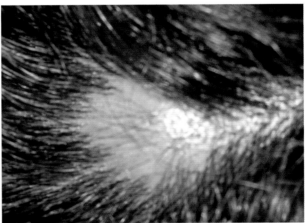

（四）项部瘢痕疙瘩性毛囊炎（folliculitis keloidalis nuchae）

项部瘢痕疙瘩性毛囊炎是金黄色葡萄球菌、白色葡萄球菌或链球菌等感染引起的一种慢性毛囊性炎症性疾病。

🔊 诊断

1. 在项部发缘处或头后部出现散在性针头大毛囊性丘疹和脓疱，互相融合，形成不规则的瘢痕硬结或硬块，有些地方有小的凹陷，可见有束状头发穿出，脓液很少。

2. 自觉有轻度痒感。一般无全身症状，病程极为缓慢，常可迁延数年或十年之久。

🔊 治疗

1. 局部用 1:5000 呋喃西林溶液湿敷，并外用莫匹罗星等抗生素软膏。

2. 口服广谱抗生素。

3. 顽固难治者可切除后植皮。

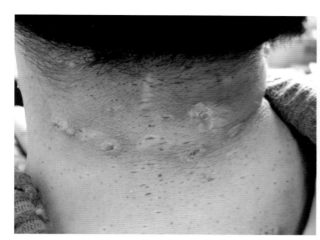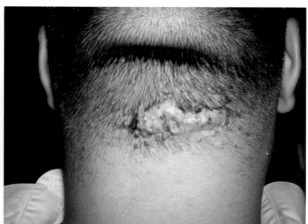

（五）脓肿性穿掘性头部毛囊周围炎
（perifolliculitis capitis abscedens et suffodiens）

脓肿性穿掘性头部毛囊周围炎是一种少见的头顶部慢性化脓性皮肤病。本病常与聚合性痤疮、化脓性汗腺炎同时并发。

🔊 诊断

1. 多发生于成年男性。主要发生于头部，尤其头后部多见。

2. 损害初起为毛囊和毛囊周围炎，后逐渐增大形成半球形或细长的结节，结节软化后形成脓肿，破溃后成为多数瘘孔，有脓液流出。

3. 皮损相互融合成带窦道的脓肿，伴有弯曲的嵴突或隆起。

4. 皮损痊愈留有瘢痕，导致永久性脱发。

🔊 治疗

1. 切开引流并进行整形缝合。

2. 局部或全身应用广谱抗生素，如四环素、米诺环素等。

3. 有时可与皮质激素合并使用。

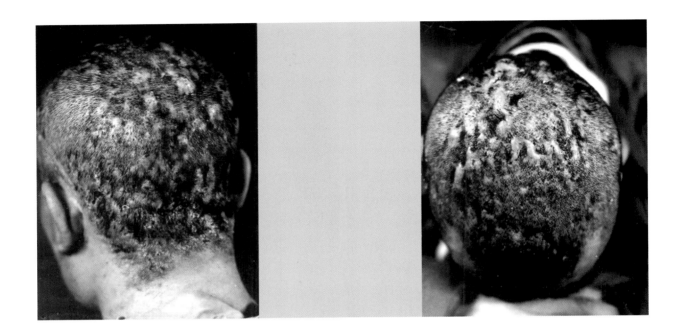

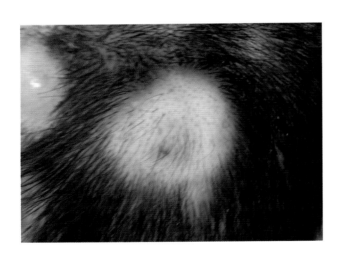

（六）蜂窝织炎（cellulitis）

蜂窝织炎是金黄色葡萄球菌或溶血性链球菌等引起的皮肤和皮下组织或肌膜下、肌间隙的急性弥漫性化脓感染。

🔊 诊断

1. 好发于下肢、足背、颜面。

2. 病变浅者，患部弥漫性红肿，皮肤紧张坚实，中央炎症显著，以后破溃化脓，排出脓液和坏死组织，病变深者，红肿不明显，有深压痛。

3. 常伴淋巴结炎、淋巴管炎。可有高热、寒战、全身不适。

4. 血白细胞总数及中性粒细胞比例较高。

治疗

1. 全身给予足量抗生素。

2. 局部热敷，半导体激光等物理治疗。

3. 局部形成脓肿时切开引流。

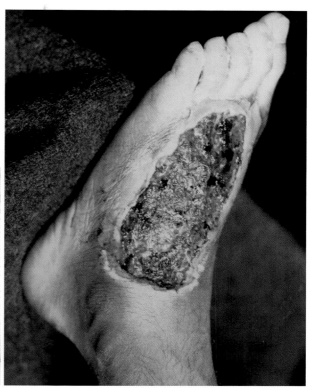

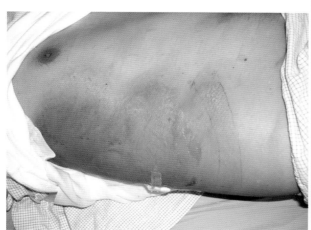

（七）痈（carbuncle）

痈系指由两个以上的疖融合形成深在的软组织感染。

诊断

1. 本病多见于中老年男性，全身症状较重。有发热、畏寒、头痛、恶心等全身不适。患部有搏动性疼痛。

2. 皮损多发于颈、背、肩、臀和股部。初起为红肿发硬的斑块，表面光滑，呈紫红色，紧张发亮，边缘局限，以后逐渐扩大，一周左右开始化脓，中央坏死，脓液由毛囊口排出，形成蜂窝状脓栓，脓栓脱落后留下多个带有脓性基底的深溃疡。

3. 实验室检查 血白细胞总数明显增加，中性粒细胞数增加。

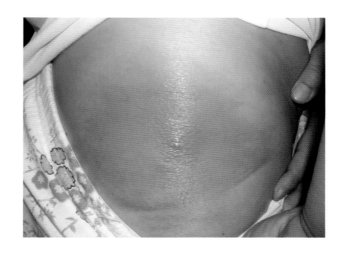

治疗

1. 全身治疗　早期使用足量敏感抗生素，加强支持治疗。

2. 局部治疗　理疗，外用鱼石脂软膏，50％硫酸镁溶液或酒精湿敷。

（八）化脓性汗腺炎 （hidradenitis suppurativa）

化脓性汗腺炎是金黄色葡萄球菌引起的顶泌汗腺慢性炎症。

诊断

1. 腋窝汗腺炎　初起为一个或多个小的硬性皮下结节，以后有新疹陆续成批出现，排列成条索状，或群集融合成大片斑块。结节表面可无明显的化脓现象，偶尔其顶端出现一小脓疱，自觉疼痛及压痛，全身症状轻微。约经数周或数月后，结节深部化脓，向表面破溃，形成广泛的瘘道及较大的潜行性不规则溃疡。如不治疗，可时好时坏，呈慢性经过。

2. 外生殖器、肛周汗腺炎　多于腋窝汗腺炎同时并发或随后发生，但亦可首发。多见于男性，且常伴有聚合性痤疮。初在腹股沟、阴囊、股部或臀部、肛周发生豌豆大小的硬性结节，很快破溃，形成潜行性溃疡，且有瘘道互相连接，可向肛门壁穿破而形成肛瘘。

治疗

1. 局部治疗　保持卫生清洁，必要时剃去毛发。外用抗菌软膏。对已成熟的脓肿可行切开引流。

2. 全身治疗　早期急性损害应及时、足量应用抗生素，也可根据药敏试验结果选择敏感的抗生素。

3. 对顽固病例，可与抗生素合并应用小剂量泼尼松。

4. 病情顽固、严重且局限者可试用浅部 X 线照射治疗。

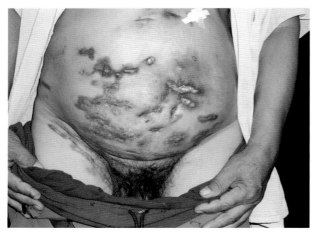
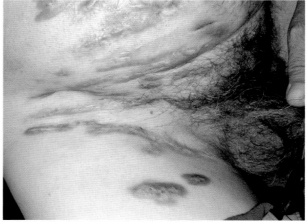

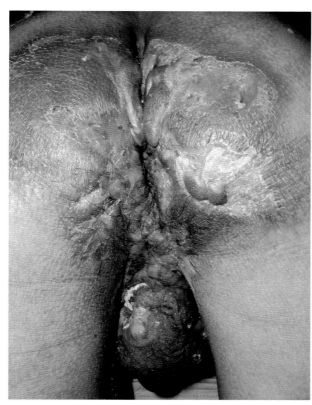 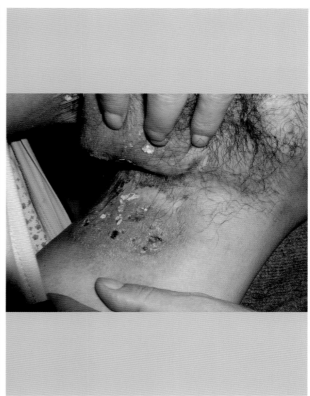

（九）丹毒（erysipelas）

病原菌为 A 组 B 型溶血性链球菌，是皮肤及皮下组织内淋巴管及其周围软组织的急性炎症。

诊断

1. 皮损好发于小腿及头面部，为鲜红色水肿性红斑，境界清楚，表面紧张灼热，自觉疼痛，并有压痛，严重者可发生水疱。常伴附近淋巴结肿大，小腿丹毒常伴发足癣。病程多为急性经过。

2. 发病前常有畏寒、发热、头痛、恶心、呕吐等前驱症状。

3. 实验室检查　血液白细胞总数及中性粒细胞数常增多。

鉴别诊断

蜂窝织炎　红肿境界不清，浸润深，中央部位红肿最著，边缘则炎症逐渐减轻，化脓现象明显。

治疗

1. 一般治疗　注意休息。小腿丹毒应卧床，抬高患肢。

2. 全身治疗　首选青霉素。对青霉素过敏或疗效不明显者，可选用其他敏感抗生素。疗程应持续 2 周左右。

    3. 局部治疗　可作冷湿敷，也可作紫外线照射。

    4. 积极治疗足癣、鼻炎等。

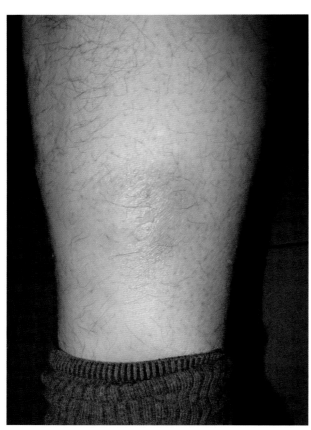
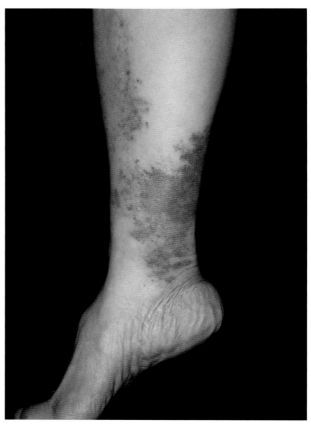

（十）臁疮（ecthyma）

    臁疮又称深脓疱疮，其炎症较脓疱疮深，形成坏死和溃疡，愈后留有瘢痕和色素沉着。多由 B 型溶血性链球菌感染引起。

诊断

    1. 好发于小腿与臀部。

    2. 皮损初起为炎性水疱或脓疱，损害逐渐扩大向深部发展，中心坏死，表面形成黑色结痂，如蛎壳状，痂脱后形成边缘陡峭的溃疡。

    3. 自觉灼痛。

    4. 抗生素治疗数周后痊愈。

📢 治疗

1. 增强营养，注意皮肤清洁卫生。
2. 局部外用抗生素软膏。
3. 口服抗生素。

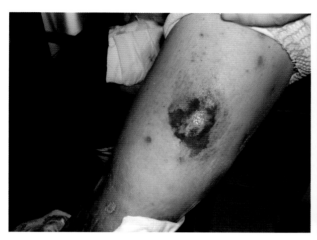
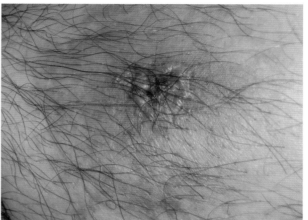

（十一）皮肤结核病（tuberculosis of skin）

皮肤结核病是结核杆菌所致的慢性皮肤病，常伴发于内脏结核病，病程缓慢，可迁延数年至数十年。

1. 寻常狼疮（lupus vulgaris）

📢 诊断

（1）儿童及青少年多见，好发于面部、臀部及四肢等暴露部位。

（2）初起为红色结节，质软，可相互融合成片，玻片压诊呈棕黄色如苹果酱状，以探针轻压极易刺入并贯通出血。

（3）吸收或破溃后形成边缘不整的溃疡，愈合后形成萎缩性瘢痕，无明显自觉症状。在已愈之瘢痕组织上又可再生新的狼疮结节，损害不断向外扩展。

（4）病变慢性进展。可累及黏膜，伴有其他类型的皮肤及内脏结核。

📢 治疗

见硬红斑。

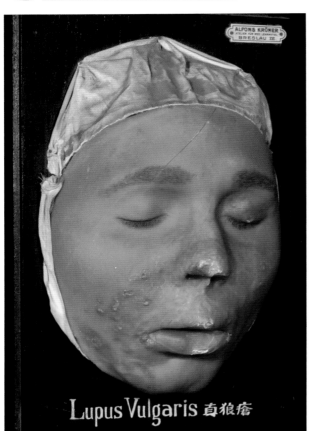

Lupus Vulgaris 真狼疮

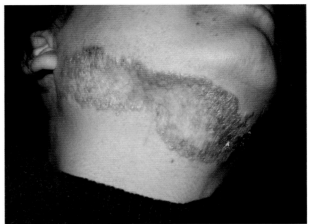

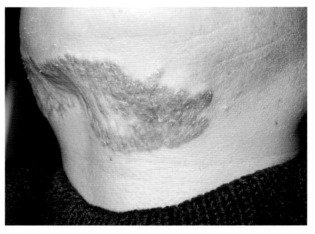

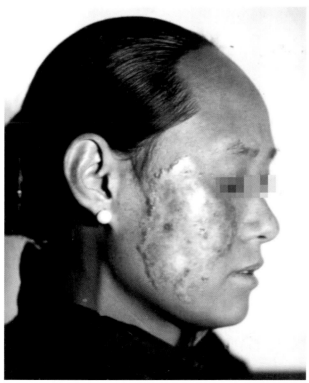

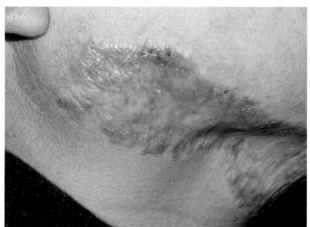

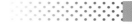

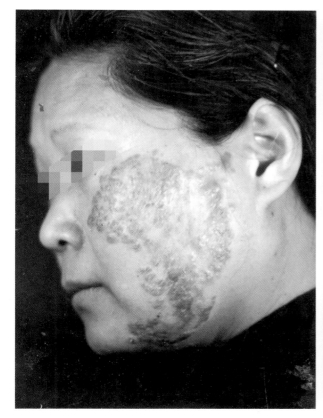

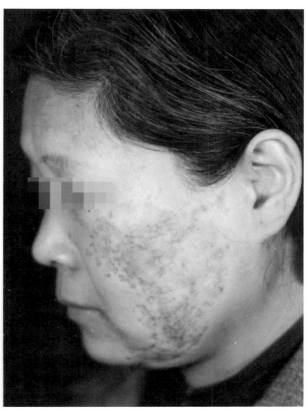

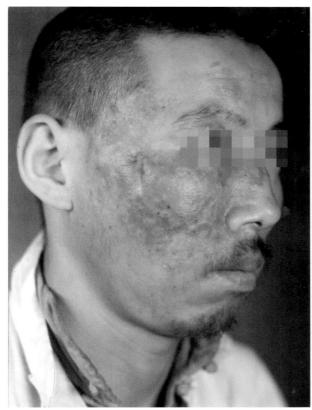

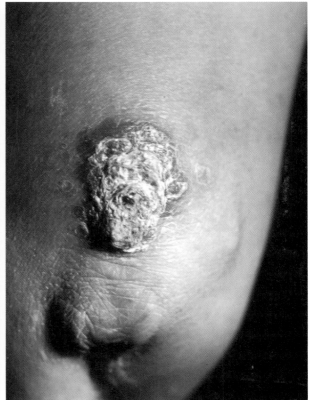

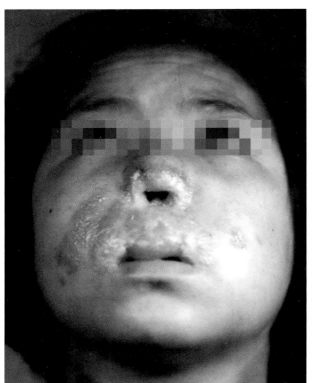
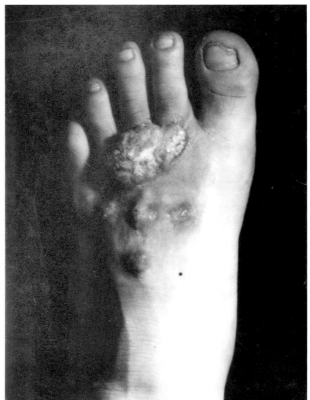
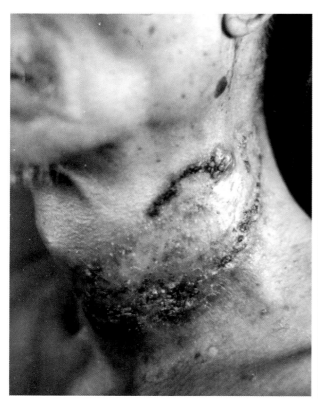
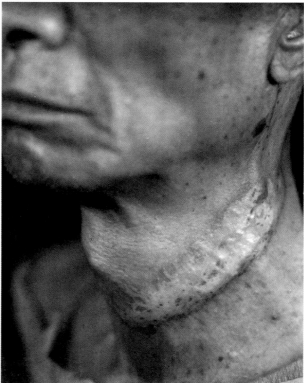

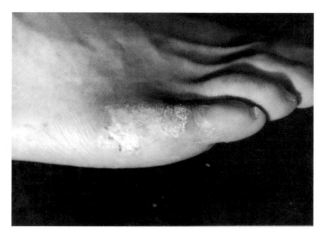

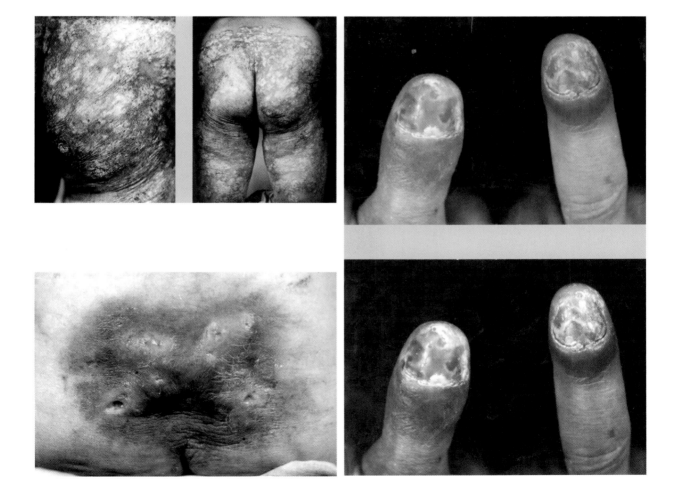

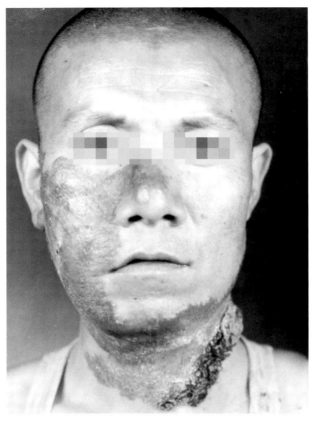

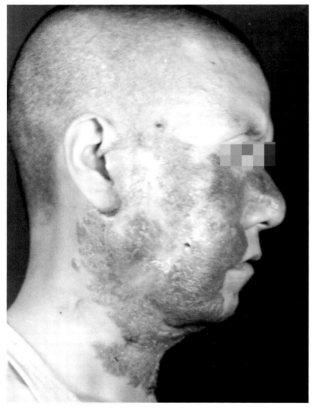

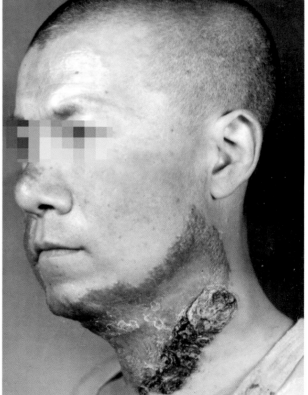

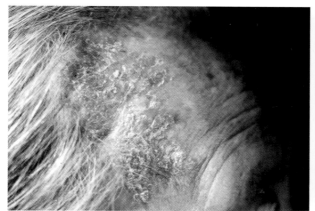

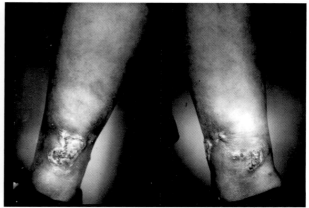

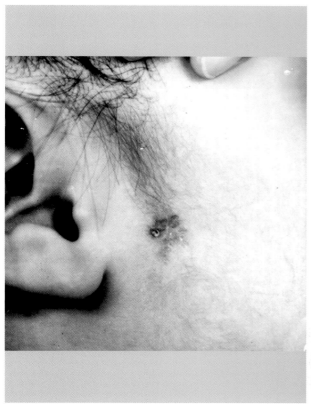

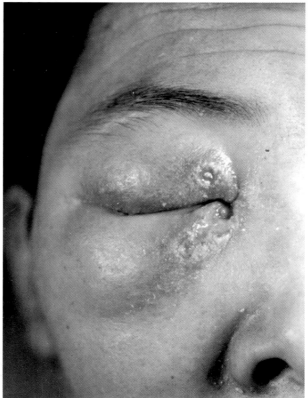

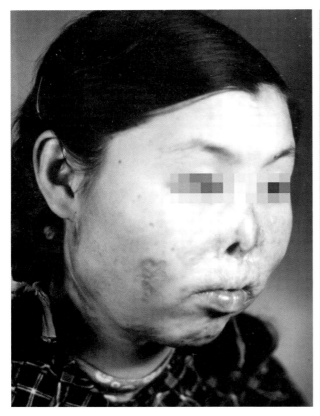
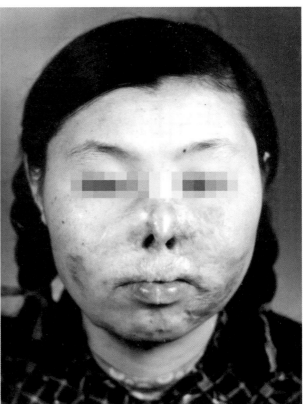
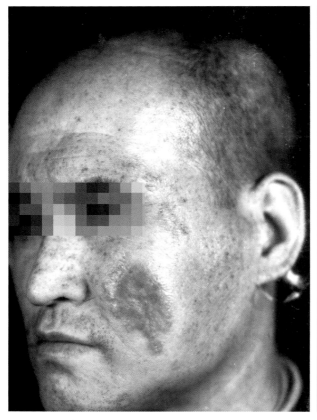
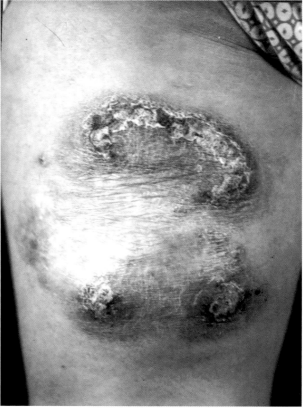

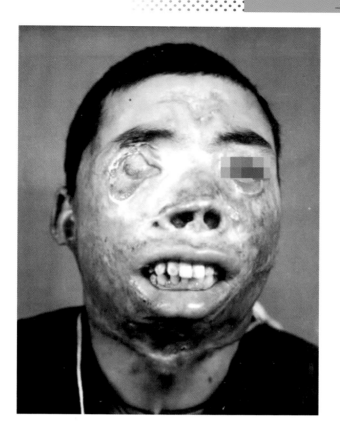

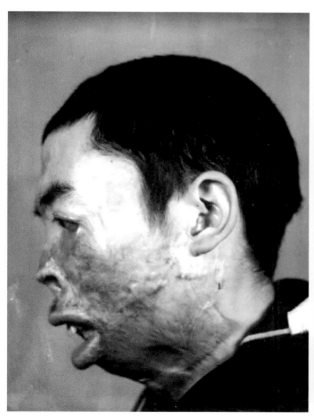
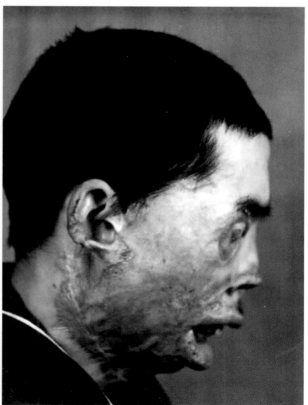

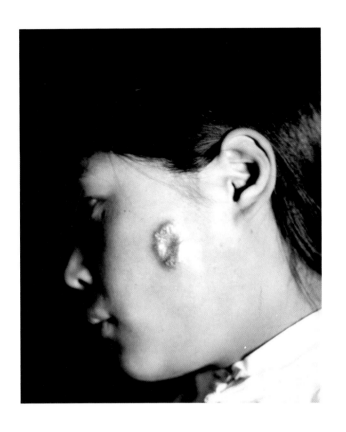

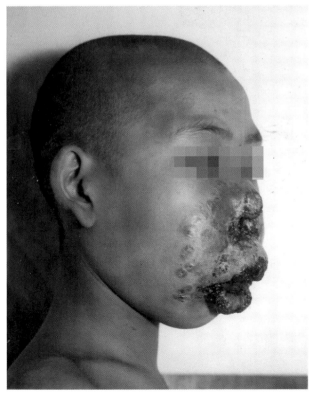

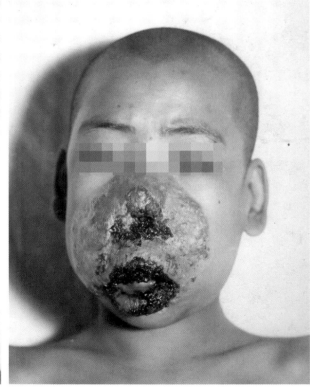

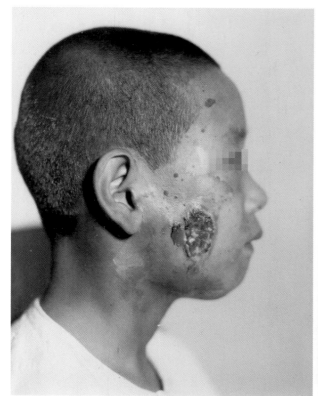
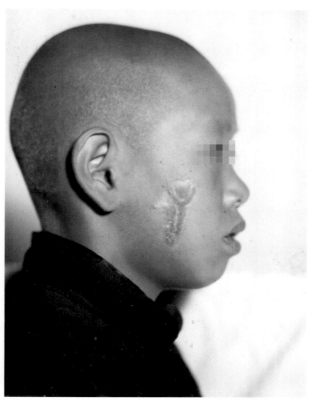
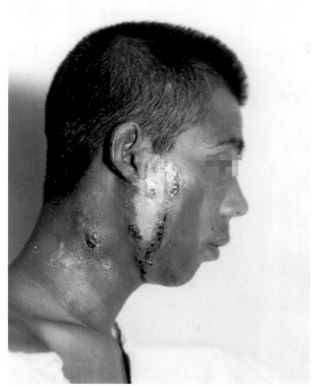
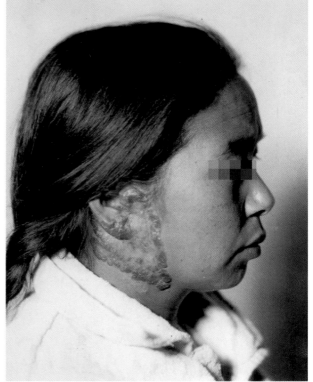

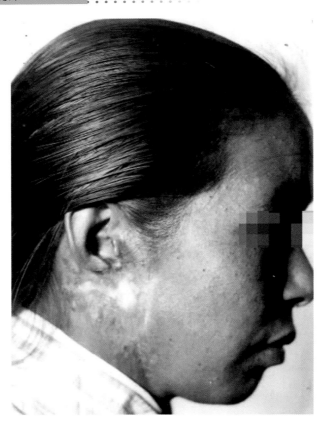

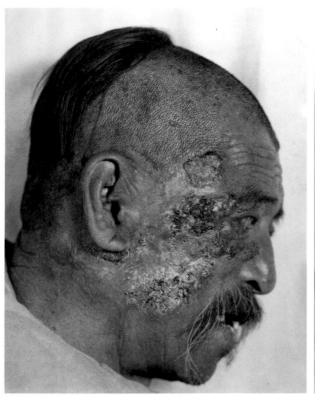

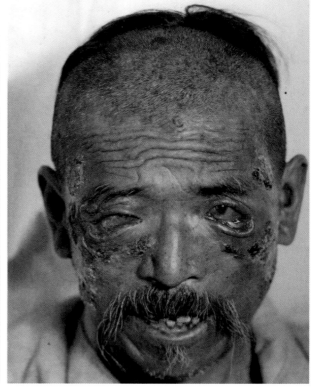

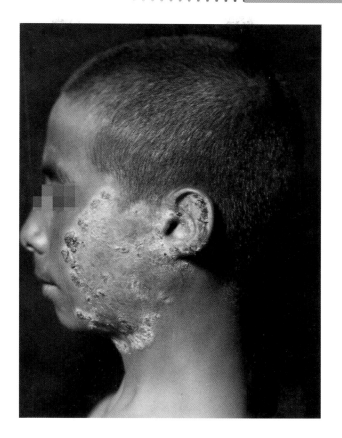

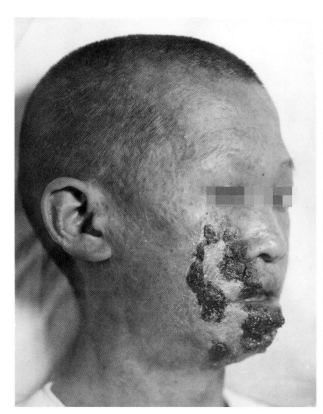

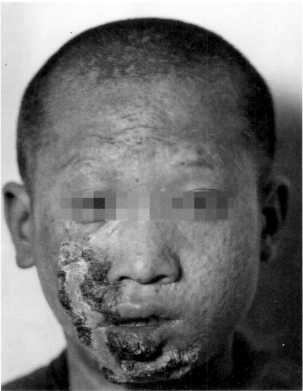

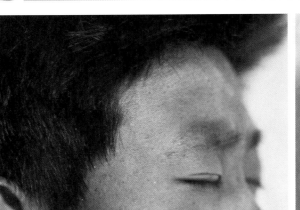
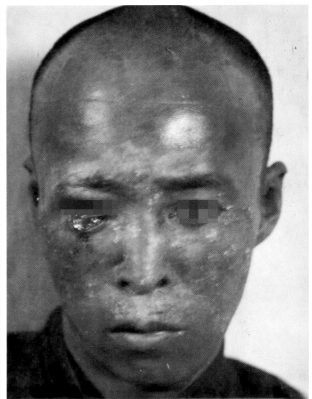
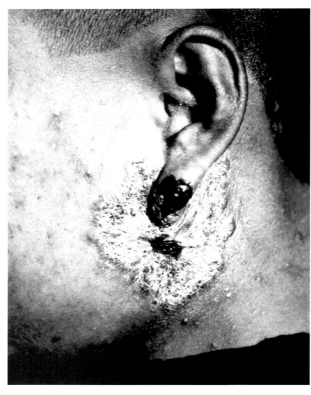
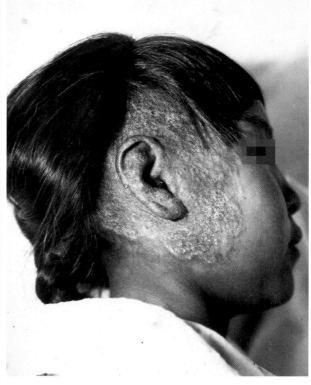

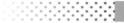

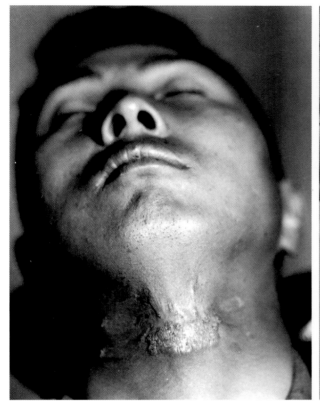

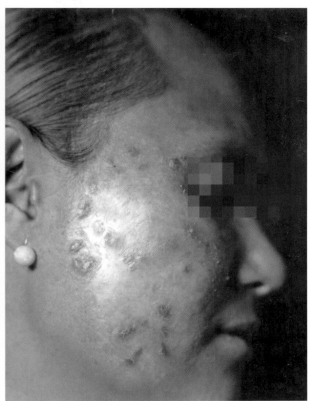

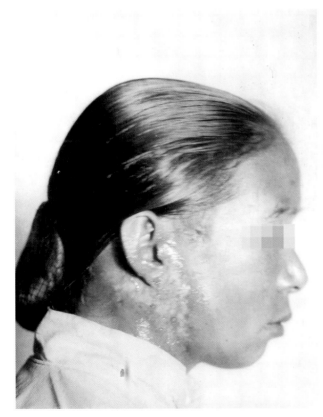

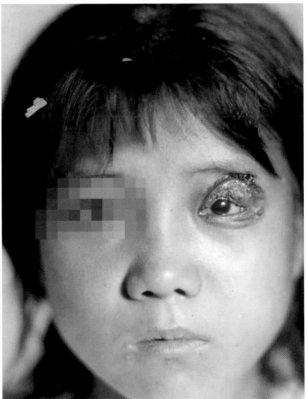

2．硬红斑（erythema induratum）

诊断

（1）多见于青年女性，皮损对称分布于小腿屈侧面。多为1~2cm大小的暗红色硬结，有压痛，偶可破溃形成溃疡，排出淡黄色带有干酪样物质的稀脓液，愈后留萎缩性瘢痕。

（2）结核菌素试验强阳性。

治疗

首先应注意适当休息，改善营养，提高机体抵抗力，同时治疗伴发疾病。全身用药为主，按照治疗结核病：系统、早期、足量、联合的原则进行治疗。

（1）异烟肼　0.1g口服，每日3次，注意因维生素B_2、B_6大量排泄而引起多发神经炎及中枢神经系统症状。有肝、肾功能障碍者慎用或忌用。

（2）异烟腙　0.5g口服，2~3次/日，作用与异烟肼相似，但毒性低，副作用少。皮肤结核病用异烟肼或异烟腙单一治疗有效，一般在2~6月皮损消失，为巩固疗效，预防复发，皮损消退后继续治疗2月。

（3）链霉素　0.5g肌注2次/日，连用1~3月，易产生耐药，且副作用大。一般与其他抗结核药物同时应用。

（4）对氨基水杨酸钠　2~3g口服，4次/日，一疗程为60~90天。副作用多，以胃肠反应及过敏反应为常见。与异烟肼或链霉素合用时有协同作用，对瘰疬性皮肤结核效果佳。

以上为"第一线"药物，如单独或合并使用的疗效不显著，可选用以下"第二线"药物与上述药物合并使用。

（5）利福平　每日早饭前1小时顿服0.45g。对结核杆菌有良好杀灭作用，对各型皮肤结核均有效，有肝胆疾患者忌用。一般与其他抗结核药物合用，以免产生耐药。

（6）乙胺丁醇　每日600mg，顿服或分3次口服。用于对异烟肼或链霉素耐药者，有取代对氨基水杨酸钠的趋势。最主要副作用为球后视神经炎，故在疗程中应定期做视野检查。

一般主张最初治疗时最好选疗效好、患者易耐受的三种药物，如异烟肼（异烟腙）、利福平、乙胺丁醇，或用链霉素代替乙胺丁醇。联合治疗1~3月后改用两种药物如异烟肼（腙）加利福平或乙胺丁醇，再维持5~9个月，最后以异烟肼（腙）维持。

局部治疗：寻常狼疮和疣状皮肤结核可同时配合局部药物治疗，如5%~10%焦性没食子酸软膏、纯石炭酸或三氯醋酸等腐蚀、烧灼病变组织；或外用抗结核药物，如异烟肼粉或软膏、10%~20%对氨基水杨酸钠软膏，也可采用链霉素或异烟肼加普鲁卡因局封。此外还可酌情采取外科手术、X线照射、紫外线、电凝固、冷冻和激光疗法等。

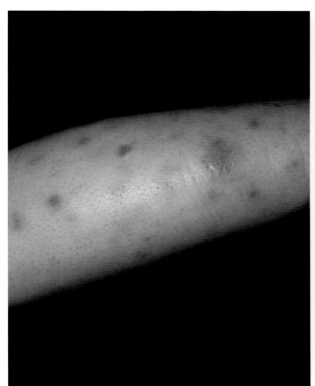
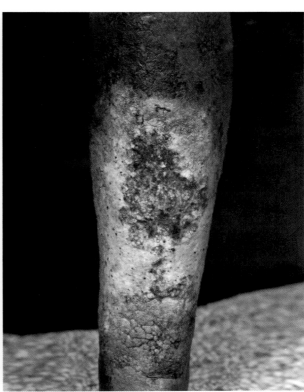

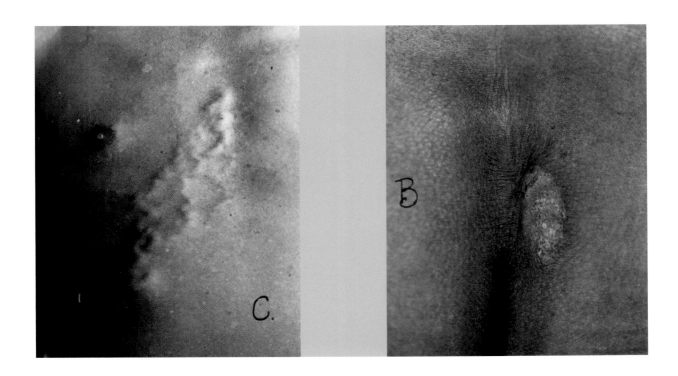

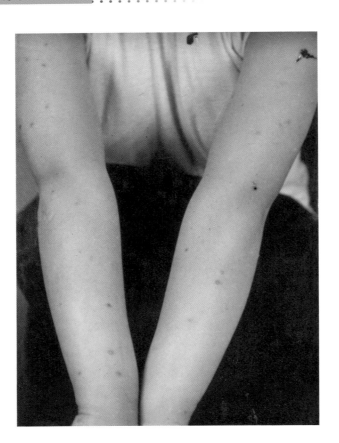

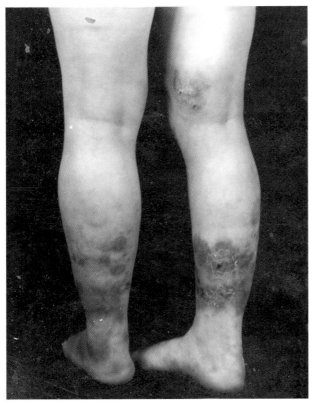

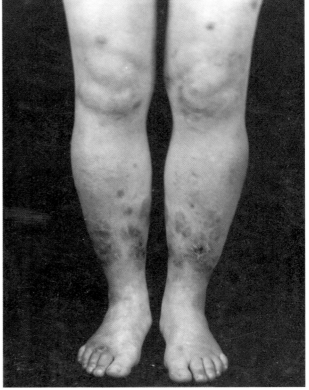

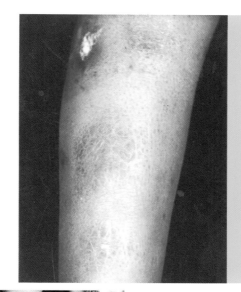
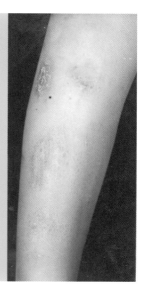

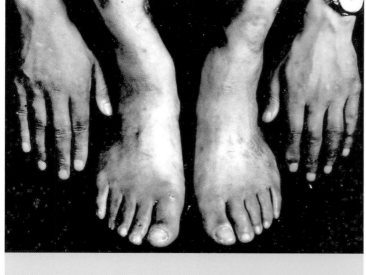

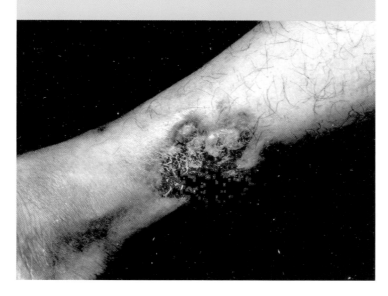

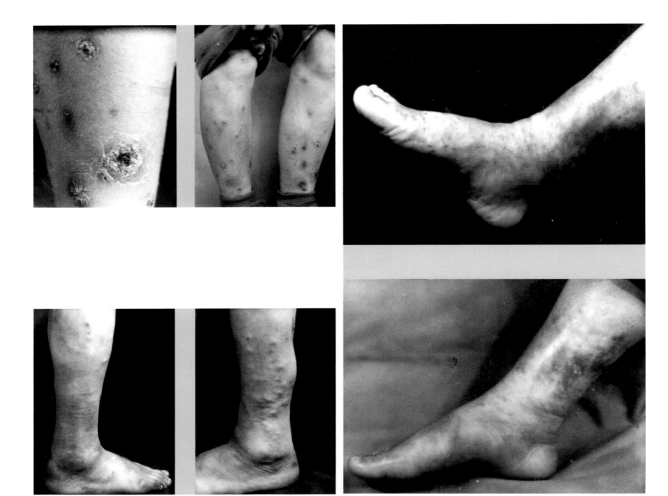

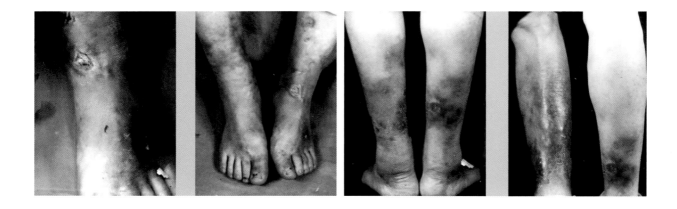

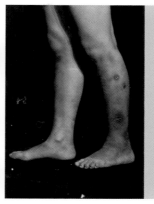
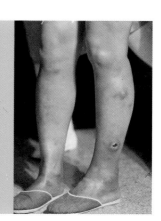

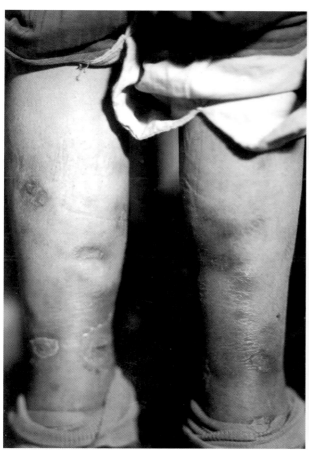

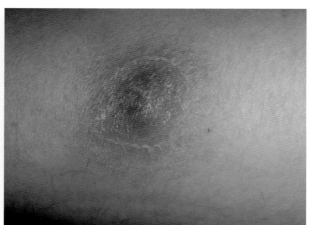

3．颜面播散性粟粒性狼疮（lupus miliaris disseminatus faciei）

🔊 诊断

（1）散在分布于面部，特别是眼睑、颊部及鼻附近，损害为圆形或椭圆形黄红色针头至绿豆大的小结节，孤立散在或相互融合的结节，中心可有坏死，玻片压诊呈棕黄色果酱样外观，探针贯通现象可阳性。

（2）病程自限性，2～3年后可自愈。有萎缩性瘢痕。

🔊 治疗

可外用皮质激素或维A酸类药物，或口服四环素或米诺环素（美满霉素），亦可试用抗结核治疗。

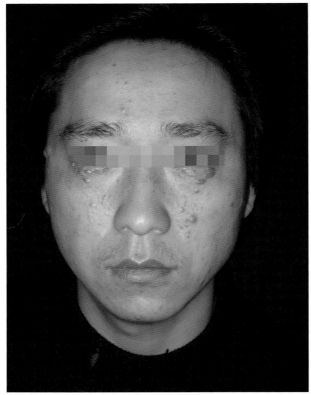

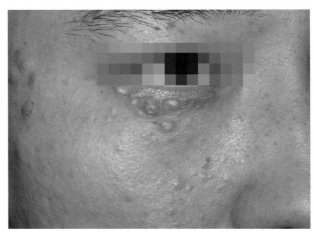

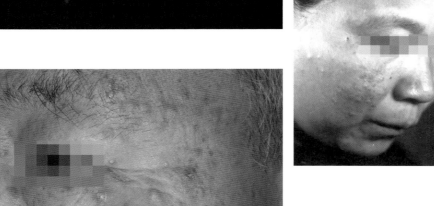

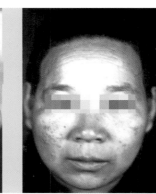

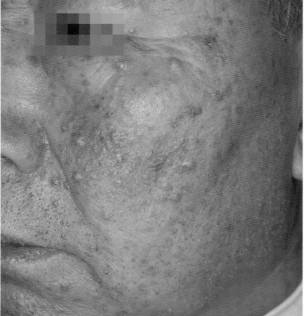

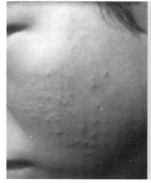

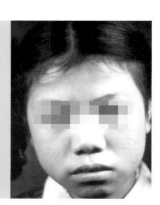

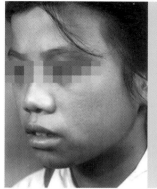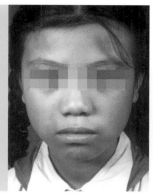

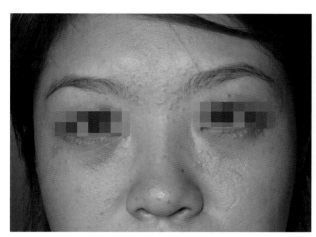

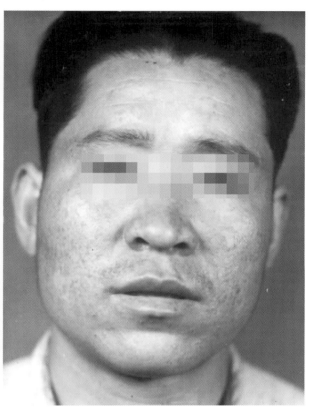

4. 疣状皮肤结核（tuberculosis cutis verrucosa）

🔊 诊断

（1）多见于成人，男性多见。患者一般无自觉症状，偶有轻度瘙痒。病程慢性，常多年不愈。好发于暴露部位，损害数目大多为单个，少数可2~3个。

（2）初起为黄豆大小紫红色丘疹，质硬，逐渐向周围扩大，变成斑块。中央角层增厚，变粗糙不平，以后呈疣状增生，有较深的沟纹相互分开，加压时常有脓液从缝中流出。疣状增生的外周为浸润带，呈暗紫色，上覆以结痂和鳞屑，再外围为平滑红晕区。

（3）痊愈时损害中央先好，留有光滑柔软而表浅的瘢痕。

（4）脓液直接涂片或细菌培养可找到结核杆菌，后者阳性率高。结核菌素试验弱阳性。

🔊 治疗

见硬红斑。

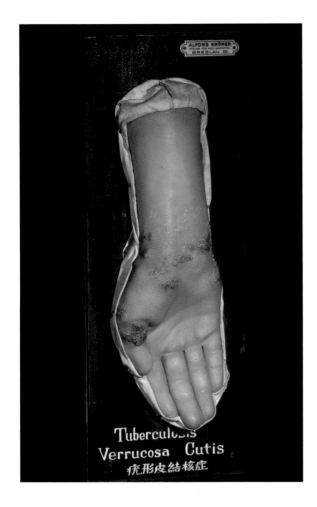

Tuberculosis
Verrucosa Cutis
疣形皮結核症

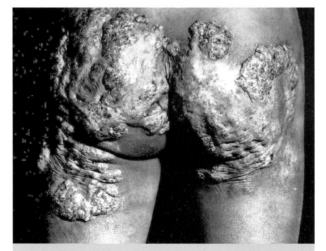

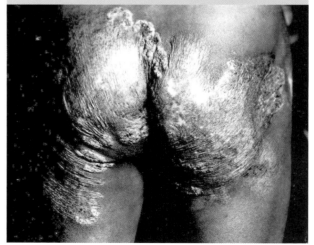

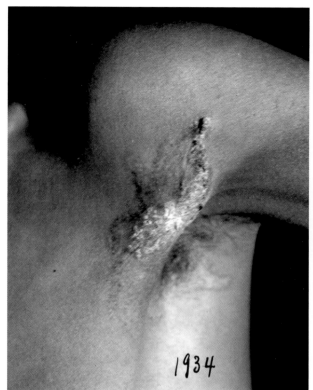

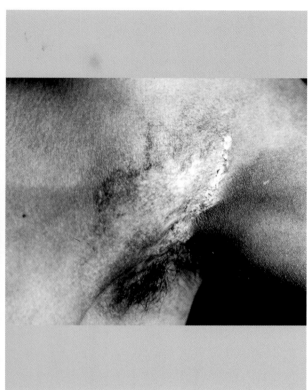

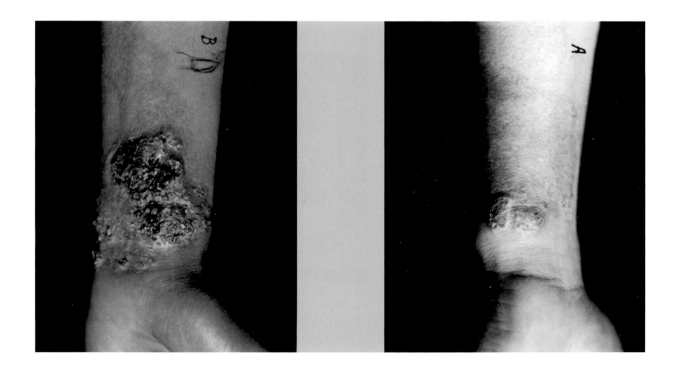

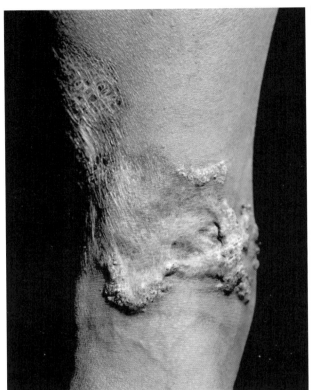
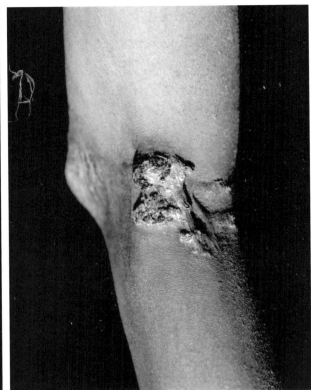
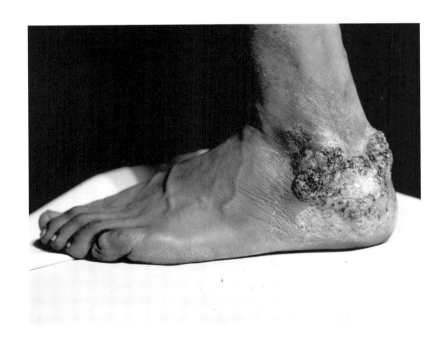

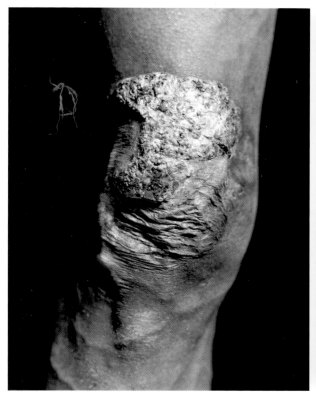
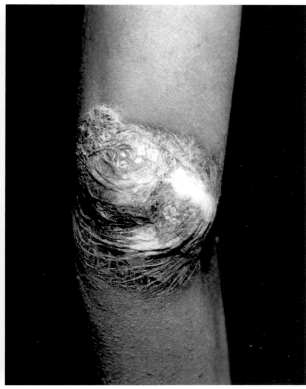
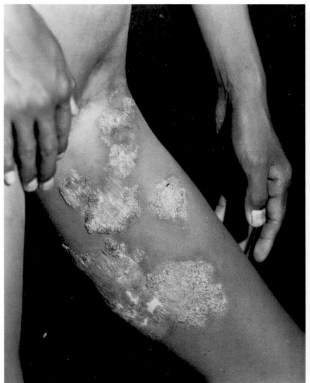
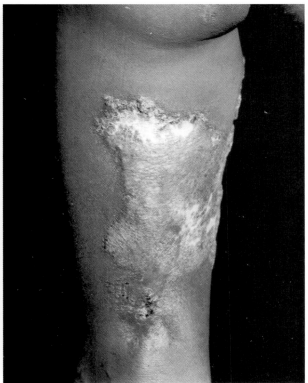

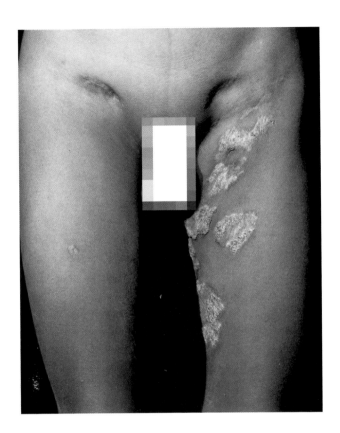

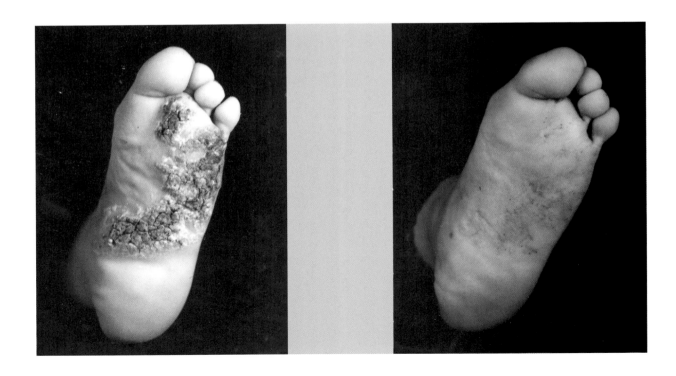

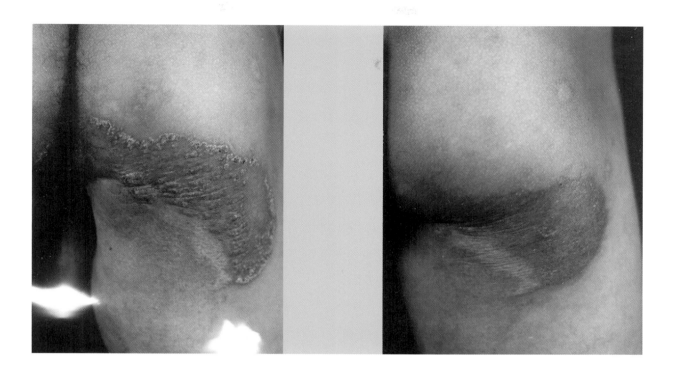

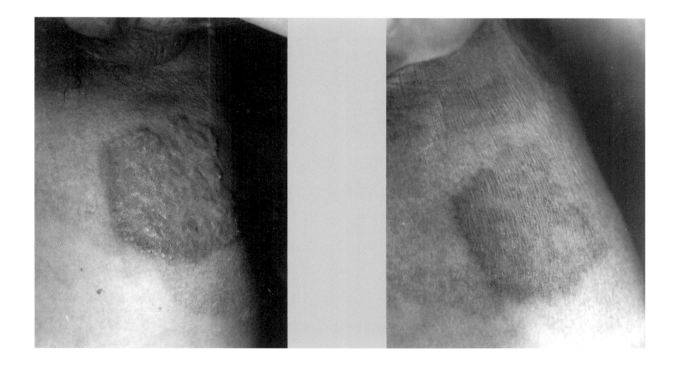

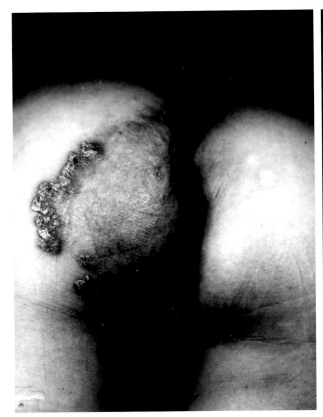

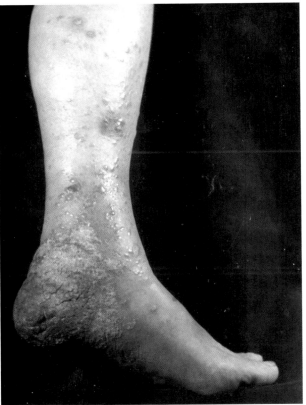

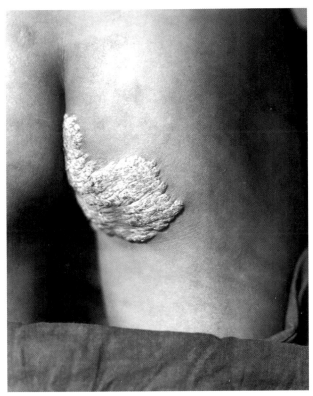

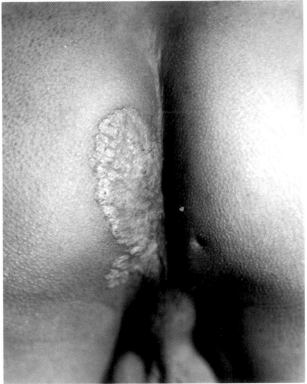

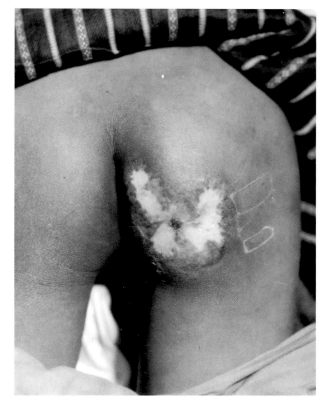

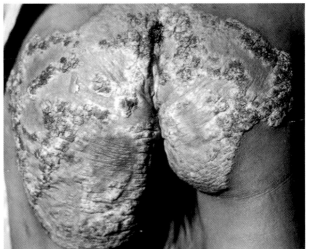

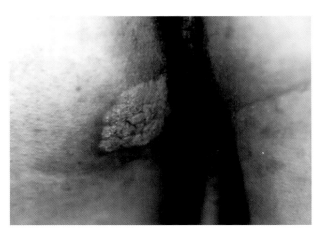

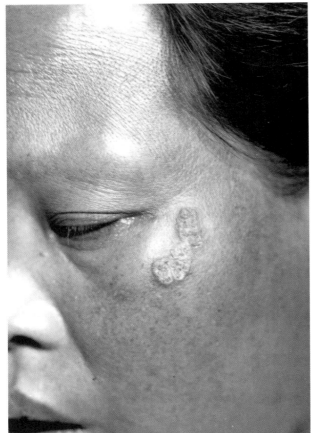

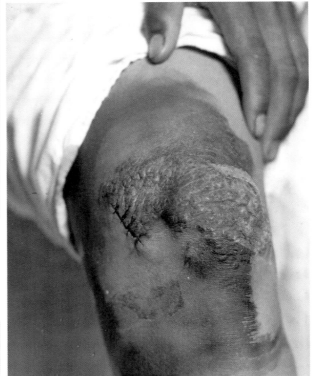

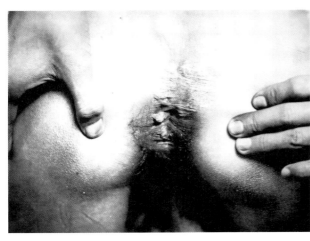

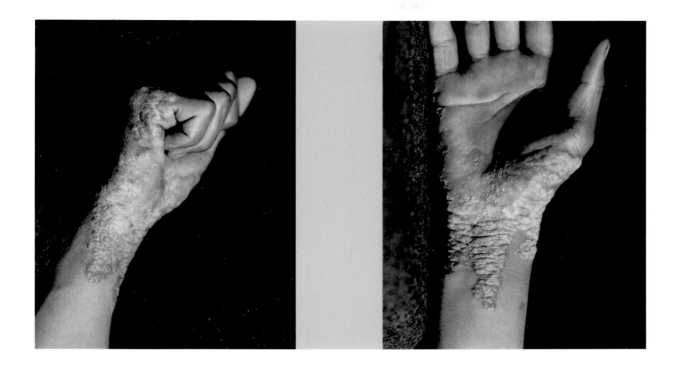

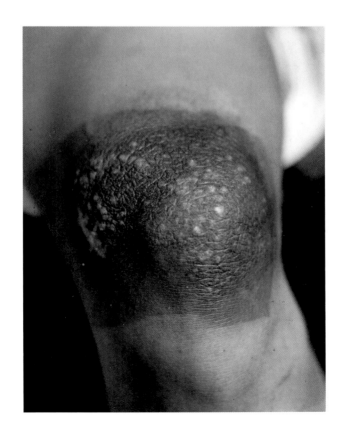

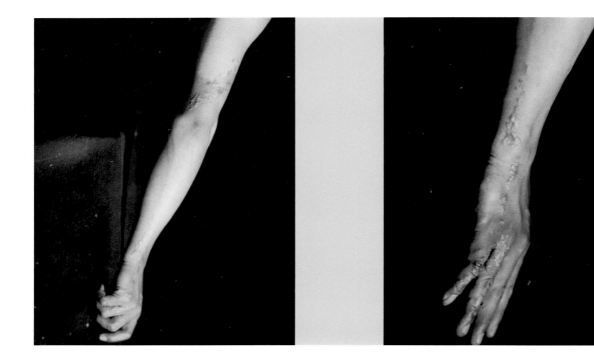

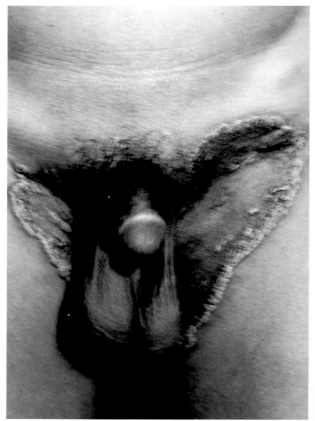

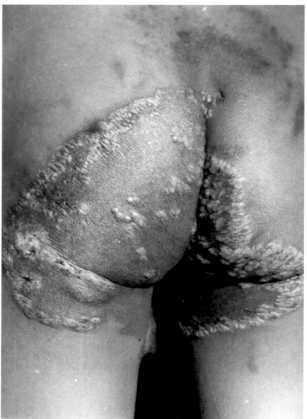

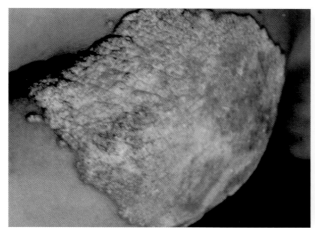
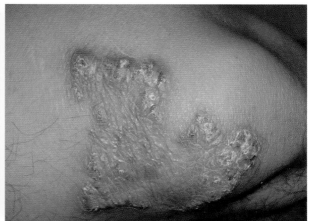

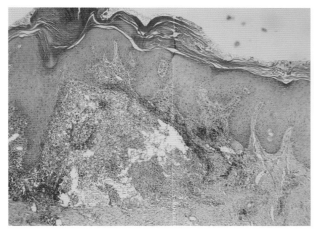
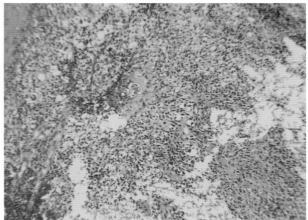

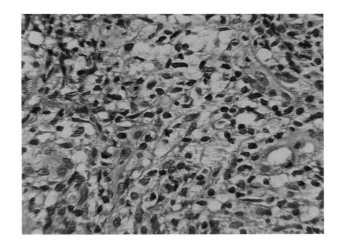

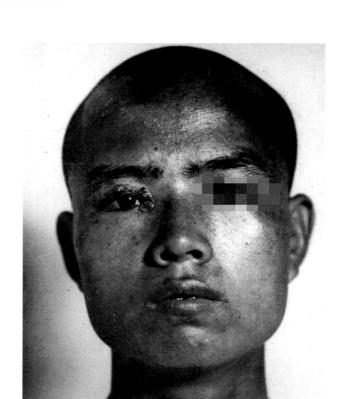

5．瘰疬性皮肤结核（scrofuloderma）

🔊 诊断

（1）儿童或青年多发。慢性病程。

（2）患者大多数先有皮下淋巴结、骨或关节等的结核。表现为皮下数个无痛结节，质地坚硬，与皮肤不粘连。数月后，皮下结节增大，数目逐渐增多，互相融合，与皮肤粘连。以后结节干酪性坏死，形成瘘管。感染逐渐波及附近淋巴结，不断形成新的瘘管。导致皮肤溃疡和瘢痕的形成，造成畸形，影响肢体功能。

（3）患者无全身症状。结核菌素试验常为阳性。

🔊 治疗

见硬红斑。

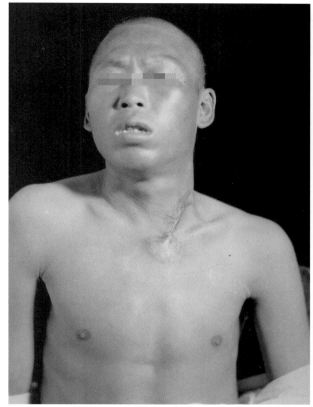

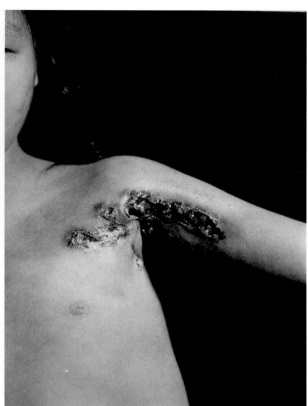

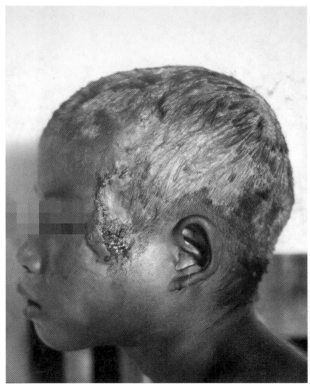

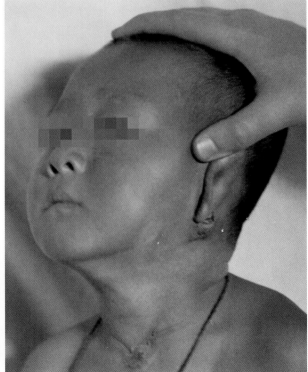

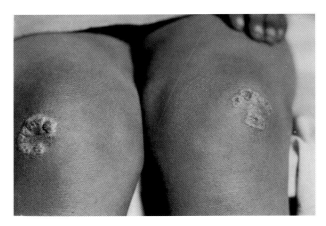

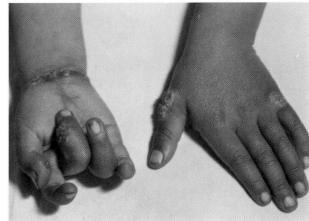

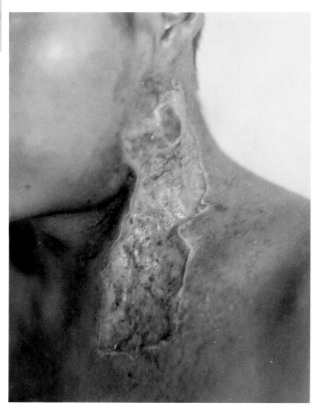

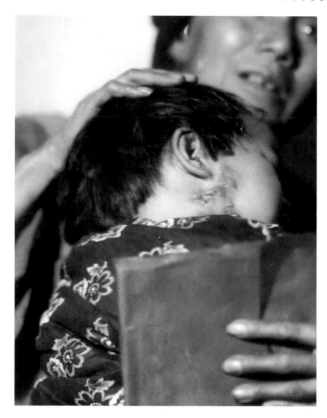

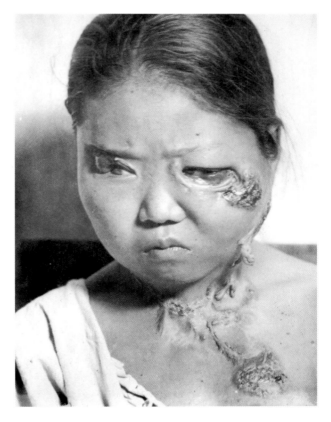

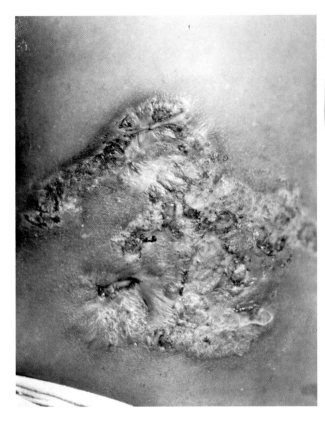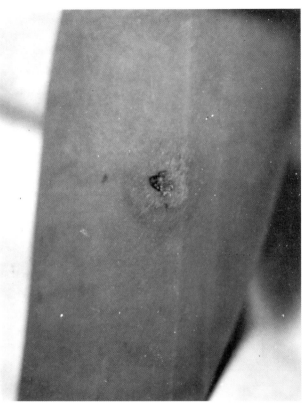

6. 丘疹坏死性结核（papulonecrotic tuberculosis）

🔊 诊断

（1）青年人多见，春秋季节发病。病程迁延。

（2）患者常伴有身体其他部位结核，皮疹中找不到结核杆菌。结核菌素试验强阳性。

（3）典型皮疹初起为粟粒大小质硬丘疹，红褐色，周围有红晕，散在分布于四肢伸侧。随后丘疹顶端出现针头大小脓疱，逐渐扩大而形成无痛性小脓肿，继而结痂或形成溃疡，有时邻近丘疹融合成一个较大溃疡。旧皮疹愈合，新皮疹又出现，故可同时观察到丘疹、结痂、溃疡、瘢痕。

🔊 治疗

（1）寻找并治疗身体其他部位的结核病灶。

（2）局部可外用庆大霉素软膏等。

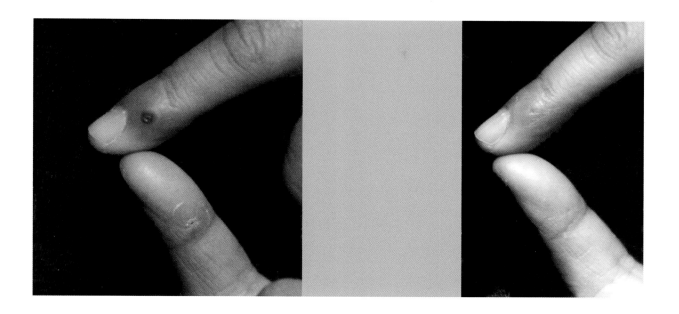

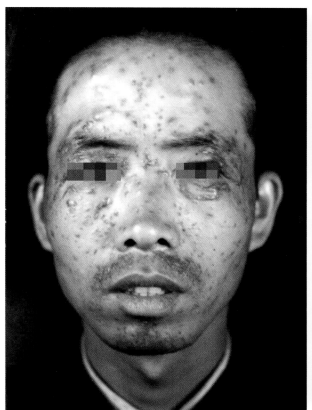

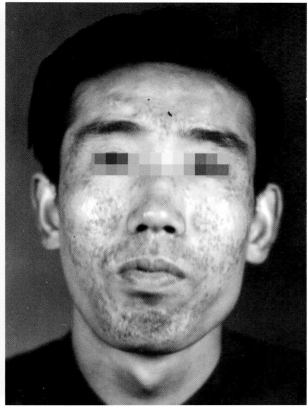

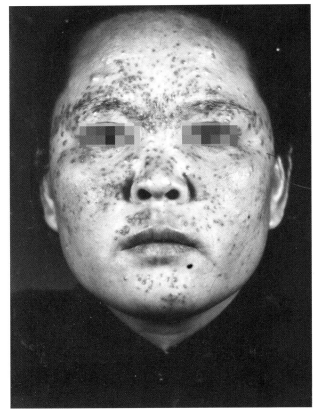
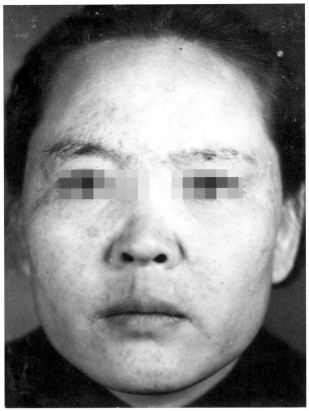
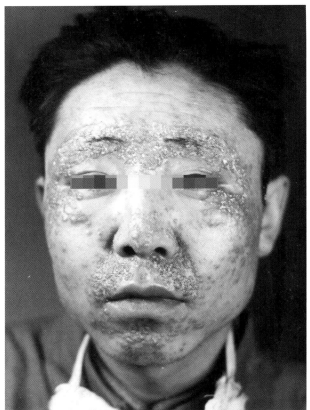
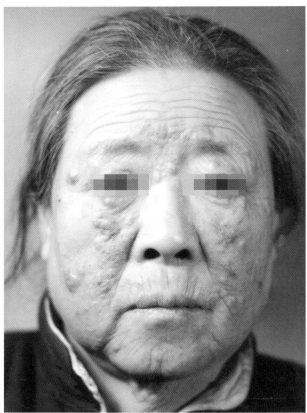

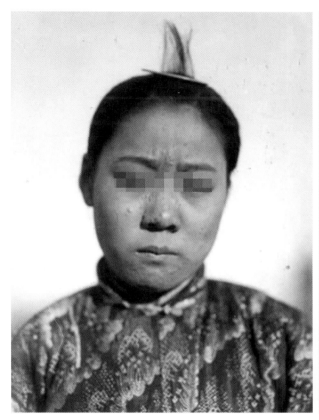
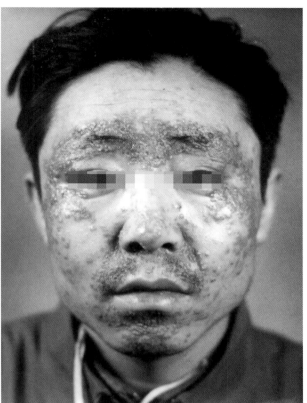
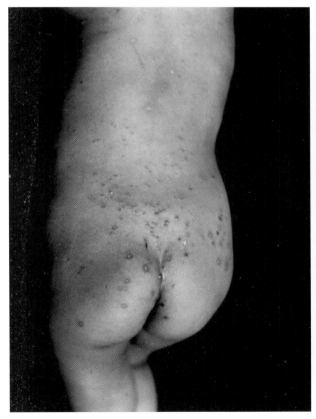
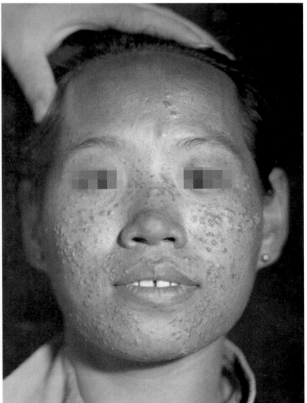

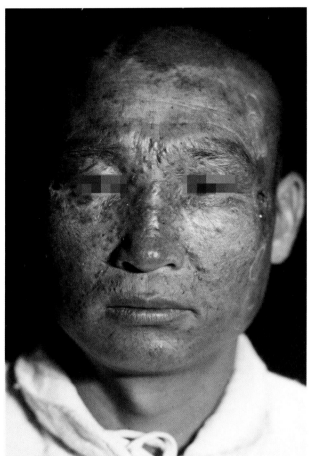

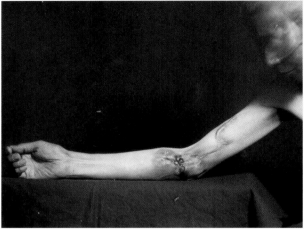

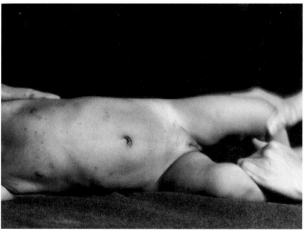

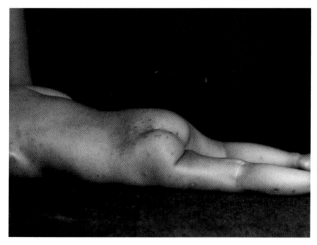

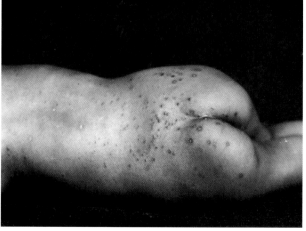

7. 瘰疬性苔藓 (lichen scrofulosorum)

◀))）诊断

（1）多发生于儿童或青年。经过数月到数年皮疹可自然消退，但可再发。

（2）患者常有淋巴结、骨、关节或其他皮肤结核病史。皮疹中找不到结核杆菌。结核菌素试验阳性。

（3）皮疹为针头大小的淡红或红褐色毛囊性丘疹，上覆细小鳞屑，逐渐密集成片，呈苔藓样损害。无明显自觉症状。皮疹对称分布于躯干或四肢伸侧，肩部、腰部和臀部较多。

◀))）治疗

（1）本病可自然消退，通常不需治疗。

（2）如发现其他部位结核病灶，口服异烟肼等治疗。

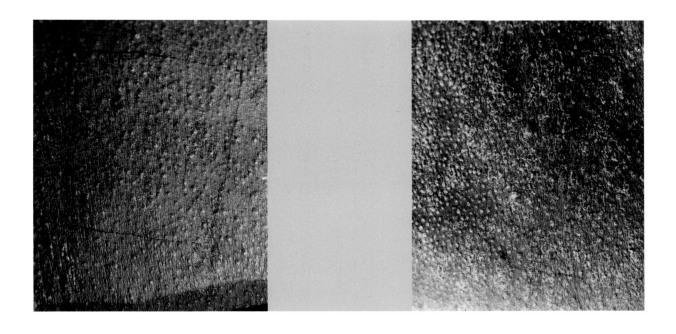

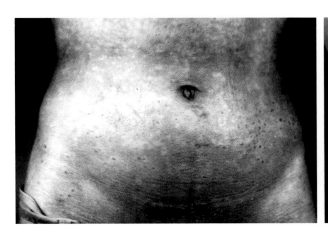
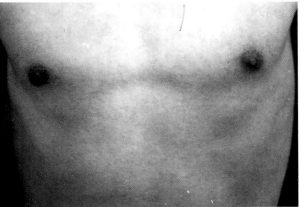

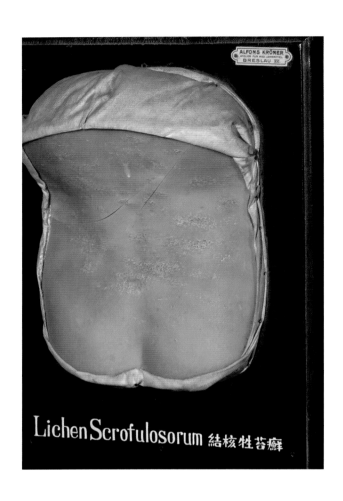

LichenScrofulosorum 結核牲苔癣

（十二）麻风（leprosy）

麻风是麻风分枝杆菌引起的一种慢性传染病。麻风分枝杆菌主要侵犯皮肤、黏膜、周围神经、淋巴结和单核巨噬系统的器官，通过黏膜分泌物、皮损和乳汁、汗腺、泪液、精液、大小便等排出体外。麻风可经由呼吸道、破损皮肤、使用麻风患者衣物及日用品等途径传播。

1. 结核样型麻风（TT）

🔊 诊断

（1）常发生于面部、肩部、臀部及四肢伸侧，皮损量少，局限，不对称。

（2）典型皮损为边界清楚的红色斑块，表面干燥粗糙，毳毛脱落，可覆盖鳞屑。有明显的感觉障碍。损害附近常可摸到粗硬不规则的皮神经。

（3）常规查麻风杆菌阴性。麻风菌素晚期反应多为强阳性。

（4）治疗后消退快，少数患者不经治疗可自愈。预后好。

2. 界线类偏结核样型麻风（BT）

🔊 诊断

（1）好发于面部、躯干及四肢，皮损多发，分布广泛，散在，不对称。

（2）皮损为红色或略带淡黄色的斑疹或斑块，边界清楚，中央可见空白区。表面欠干燥，毛发生长受影响较轻。神经损害较结核样型麻风轻。感觉障碍亦较轻。

（3）查麻风杆菌阳性，菌量较少。麻风菌素晚期反应弱阳性或可疑阴性。

（4）可向结核样型麻风或中间界线类麻风转变。

3. 中间界线类麻风（BB）

🔊 诊断

（1）损害数目多，分布广泛，不对称。

（2）皮疹为红色、葡萄酒色、橘黄色或黄褐色的斑疹、斑块及浸润性损害，边界部分清楚，部分不清楚，中央有空白区。典型面部皮损呈蝙蝠状。神经损害较结核样型麻风轻，比瘤型麻风重。轻度麻木。

（3）查麻风杆菌阳性，菌量中等。麻风菌素晚期反应阴性。

（4）极不稳定，可向界线类偏结核样型或界线类偏瘤型转变。

4. 界线类偏瘤型麻风（BL）

🔊 诊断

（1）皮疹多发，分布广泛，不对称。

（2）皮疹可有斑疹、斑块、浸润、丘疹和结节。边界模糊，中央有空白区。晚期也可形成"狮面"，发生眉毛睫毛脱落、鞍鼻或鼻内溃疡。可发生麻风性结节性红斑反应，内脏可受侵犯。受累神经有两侧对称倾向，质较软。

（3）皮损可查到较多量麻风杆菌。麻风菌素反应阴性。

（4）可向中间界线类麻风或瘤型麻风转变。

5. 瘤型麻风（LL）

🔊 诊断

（1）皮损分布广泛，对称。

（2）按照病期的进展，皮疹可由斑疹发展到弥漫性浸润或结节，边缘模糊。面部从鼻黏膜充血到鼻梁、鼻中隔、口唇、耳垂等普遍出现结节和深在性浸润，形成"狮面"，眼部损害导致失明。眉毛由轻度稀疏到眉毛、睫毛、鼻毛、阴毛、腋毛全部脱落。周围神经普遍受累，可产生感觉、运动障碍，出现面瘫、手足畸形和溃疡。皮损麻木闭汗。晚期淋巴结和内脏器官肿大，出现功能障碍。

（3）可查到大量麻风杆菌。麻风菌素反应阴性。

（4）预后在各型麻风中最差。

6. 未定类麻风（I）

🔊 诊断

（1）皮损数目较少，常为单个或数个。

（2）皮疹为浅色或红色斑疹，表面平滑无浸润，一般无萎缩。可有浅神经粗大，硬度比结核样型麻风低。可出现轻度至中度感觉障碍。

（3）大部分患者皮损查菌阴性，少数弱阳性。麻风菌素晚期反应有的阳性，有的阴性。

（4）根据机体免疫力不同，部分患者可自愈，有的转变为结核样型麻风，少数转变为界限类或瘤型。

治疗

1. 以上各型麻风尽管临床表现和预后有差异，但都应早期发现患者，及时治疗，切断传染途径，减少畸形和残疾的发生。

2. 联合化疗治疗，根据菌量不同，采用以下方案：

a 多菌型麻风，疗程 24～36 个月，或皮肤涂片麻风杆菌转阴为止。
- 利福平 600mg 1/月
- 氯法齐明 300mg 1/月
- 氯法齐明 50mg 1/日
- 氨苯砜 100mg 1/日

b 少菌型麻风，疗程 6～9 个月。
- 利福平 600mg 1/月
- 氨苯砜 100mg 1/日

3. 治疗过程中如果出现麻风反应，应及时处理。常用药物有：雷公藤、沙利度胺、皮质类固醇、氯法齐明等。

4. 必要时手术治疗溃疡和畸形。

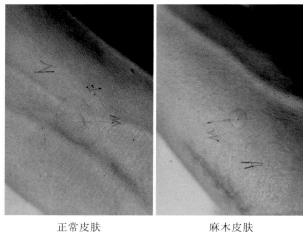

正常皮肤　　　　　麻木皮肤

麻风组胺反应

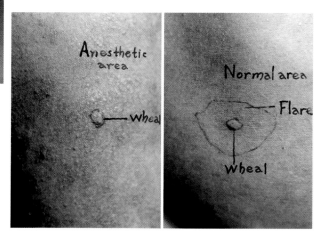

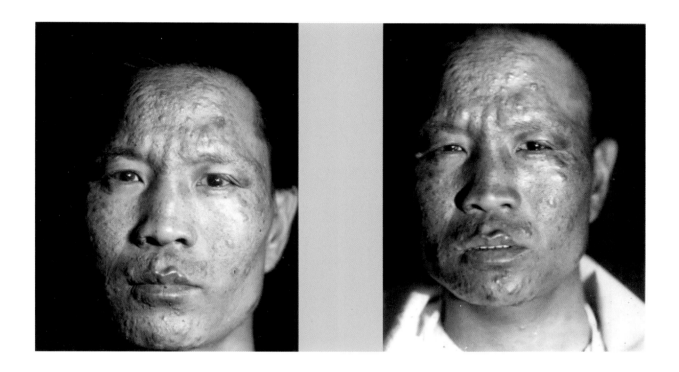

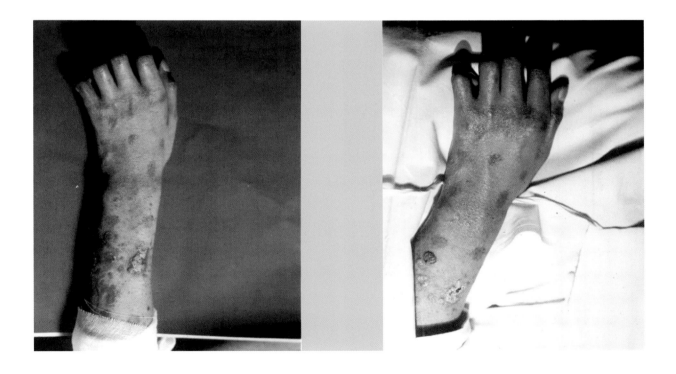

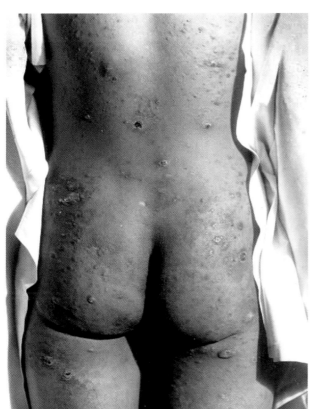

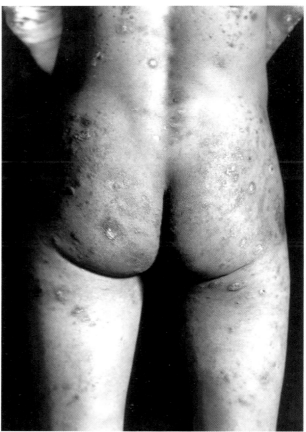

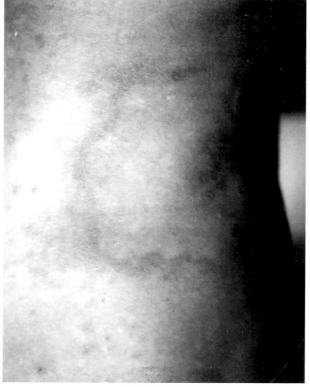

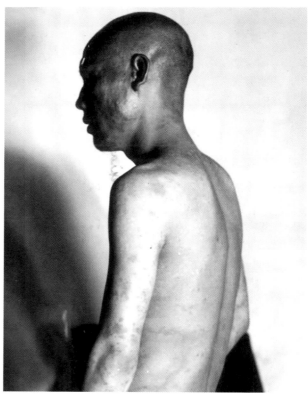

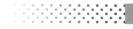

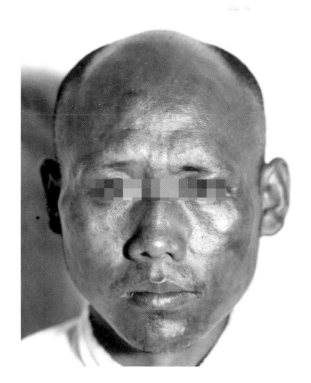

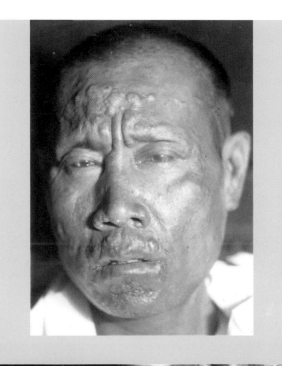

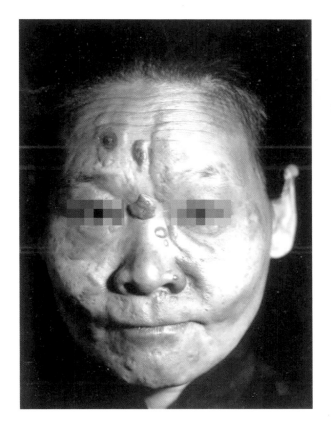

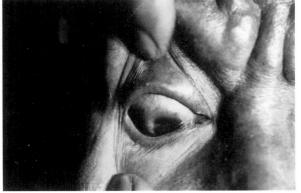

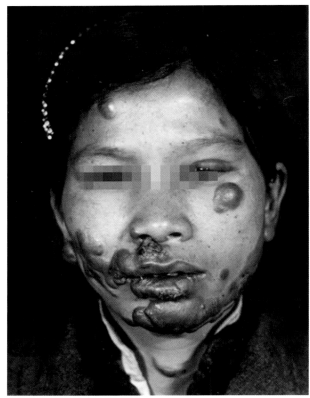
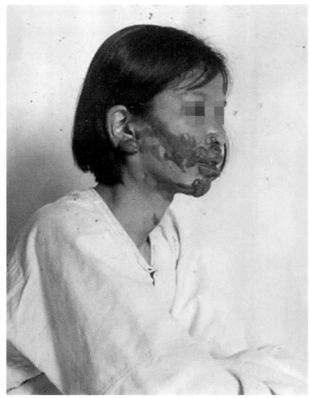
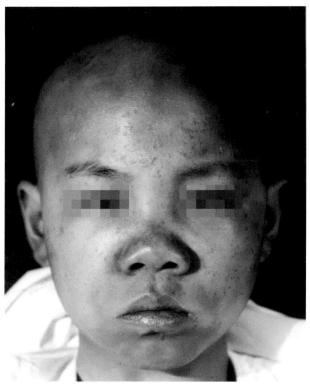
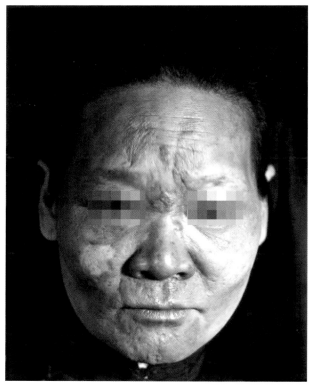

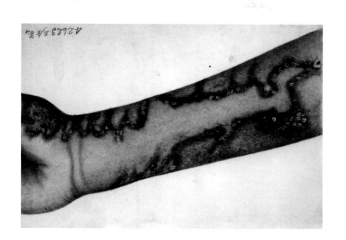

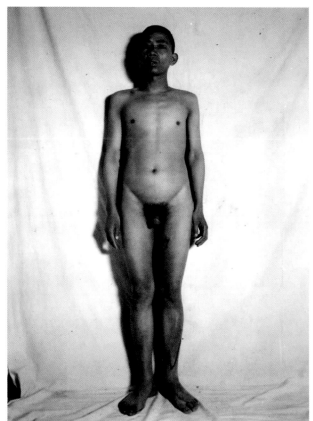

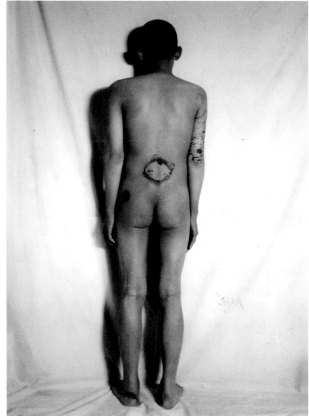

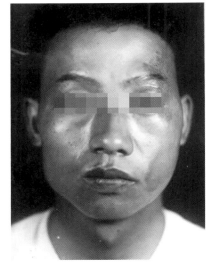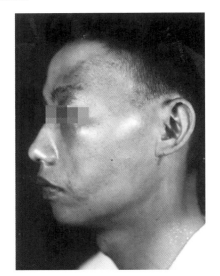

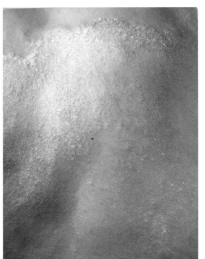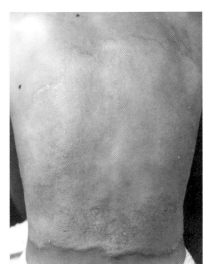

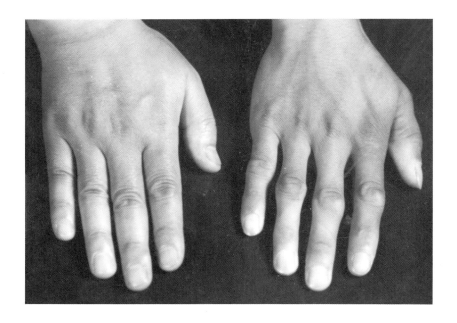

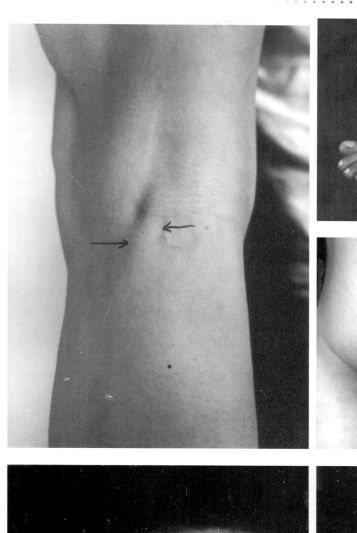

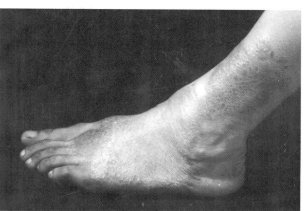

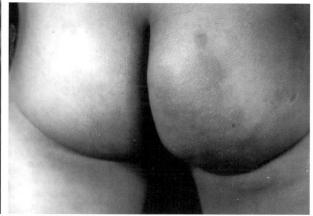

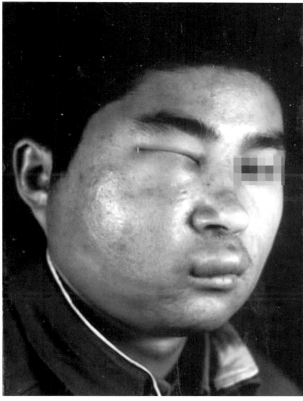

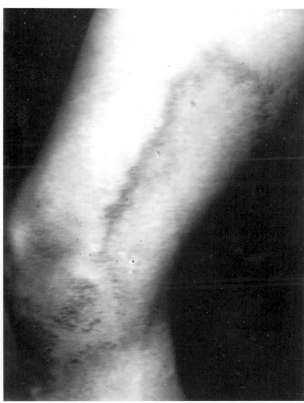

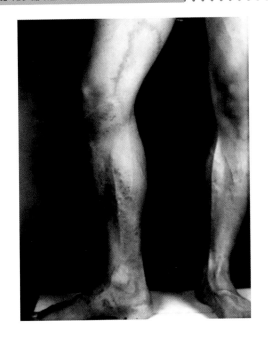
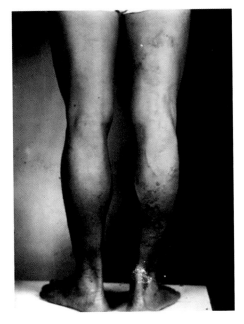

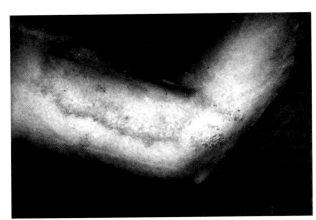
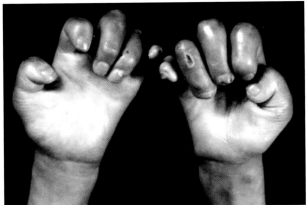

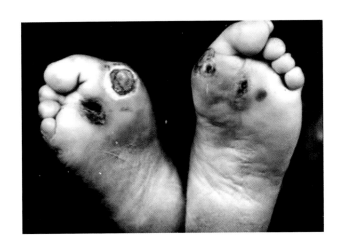

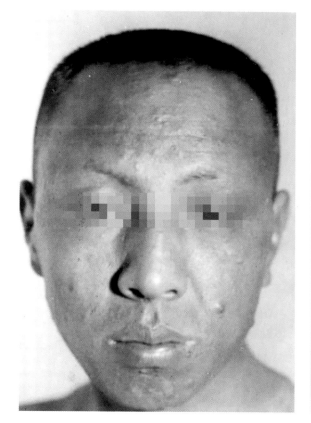

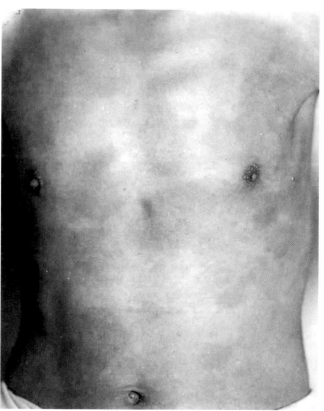

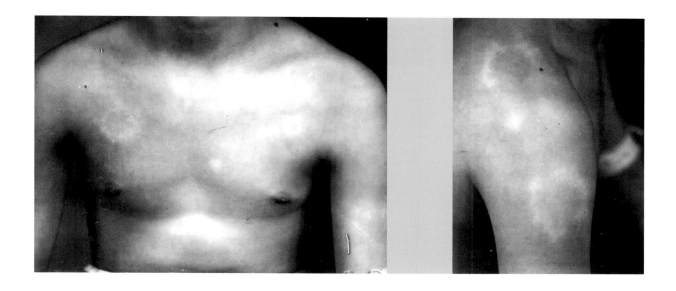

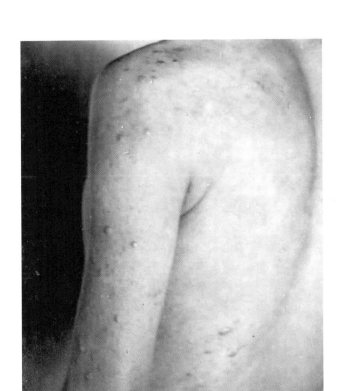

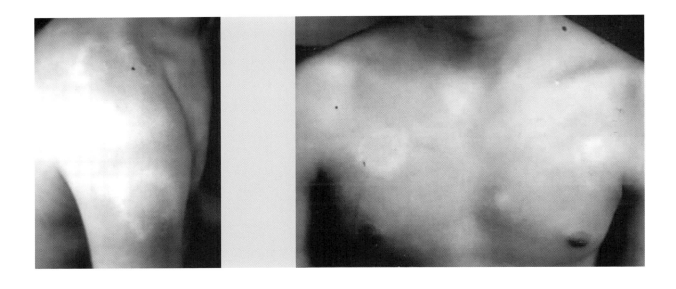

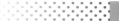

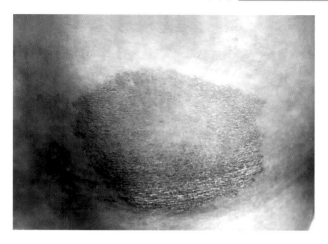

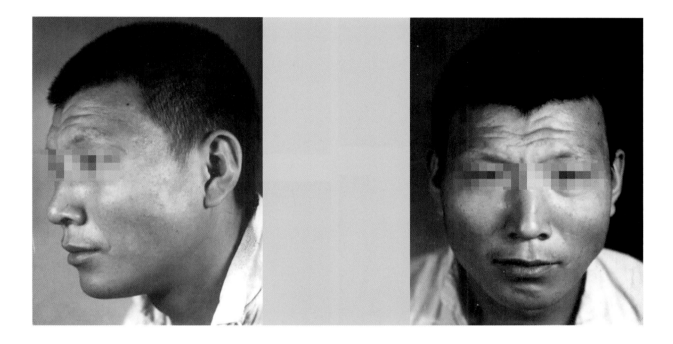

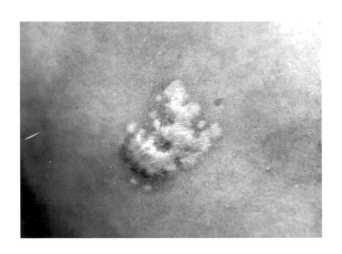

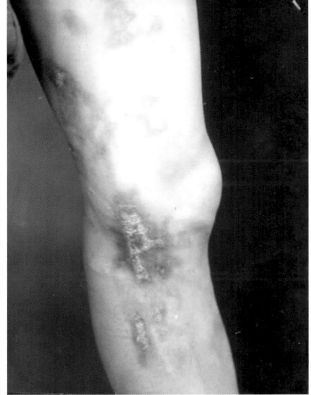

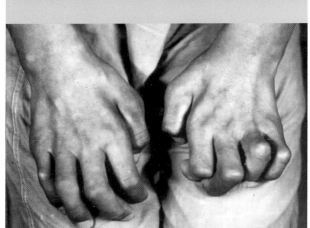

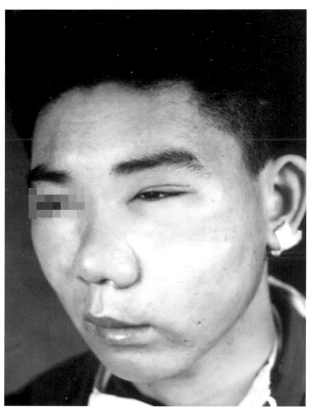

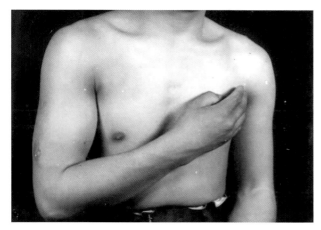

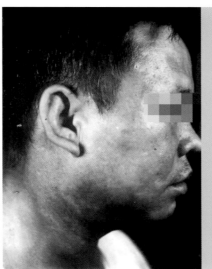

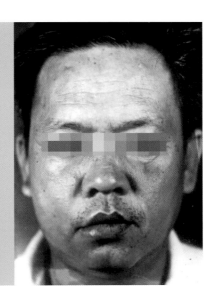

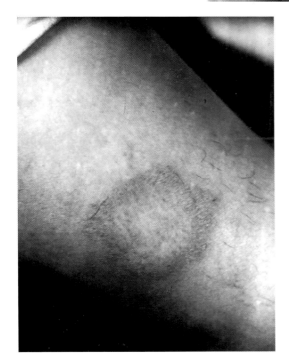

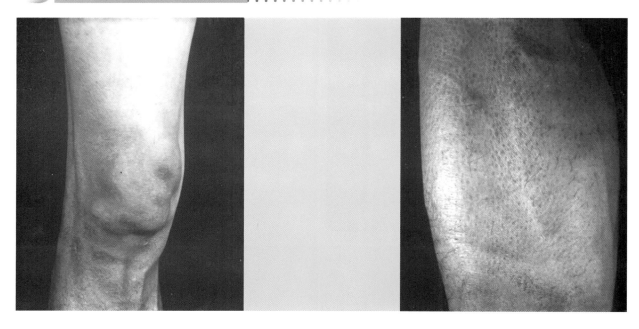

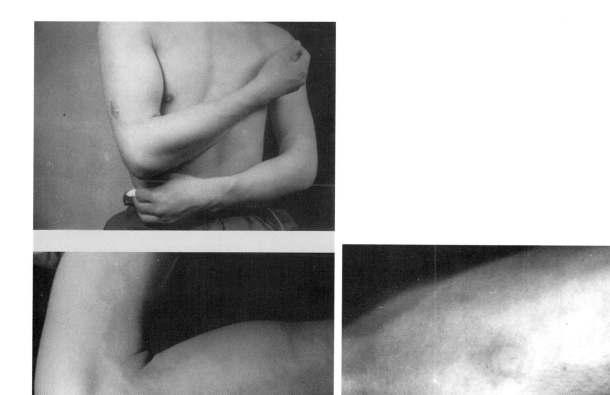

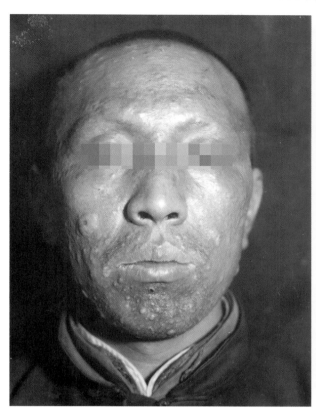
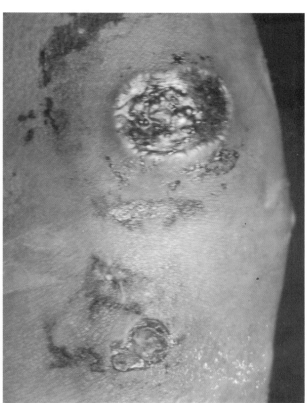
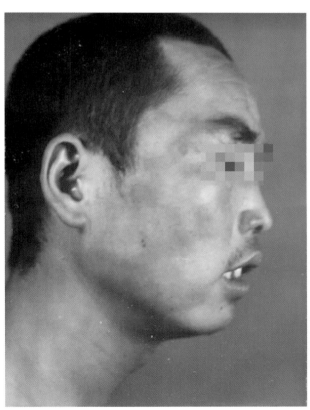
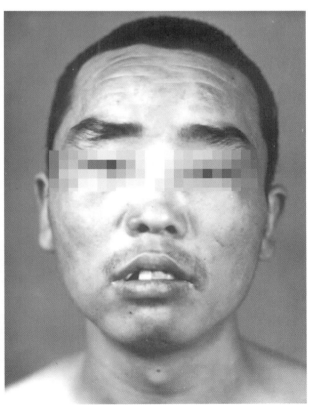

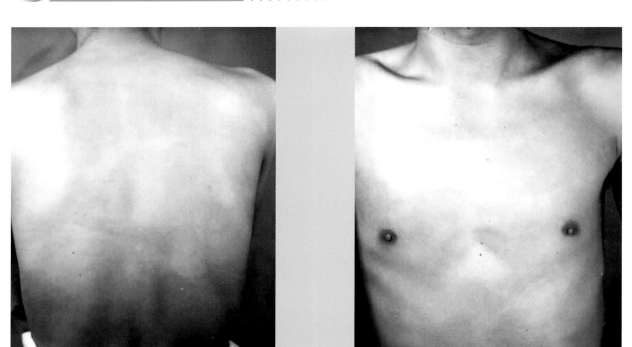

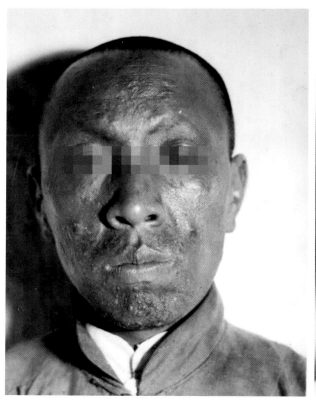

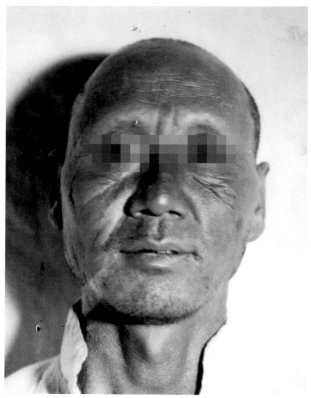

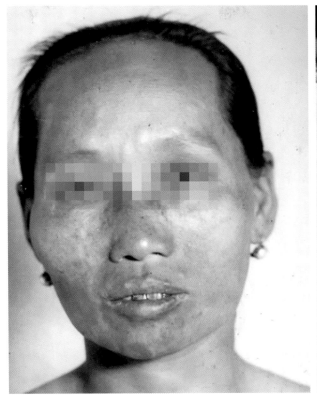

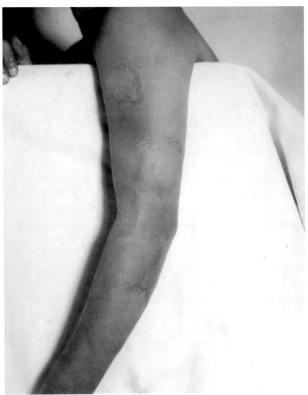

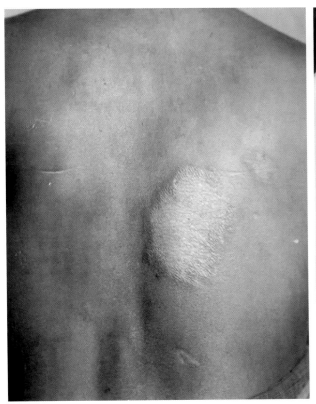

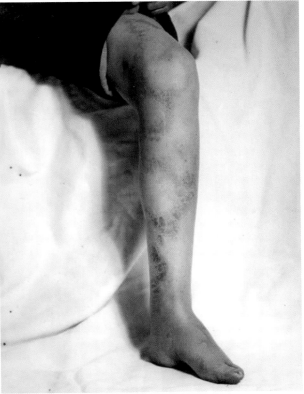

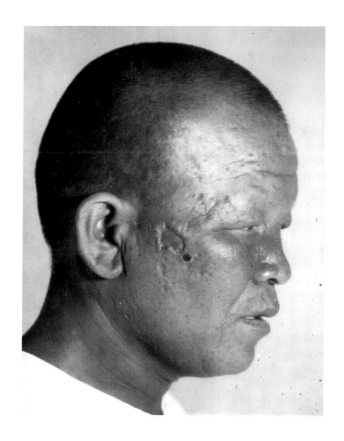

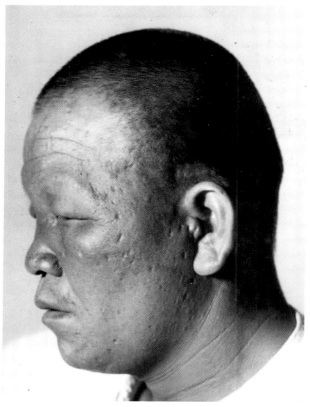

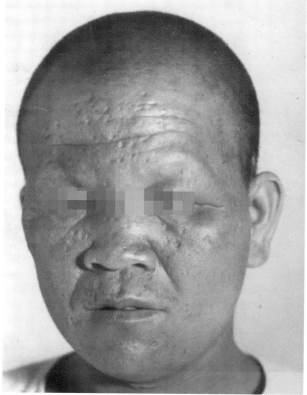

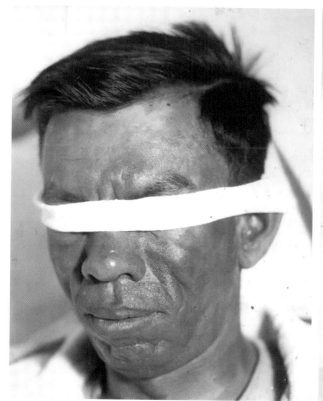

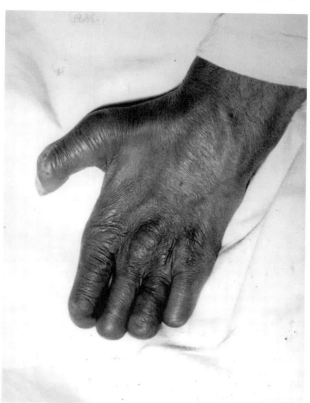

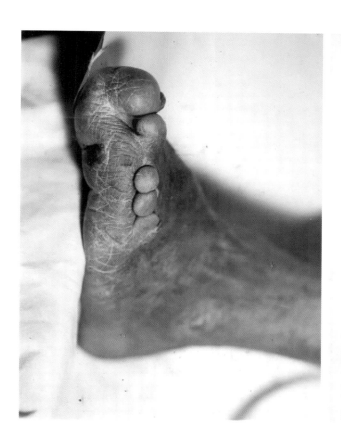

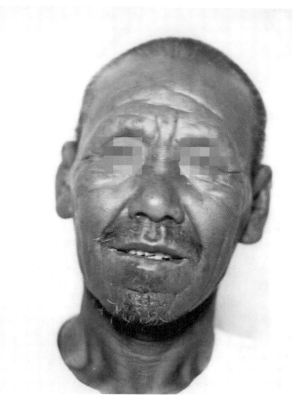

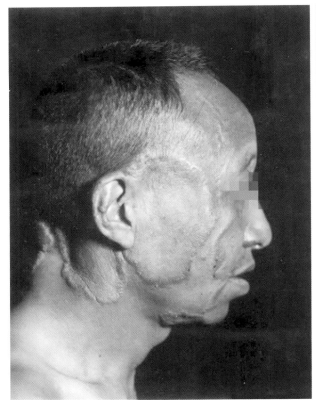

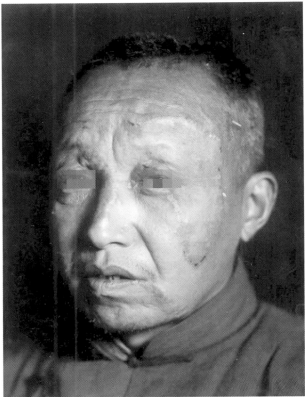

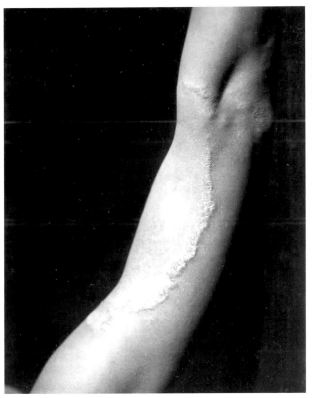

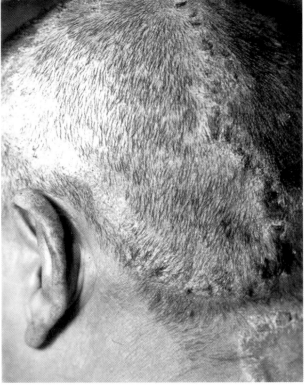

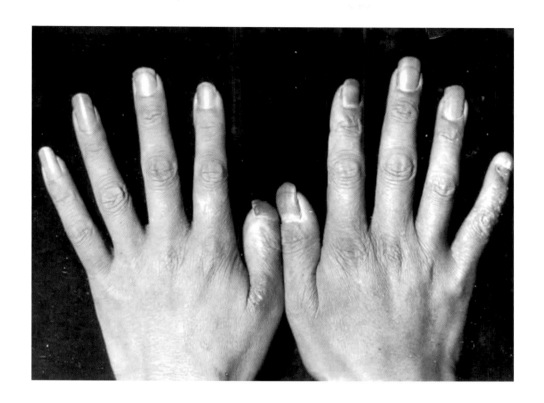

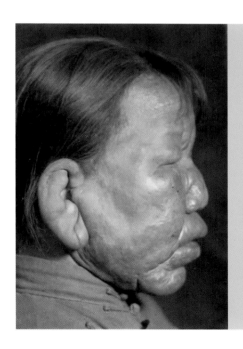
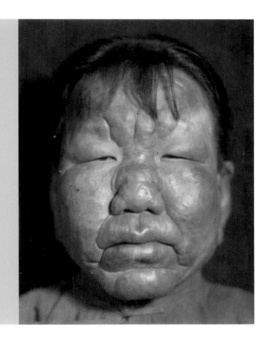

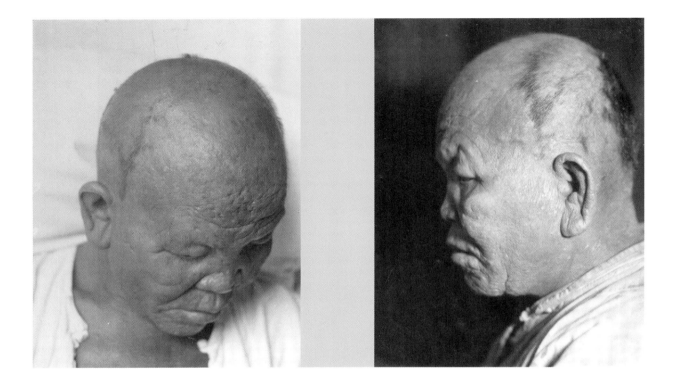

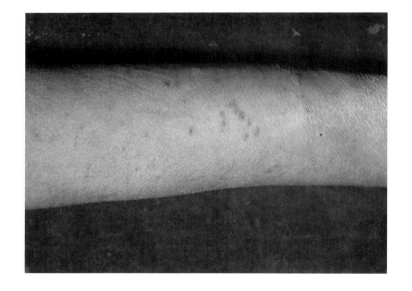

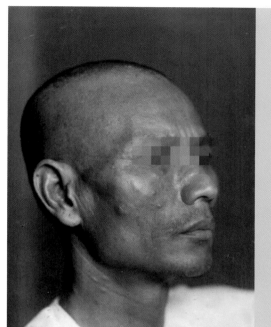
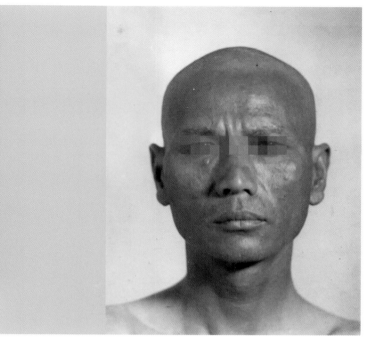

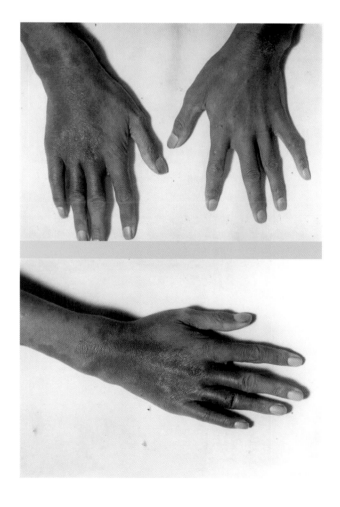

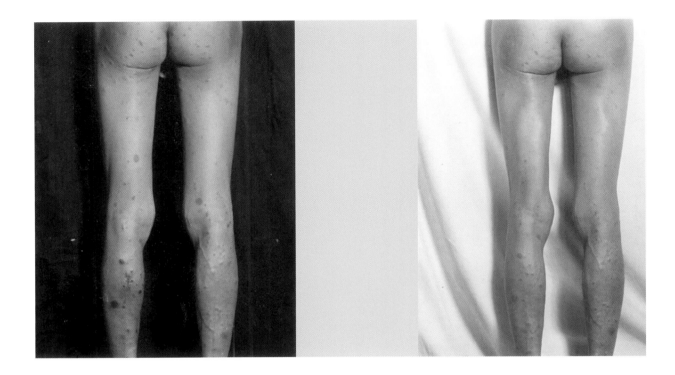

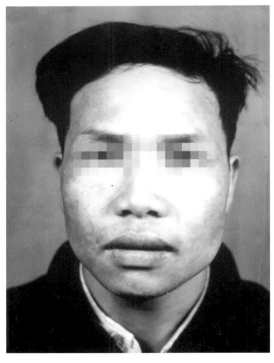

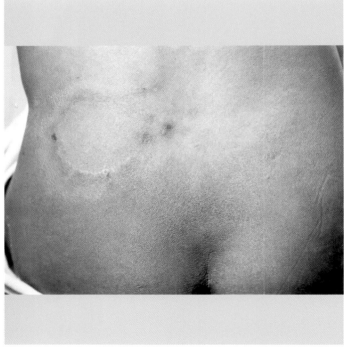

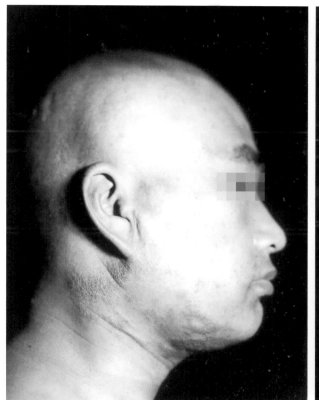

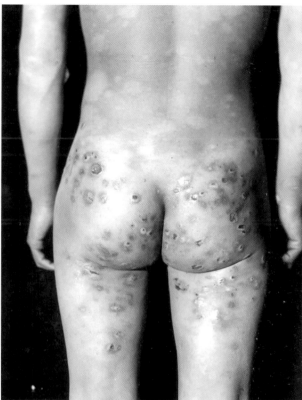

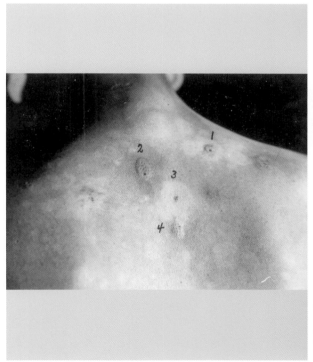

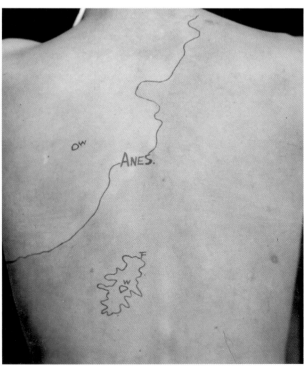

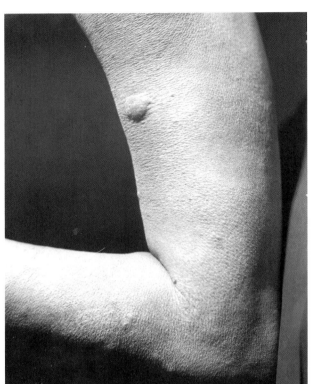

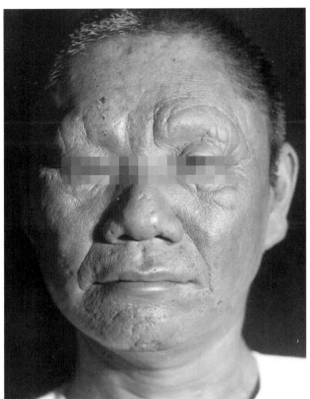

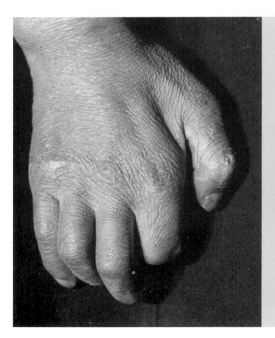

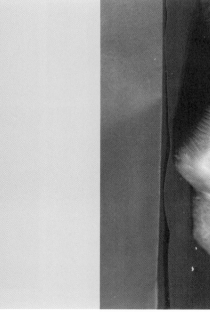

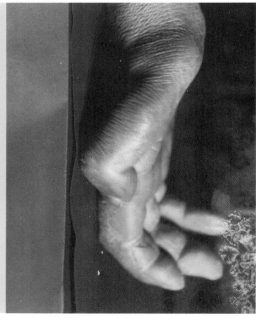

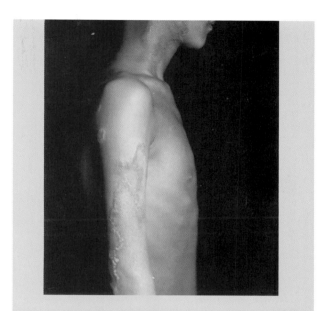

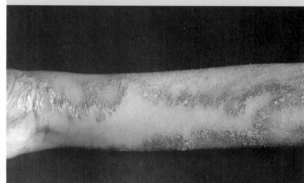

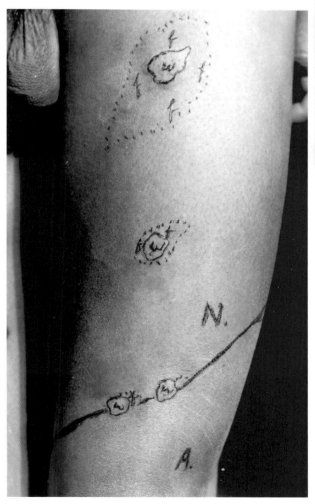

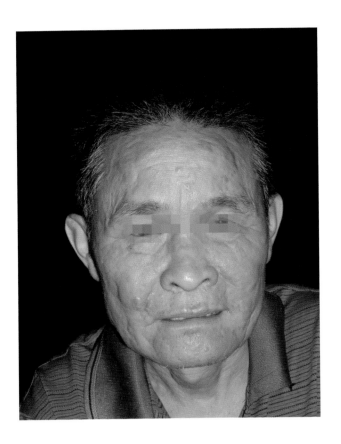

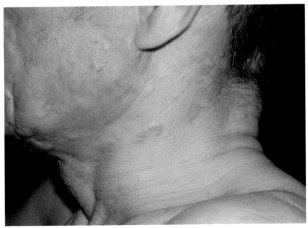

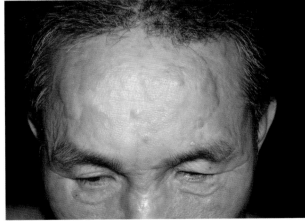

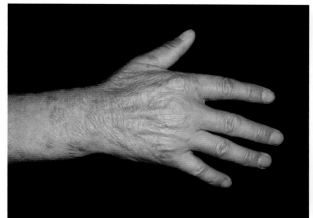

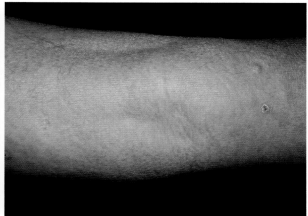

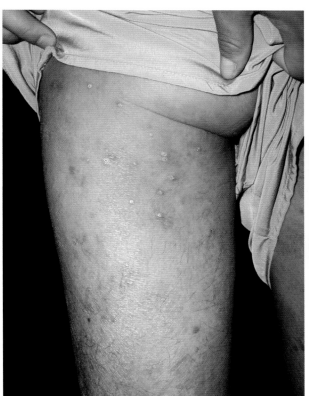

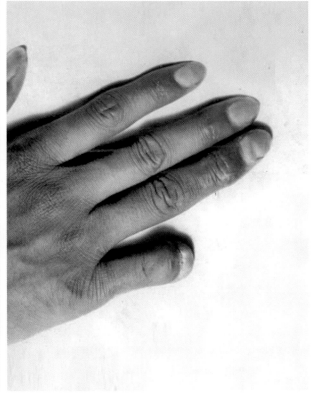

（十三）海鱼分枝杆菌感染
（mycobacterium marinum infection）

🔊 诊断

1. 多见于儿童及青年，特别是在游泳池或养鱼池中皮肤受外伤而感染。
2. 好发于四肢易受伤部位，如肘、膝及鼻部等。
3. 一般损伤后 3 周左右出现单发红色丘疹，缓慢增大为结节，偶尔发生溃疡。一般在几个月至 3 年内自然愈合。

🔊 治疗

1. 全身治疗　增效磺胺甲基异噁唑为首选药物，可于 1～6 个月痊愈。还可采取利福平 450mg 一日 1 次或二甲胺四环素 100mg 一日 2 次。
2. 患部可并用温热疗法。

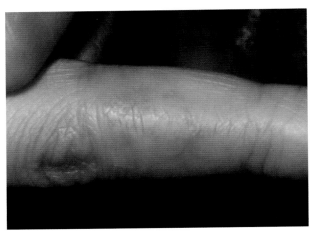 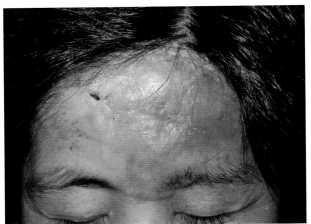

（十四）类丹毒（erysipeloid）

类丹毒是由红斑丹毒丝菌侵入人体皮肤伤口后引起的如丹毒样的皮肤损害。

🔊 诊断

1. 多见于从事屠宰业、水产业及食品加工业的工作者以及家庭主妇。
2. 发病前有外伤史、接触肉类、鱼类史。
3. 损害多局限，好发于手指及腕部。皮损初为红斑，以后扩大为边界清楚之暗紫红色斑块，水肿性，境界清，不化脓，不破溃，偶可发生水疱。有轻度痒痛感。
4. 病程有自限性，3 周左右可痊愈。

🔊 治疗

1. 首选青霉素，每日 40 万 ~ 80 万 U，连用 5 ~ 7 日。
2. 青霉素过敏者可改用红霉素、四环素或环丙沙星。
3. 局部可用鱼石脂软膏敷包。

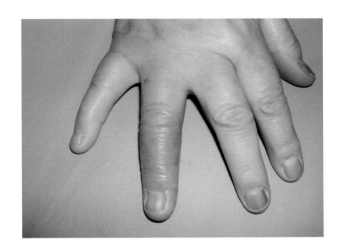

三、真菌性皮肤病

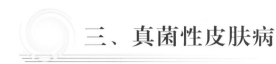

（一）头癣（tinea capitis）

头癣是发生于头皮的一种浅部真菌病，主要侵及儿童，传染性大。临床上根据其致病菌及临床表现的不同分为白癣（tinea alba）、黑点癣（black-dot tinea）及黄癣（favus），脓癣一般继发于白癣或黑点癣。

◀)) 诊断

主要特征	黄癣	白癣	黑点癣
病原菌	许兰毛癣菌	小孢子菌属（犬小孢子菌、铁锈色小孢子菌）	毛癣菌属（紫色毛癣菌、断发毛癣菌）
流行情况	散发或流行，多见农村	农村仍有流行，城市中多为散发或小范围流行	散发或流行于农村
传染方式	患者、理发工具、帽子、枕巾等	病猫、病狗、患者	同黄癣
患者年龄	儿童、成人	少年、儿童	儿童
皮损表现	红色斑片，覆碟形黄痂，渐扩大融合，形成大片污秽色痂皮，常伴鼠臭味，中心有毛发贯穿，病发少有折断而变为枯黄无光泽	圆形或椭圆形灰白色鳞屑性斑片，头发距头皮 2~4mm 处折断，外围白色菌鞘，皮损常呈卫星状分布	病发露出头皮即折断，其残留端留在毛囊口，呈黑点状
病菌与病发关系	发内孢子、菌丝、气沟、气泡	发外成堆的小孢子	发内链状孢子
Wood 灯检查	暗绿色荧光	亮绿色荧光	无荧光
自觉症状	剧痒	偶有轻度痒感	轻痒或不痒
并发症	细菌感染	体癣、脓癣	体癣多发生于面部和上身，偶见脓癣
预后	常见大小不等之瘢痕和秃瘢	易发展成为脓癣 青春期可自愈无瘢痕	偶见点状瘢痕

◀)) 治疗

包括系统及局部治疗：

1. 系统治疗　包括各种口服抗真菌药物如伊曲康唑、特比萘芬及氟康唑等。
2. 局部外用硫磺软膏、碘酊或其他局部抗真菌药。

3. 每晚外用药前先用肥皂洗头。
4. 尽可能剪短、拔除或剔除病发。
5. 患者使用的毛巾、帽子、枕套、梳子等应经常煮沸消毒。

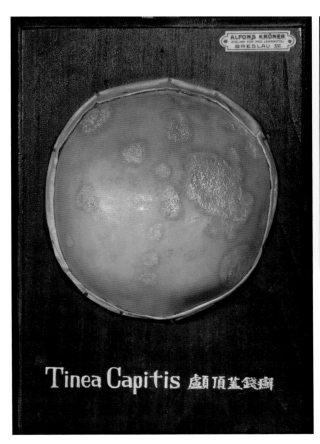

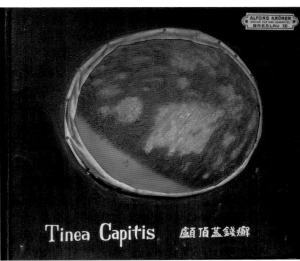

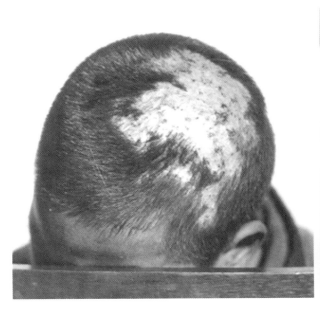

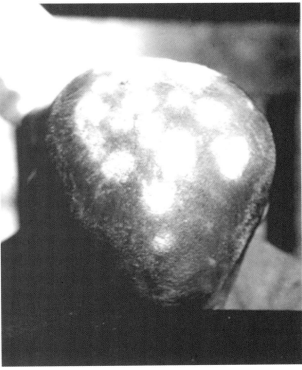

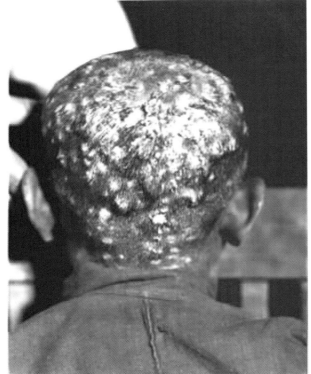

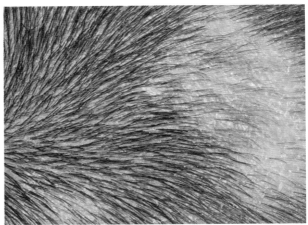

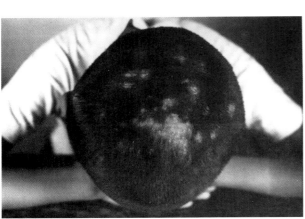

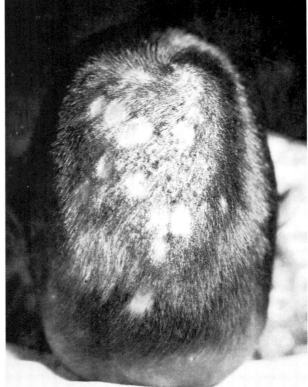

（二）体癣（tinea corporis）

体癣指发生于除头皮、毛发、掌跖、甲板以外的光滑皮肤上的一种皮肤癣菌感染。毛癣菌属、小孢子癣菌属和表皮癣菌属中的所有真菌基本上都可以使人类产生体癣，我国体癣的常见菌还有须癣毛菌、断发毛菌、狗小孢子菌、铁锈色小孢子菌和紫色毛菌等。

诊断

1. 皮损初起为丘疹、水疱或丘疱疹，逐渐扩大形成环形或不规则形的鳞屑性斑片，边缘隆起，中央有自愈倾向，愈后留下暂时性色素沉着。有的圆形皮损圈内还可以再出现环形的丘疹、水疱、鳞屑，继而呈多环形损害。

2. 多见于腰腹、臀部和躯干，中等度瘙痒。

3. 取损害边缘鳞屑作真菌直接镜检，真菌培养可确定菌种，结果阳性可确诊。

治疗

1. 以外用药物治疗为主，可选用各种抗真菌药，如2%~3%克霉唑、1%益康唑、2%咪康唑霜剂。疗程2~3周。

2. 皮损广泛或单用外用药疗效不佳者，可口服抗真菌药如伊曲康唑、特比萘芬及氟康唑等。

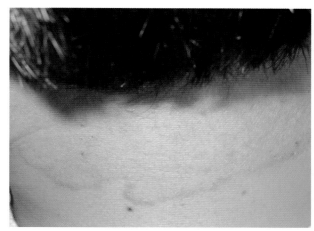 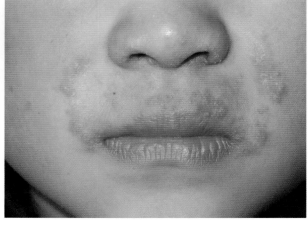

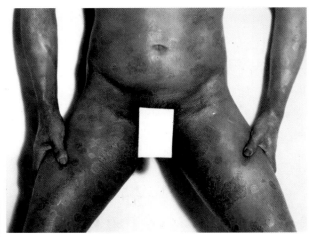

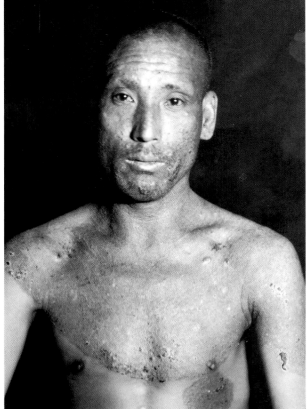

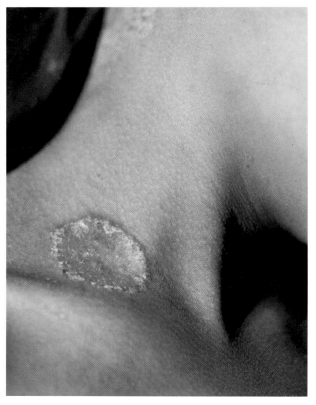

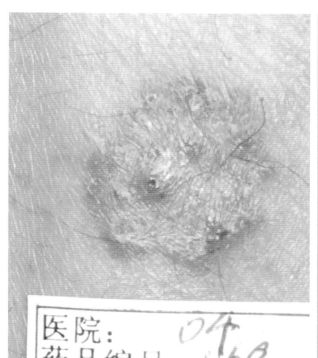

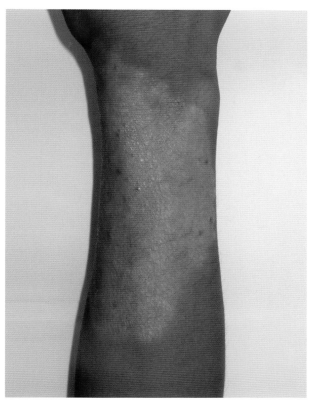

（三）股癣（tinea cruris）

股癣指发生于腹股沟、会阴和肛门周围的皮肤癣菌感染。

🔊 诊断

1. 常发生于股内侧近阴囊处的皮肤，一侧或双侧，男性多见。

2. 皮损多呈环状或半环状斑片，其上有脱屑，并逐渐扩展而向四周蔓延，边界清楚，其上有丘疹、水疱、结痂。中央部位可自愈，有色素沉着。

3. 常在夏季发作，冬季消退。

4. 皮损边缘鳞屑直接镜检真菌阳性。

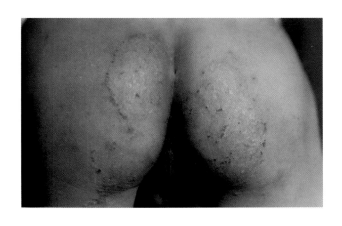

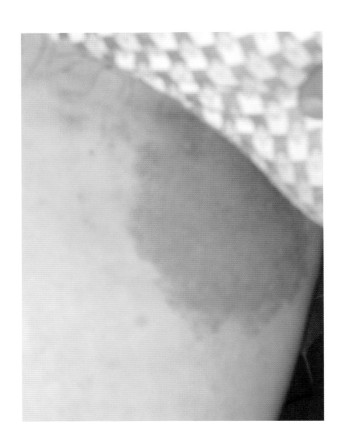

（四）手癣、足癣（tinea manuum and pedis）

跖、掌及趾（指）间皮肤的皮肤癣菌感染称为手癣和足癣，有时可蔓延到手背和足背。

诊断

1. 损害常由趾间开始，表现为表皮浸渍，轻度鳞屑或偶起小疱。临床上可分为水疱型、丘疹鳞屑型、浸渍糜烂型及角化过度型。角化过度型有时形成胼胝状局限角化病灶。好发于足跖及其侧缘。常发生于病期较长、年龄较大的患者。表面可有皲裂。趾间型者有时表面鳞屑不显著，症状极为轻微，称为无症状型，本型常为带菌者。

2. 主要见于成人，儿童少见。夏秋重、冬春轻。手足多汗及常穿胶鞋或塑料鞋者易患本病。

3. 病变常先发生于一侧，之后逐渐可侵犯两侧。

4. 手癣　临床表现与足癣大致相同，但分型不如足癣明显。初起为水疱，以后脱屑、粗糙、角化增厚。从小片开始，逐渐扩展成大片。常限于一侧手掌。

5. 取皮损鳞屑作真菌直接镜检，结果阳性可确诊。

治疗

1. 水疱型及浸渍糜烂型　使用较温和的霜剂。

2. 丘疹鳞屑型　可选用水剂、酊剂、霜剂或软膏。

3. 角化过度型　可先用剥脱剂，如复方苯甲酸软膏，然后再用霜剂。

4. 各型手足癣中，如皮损面积大或外用药治疗效果不佳时可选用口服抗真菌药。

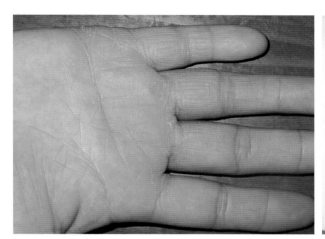
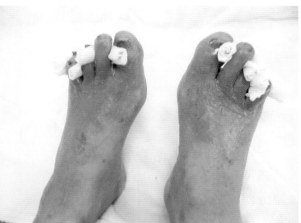

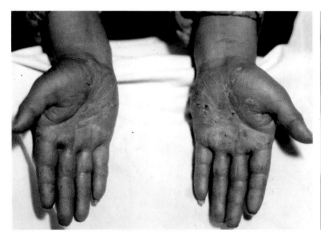
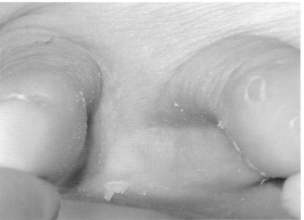

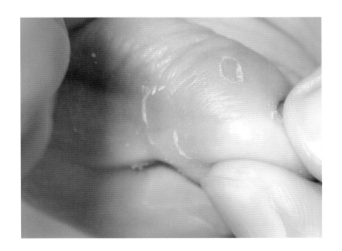

（五）甲真菌病（onychomycosis）

甲真菌病是指由皮肤癣菌、酵母菌以及非皮肤癣菌（简称霉菌）感染甲板或甲下引起的疾病。

诊断

多见于成年人，尤其是老年人。好发于趾甲尤其拇趾甲。常伴发手足癣或体股癣。根据临床表现的不同可分为以下四型：

1. 远端侧位甲下甲真菌病（DLSO） 最为常见，损害先从甲游离缘的侧壁开始，甲板出现小凹陷或甲横沟，逐渐发展使甲板变脆，易碎，增厚，呈黄褐色。甲床下角质增生、增厚，翘起与甲床分离，致病菌先侵入远端甲下甲床。

2. 近端甲下甲真菌病（PSO） 致病菌侵入从甲板近甲小皮处的侧壁，损害先出现小凹陷或甲横沟，逐渐发展到甲板，出现甲板混浊、增厚、粗糙、凹凸不平，变脆，易碎，呈黄褐色，常伴慢性甲沟炎。

3. 浅表性白甲（SWO） 真菌直接侵犯甲板表层，在甲板的浅层有云雾状白色混浊，伴甲板表面凹凸不平，粗糙无光泽。

4. 全甲营养不良型（TDO） 整个甲板被破坏，甲板脱落，甲床表面残留一些粗糙角化物堆积，是上述三种类型发展的结果。

5. 念珠菌感染性甲病 一般甲增厚不明显，但甲表面凹凸不平，且甲沟炎明显，初起于两侧皱襞，可有少量积脓，其上的皮肤变红、肿胀、有压痛。甲附近的皮肤呈暗色，高起，并与其下的甲床分离，最后整个甲板受累。

治疗

甲癣是皮肤癣病中较为难治的一种，往往在临床治愈后还可能复发。一般较轻的甲癣及甲真菌病以局部疗法为宜。

1. 甲损害轻（甲损害面积＜30%）时，用小刀或甲锉去除病甲后外搽 30% 冰醋酸、3%～5% 碘

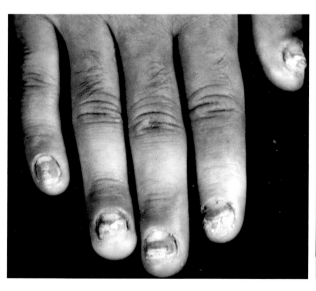

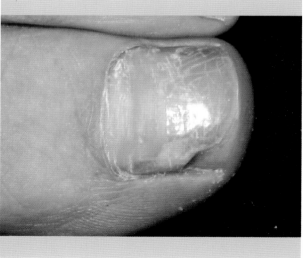

酊、环吡酮胺或阿莫罗芬甲涂剂，每日一次，持续 3~6 个月。

2. 系统治疗适用于多个（指）趾甲受感染或顽固病例（病甲数多及甲损害已超过 30% 或甲根部受累，外用药疗效不佳时），需口服抗真菌药如伊曲康唑、特比萘芬及氟康唑等。

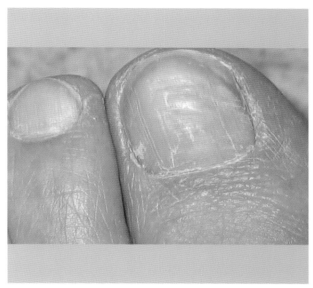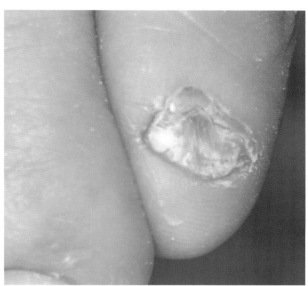

（六）花斑癣（pityriasis versicolor）

花斑癣俗称汗斑，是花斑癣菌感染所引起。

◀) 诊断

1. 损害多呈灰黄白色、淡红色、褐色或污褐色斑疹，绿豆至甲盖大小，可互相融合，损害边缘清楚。

2. 主要见于胸背、颈侧、肩胛等部，亦可侵及头皮发际部。好发于成人，男性多见。常夏发冬轻，可持续多年不愈。

3. 皮损无炎性反应，常无自觉症状，偶有轻度痒感。

4. 实验室检查　鳞屑镜检可见短棒状较粗的菌丝或成堆的圆形、卵圆形孢子。

5. 损害在滤过紫外线灯照射下，显示黄褐色荧光。

◀) 治疗

1. 以局部外用疗法为主，可选用各种抗真菌药，常用 2% 硝酸咪康唑洗剂，1% 克霉唑霜，复方苯甲酸酊或 20% 硫代硫酸钠 +2% 稀盐酸液。

2. 顽固病例可口服抗真菌药物。

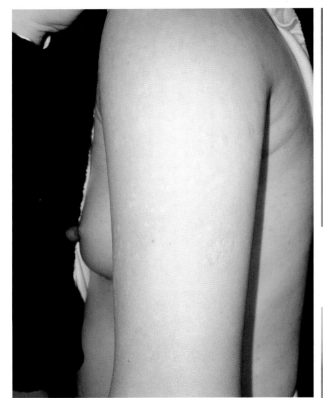

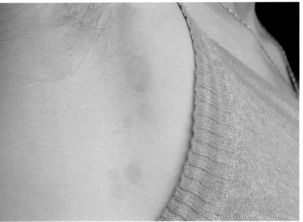

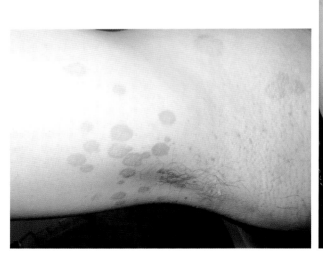

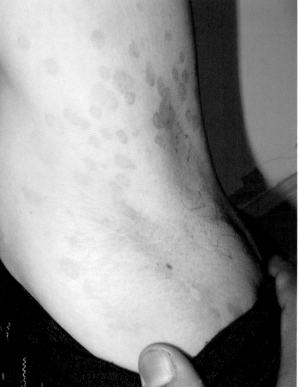

（七）糠秕孢子菌性毛囊炎（pityrosporum folliculitis）

糠秕孢子菌性毛囊炎是糠秕孢子菌（malassezia furfur）引起的毛囊炎性病变。

诊断

1. 多见于中青年，好发于胸、颈、面、肩、背和上肢。
2. 典型皮损为圆形毛囊性红色丘疹，伴有散在毛囊性小脓疱，皮损广泛、散在而对称，互不融合。

治疗

1. 口服伊曲康唑每日 100mg，连服 7 天，酮康唑每日 200mg，连服 10 天；或氟康唑每日 50mg，连续 2~4 周。
2. 外用 1% 特比萘芬霜，每日 2 次。

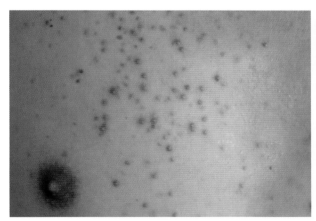
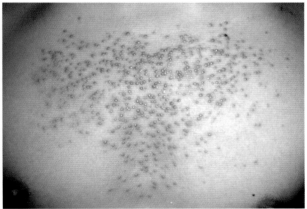

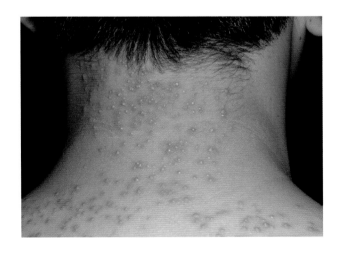

（八）念珠菌病（candidiasis）

念珠菌病主要由白念珠菌感染引起，可引起皮肤黏膜、甲的损害及免疫功能低下患者的急性或慢性的系统感染，传染来源有内源性及外源性。

🔊 诊断

1. 患者多有免疫功能低下的基础病。

2. 临床表现

（1）浅表皮肤念珠菌病：也叫做念珠菌间擦疹，多发生在腹股沟、肛门、会阴、腋下及乳房下等褶皱部位，为境界清楚的红斑、糜烂、小丘疹、丘疱疹或脓疱。

（2）慢性皮肤黏膜念珠菌病：幼年发病，慢性经过，易复发。可侵犯口腔黏膜、皮肤、指甲及深部组织。

（3）口腔念珠菌病：最常见的为急性假膜型念珠菌病，也称为"鹅口疮"。在咽部、颊部或腭部的白色斑点扩大并融合成白色斑片，境界清楚，周围黏膜充血或有出血斑。

（4）念珠菌性口角炎（candidal perleche）：口角呈灰白色，有浸渍、糜烂或裂痕，基底微红湿润，表面覆有薄痂。

（5）念珠菌性舌炎（candidal glossitis）：舌肿胀光滑、乳头萎缩，舌侧及舌下面有附着坚牢不易剥离的局限性白色斑片，微隆起，亦可引起黑毛舌。

（6）念珠菌性唇炎（candidal cheilitis）：损害仅限于唇红部，表面有较厚的白色干酪样物。

（7）外生殖器念珠菌病：包括女性念珠菌外阴阴道炎及男性念珠菌龟头炎。

3. 实验室检查　在病变部位取材做氢氧化钾涂片直接镜检，找到菌丝即可确诊，如取材接种于沙氏培养基培养后鉴定可确定菌种。

🔊 治疗

1. 浅表皮肤念珠菌病　以外用抗真菌药物治疗为主，一般 10 天为一个疗程，必要时可用二个疗程。

2. 慢性皮肤黏膜念珠菌病　需静脉或口服系统性抗真菌药物，如伊曲康唑、氟康唑、特比萘芬、两性霉素 B。

3. 口腔念珠菌病　轻型可仅局部用药，重型或合并有消化道或全身感染时，需用系统性抗真菌药物。

4. 外生殖器念珠菌病　轻者可局部治疗，7～14 天为一疗程；有阴道炎者，阴道内使用抗真菌药物的栓剂，严重者需服用系统性抗真菌药物。

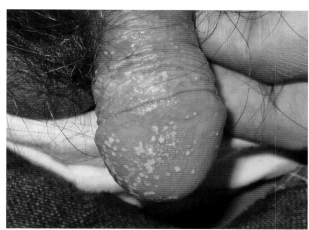

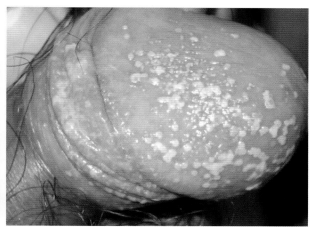

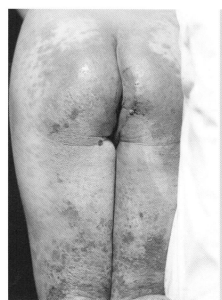

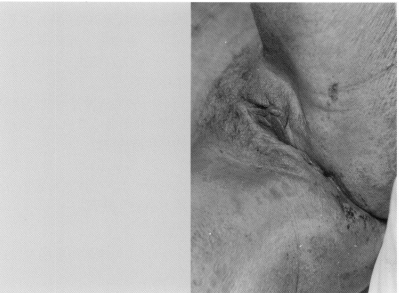

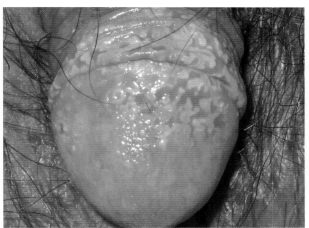

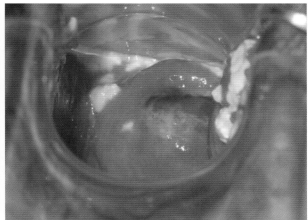

（九）孢子丝菌病（sporotrichosis）

孢子丝菌病是一种双相型真菌申克孢子丝菌所引起的皮肤及皮下组织的感染。

诊断

1. 皮肤淋巴管型　本型损害常见，多发生于四肢，为圆形、坚韧、无痛的皮下结节，后期结节中心可坏死、形成溃疡，覆有厚痂。结节沿淋巴管向心性出现，排列成串。日久淋巴管变硬呈绳索状。患者多有外伤史，病菌由破损的皮肤侵入，经过一定时间的潜伏期后，在皮下形成圆形、坚韧的结节。日久后，结节增大、隆起，并与皮肤形成粘连，随后结节变软、化脓、溃破，流出少量黏性脓液，临床将这种最早出现的损害称之为"初疮"。

2. 局限性皮肤型　又名固定型孢子丝菌病。多发生于面部、也可发生于皮肤角质层较薄处如手腕、前臂及颈部等。此型儿童多见，损害固定于"初疮"处，不沿淋巴管蔓延，仅表现为疣状浸润的斑块、溃疡及肉芽肿等。绝大多数为单个损害，但也有部分患者可见"初疮"周围布有数个米粒至黄豆大小的丘疹、结节，称为"卫星状损害"。

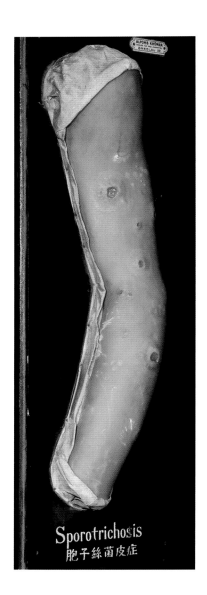

Sporotrichosis
孢子丝菌皮症

3. 黏膜孢子丝菌病　孢子丝菌偶尔可侵犯口、咽、鼻部黏膜，开始为红色斑片状损害，逐渐形成肉芽肿性、赘生性或乳头瘤样损害。

4. 皮肤外及播散型　较少见。因病菌随血流而播散至全身各脏器。可有骨、骨膜及滑膜孢子丝菌病、肺孢子丝菌病及系统性孢子丝菌病等。

5. 实验室检查　取病变组织沙氏培养基常规真菌培养，1 周左右可长出灰色或灰褐色的气生菌丝相的菌落，镜下为梅花样成束的小分生孢子。

治疗

1. 10% 碘化钾溶液为首选药物，口服每次 10～20ml，每日 3 次。

2. 也可口服伊曲康唑、特比奈芬。

3. 局部损害可考虑切除治疗，采用物理疗法，如热疗或冷冻治疗。

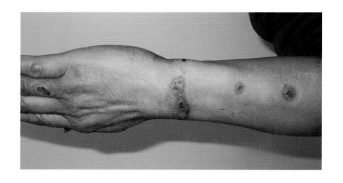

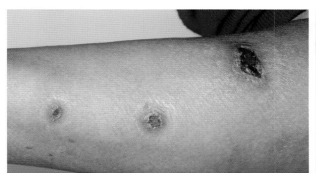

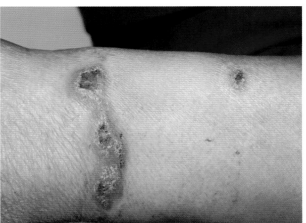

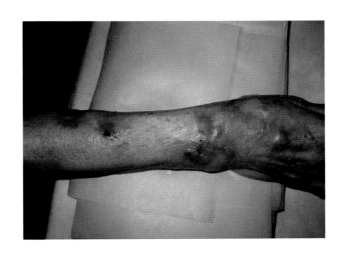

（十）着色性真菌病（chromomycosis）

着色性真菌病是一组暗色真菌所引起的皮肤及皮下组织的慢性感染。

诊断

1. 多见于农民，发病前多有外伤史，本病主要侵犯露出部位皮肤，常见于小腿下 1/3 部和足部，其次为臀部、颈部、前臂等处。手、颜面、躯干同时亦有出现。

2. 皮损表现　损害初发为一丘疹，发展缓慢，表面过度角化，形成疣状，一般分为 4 型：

（1）结节型：为早期损害，呈暗红色或淡褐色的柔软小结节，表面光滑或呈疣状，或被有鳞屑。

（2）肿瘤型：呈乳头瘤样或小分叶状，部分或全部表面被有污灰色鳞屑、痂皮及角质颗粒，有时扩大成菜花样。

（3）疣状型：损害以过度角化为主，表面似寻常疣或疣状皮肤结核。

（4）斑片型：多见于四肢，表面干燥，有中心治愈现象，有时亦可呈银屑病样损害。

3. 皮损处取材组织病理 HE 染色在真皮可见棕黄色、壁厚、圆形或卵圆形的中央有横隔的硬壳孢子。

4. 实验室检查　肉芽肿处脓液或痂皮取材直接镜检可见单个或成堆的棕色圆形或卵圆形厚壁孢子；培养 1～4 周可见棕色的气生菌丝相的菌落生长。

🔊 治疗

1. 皮损面积小者可做局部冷冻、电烧及激光；面积稍大的孤立的皮损可手术切除，但手术前后都要全身用抗真菌药物。

2. 系统性抗真菌药物治疗，口服 10% 的碘化钾、酮康唑、两性霉素 B 等。

3. 局部温热疗法。

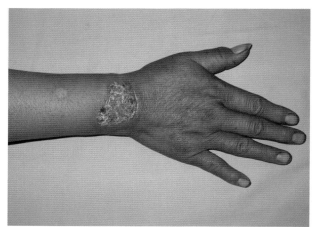
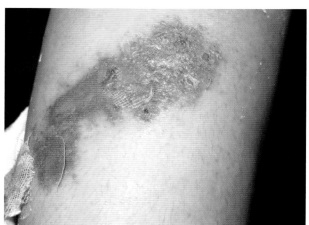

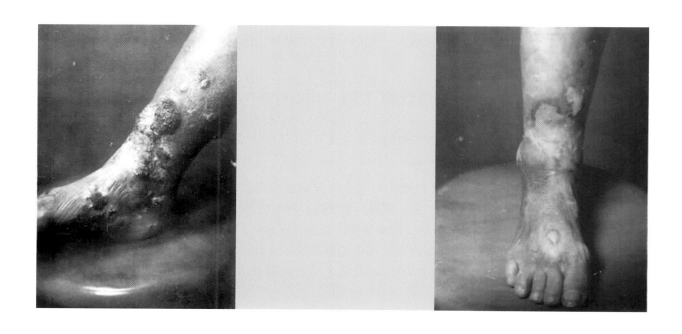

四、性传播疾病

（一）梅毒（syphilis）

梅毒是苍白螺旋体，又称梅毒螺旋体感染引起的性传播疾病。

诊断

1. 一期梅毒

（1）接触史：有不洁性接触史、配偶感染史或间接感染史。

（2）临床表现：①潜伏期一般为 2～4 周；②硬下疳：直径 1～2cm、圆形或椭圆形、边缘稍隆起、呈肉红色的轻度糜烂或浅在溃疡，疮面清洁，分泌物少，一般不痛不痒，触诊时有软骨硬度。单发或多发。多见于外生殖器，也可见于肛门、宫颈、口唇、舌、咽、乳房、手指等部位；③患部近卫淋巴结可肿大，常为数个，大小不等，质硬，不粘连，不破溃，无痛感。

（3）实验室检查：暗视野显微镜检查硬下疳损害或淋巴结穿刺液可查见梅毒螺旋体，部分患者梅毒血清学试验可阳性。

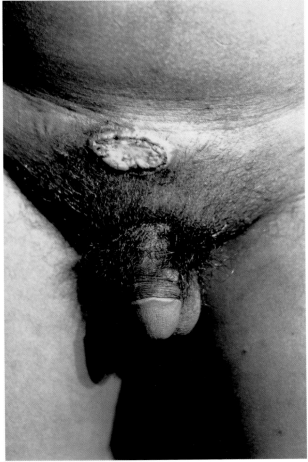

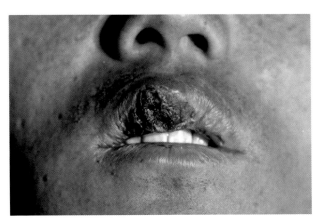

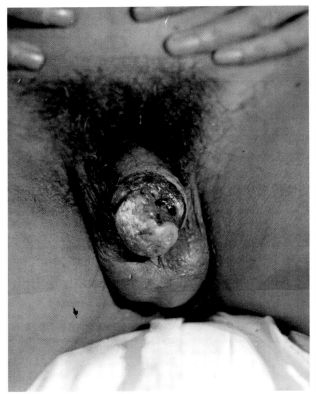
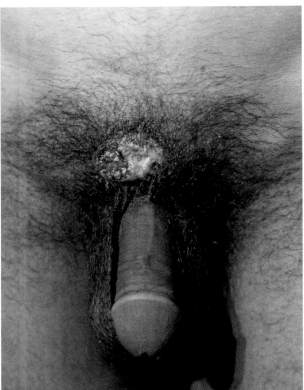
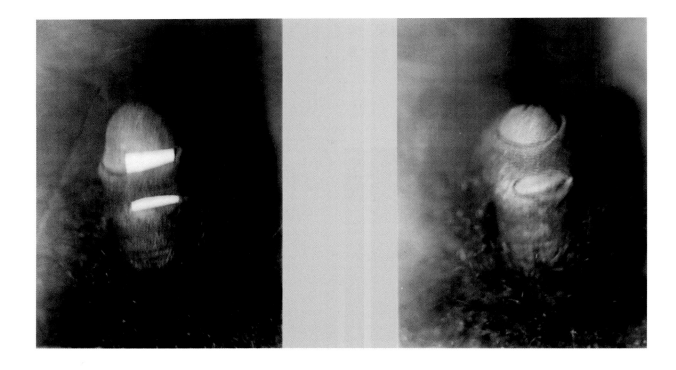

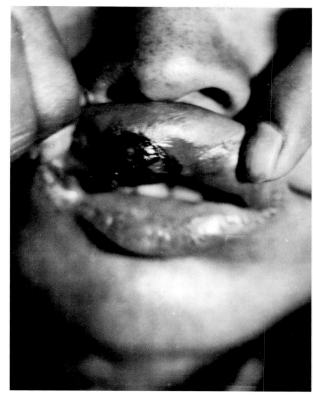

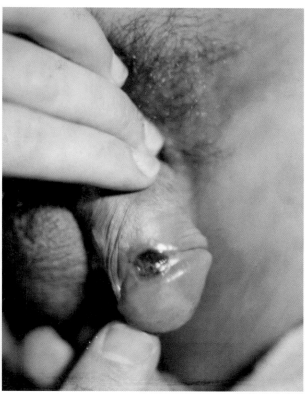

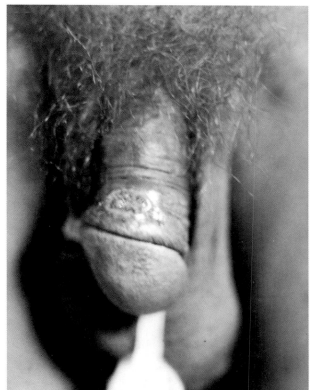

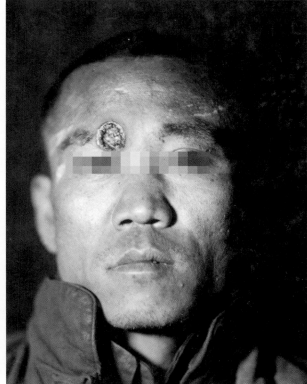

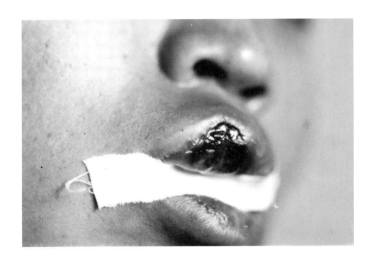

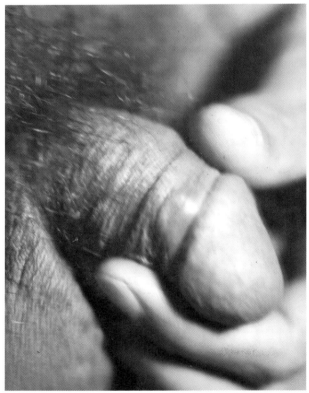

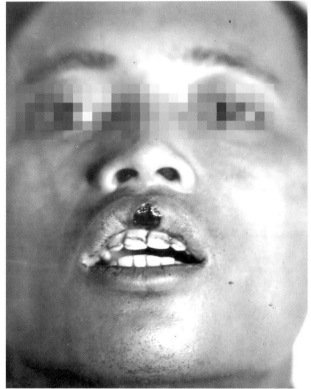

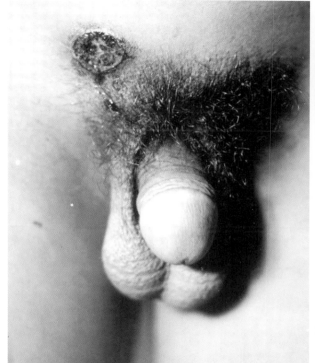

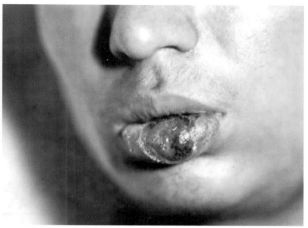

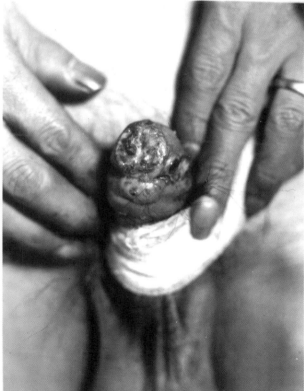

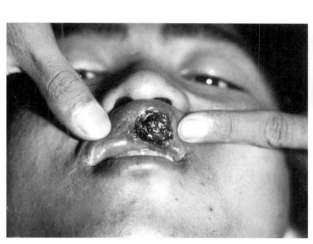

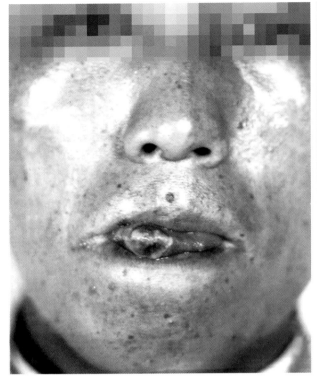
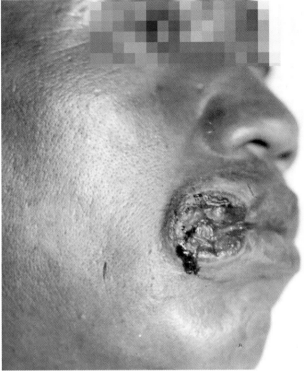
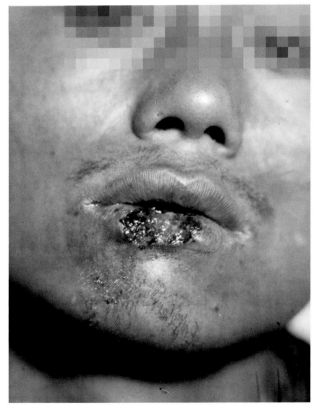
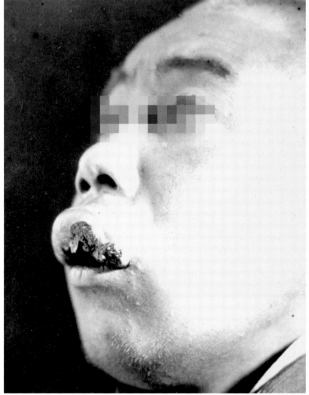

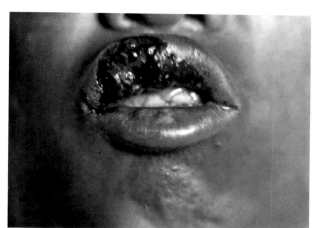

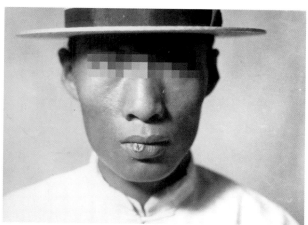

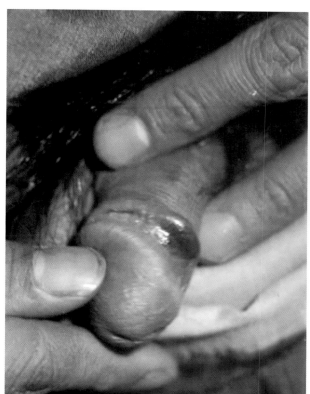

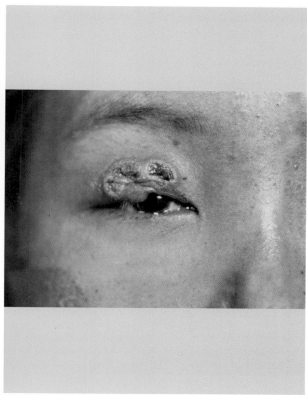

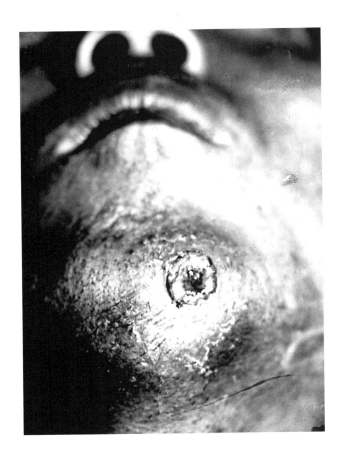

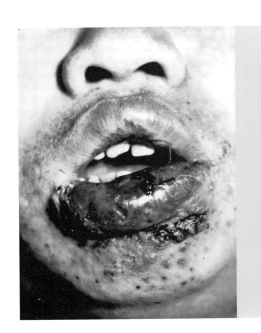
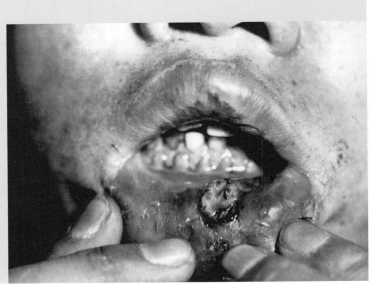

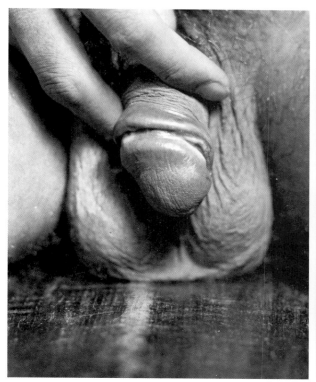

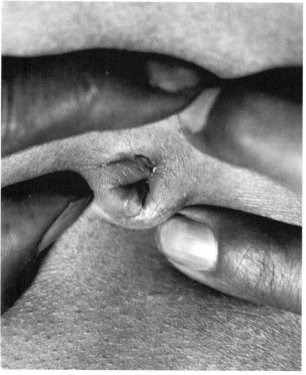

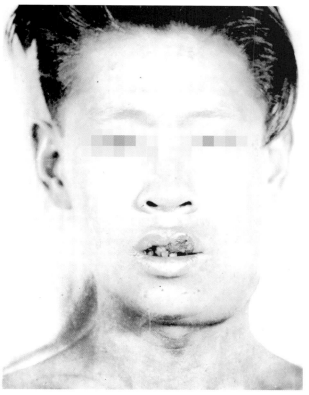

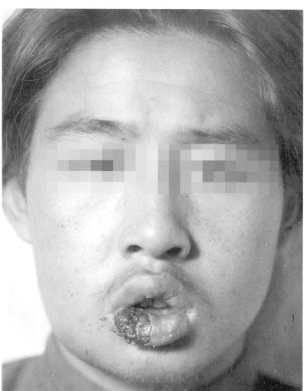

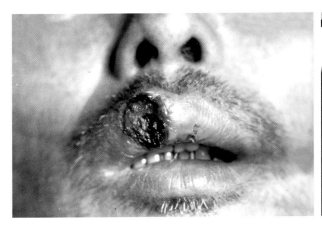
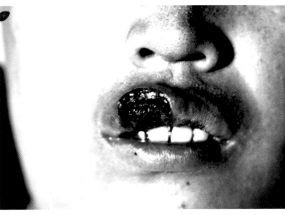
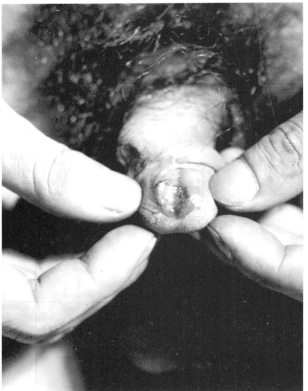
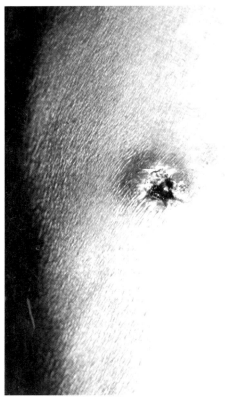

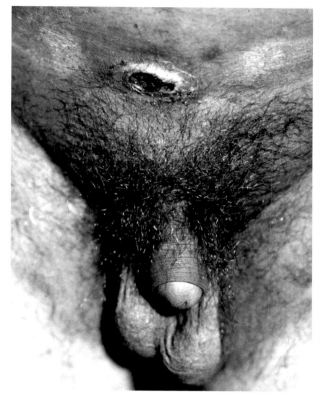

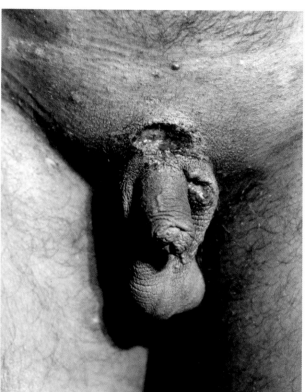

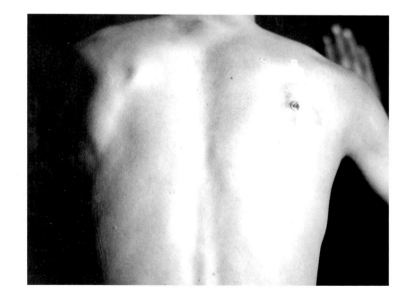

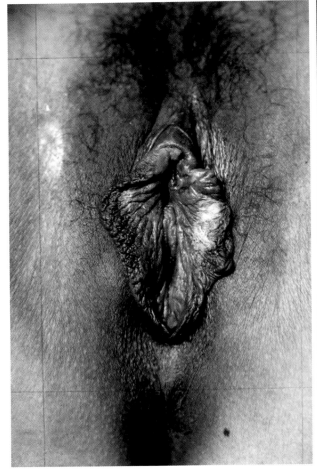

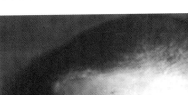

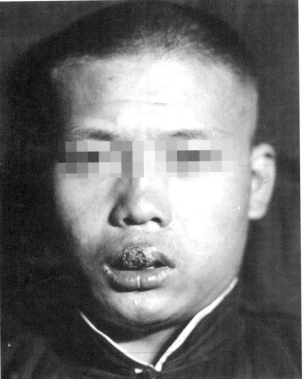

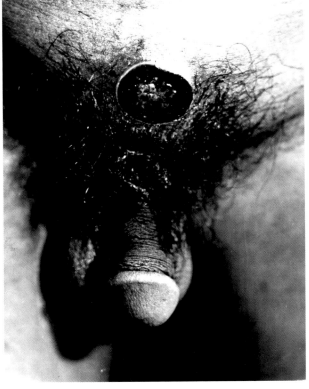

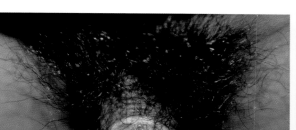

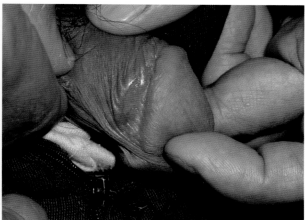

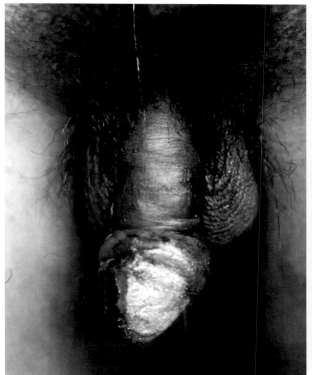

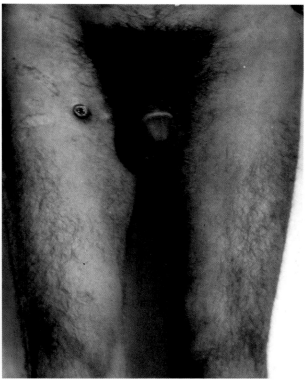

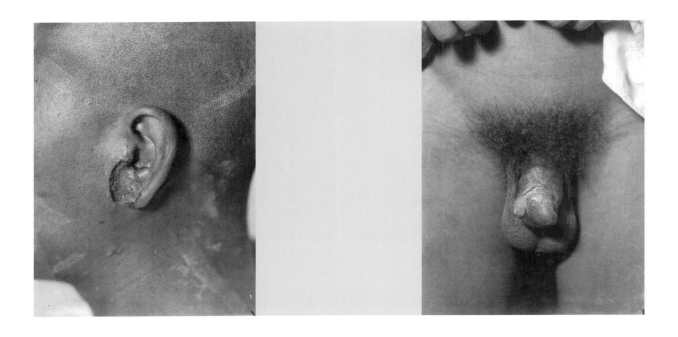

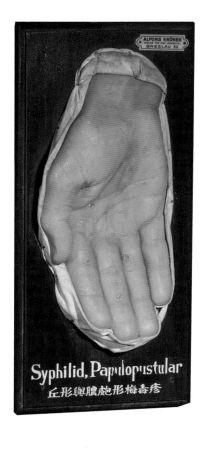

2. 二期梅毒

（1）接触史：有不洁性接触史、配偶感染史或间接感染史（如输血等），可有一期梅毒史。

（2）临床表现：①感染后在 2 年以内发病者，一般发生在感染后 7～10 周或硬下疳出现后 6～8 周；②皮疹具多形性，包括斑疹、斑丘疹、丘疹、鳞屑性皮疹等，常泛发对称，掌跖易见暗红色或淡褐色环状脱屑性斑疹或斑丘疹。外生殖器及肛周皮疹多为湿丘疹及扁平湿疣等，不痛，痒轻。头部可出现虫蚀状脱发。二期复发梅毒皮损局限，数目较少；③口腔可发生黏膜斑；④可轻微不适及全身浅表淋巴结肿大；⑤可出现骨关节、眼、神经系统及内脏等损害。

（3）实验室检查：①暗视野显微镜检查扁平湿疣、湿丘疹及黏膜斑可查见梅毒螺旋体；②梅毒血清学试验：梅毒血清学试验包括非梅毒螺旋体抗原试验（RPR 和 VDRL）和梅毒螺旋体抗原试验（TPHA 和 FTA-ABS）均为阳性。

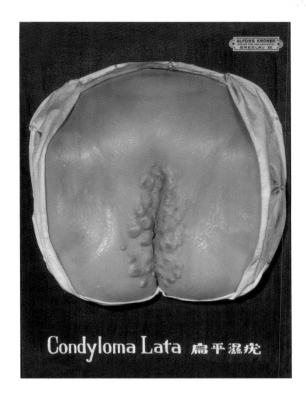

Condyloma Lata 扁平湿疣

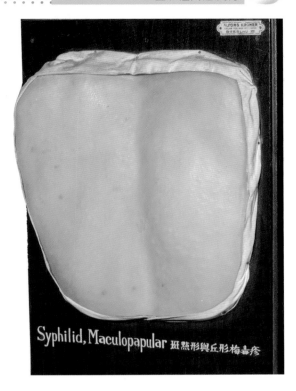

Syphilid, Maculopapular 斑点形与丘形梅毒疹

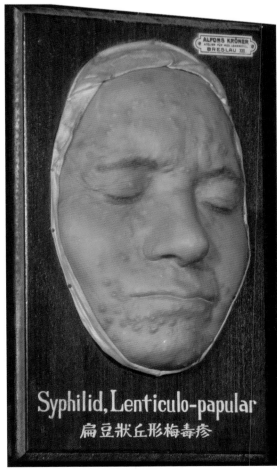

Syphilid, Lenticulo-papular

扁豆状丘形梅毒疹

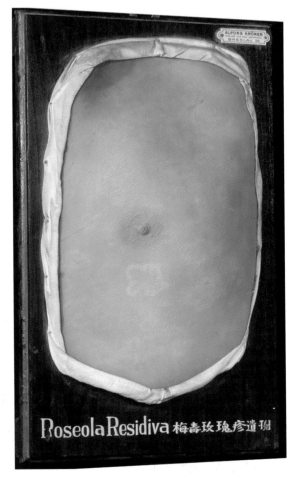

Roseola Residiva 梅毒玫瑰疹道珊

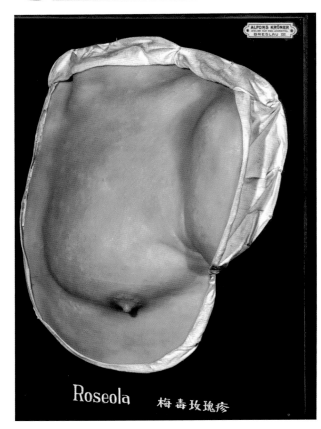

Roseola　梅毒玫瑰疹

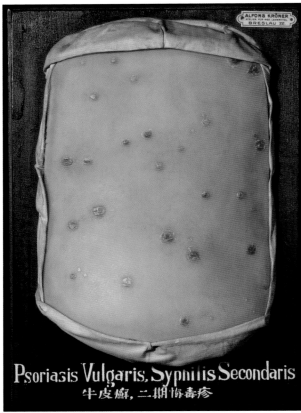

Psoriasis Vulgaris, Syphilis Secondaris
牛皮癣，二期梅毒疹

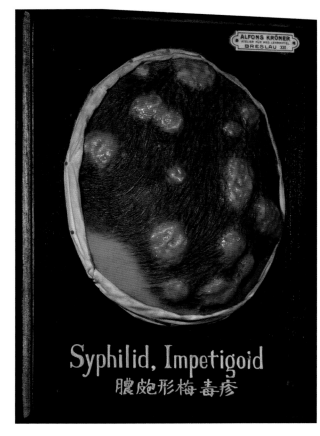

Syphilid, Impetigoid
膿皰形梅毒疹

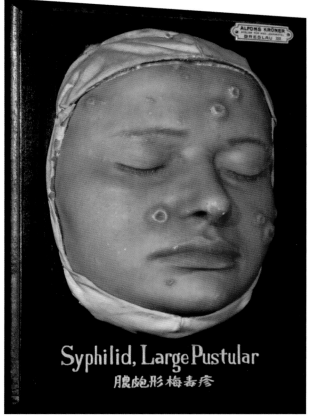

Syphilid, Large Pustular
膿皰形梅毒疹

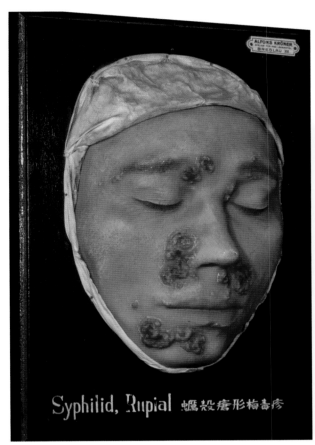

Syphilid, Rupial 蛎殻瘡形梅毒疹

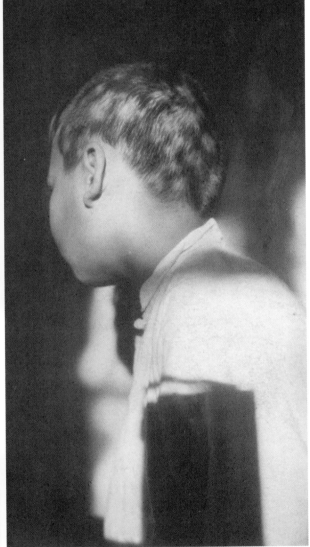

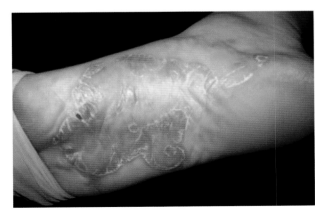

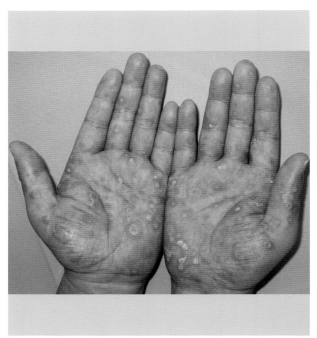

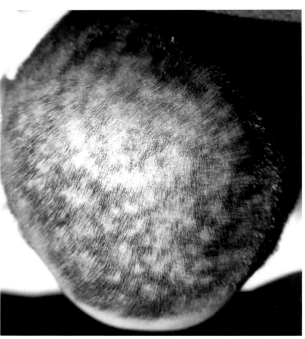

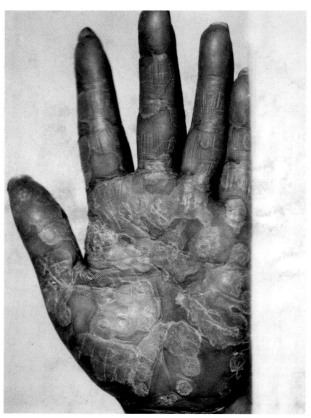

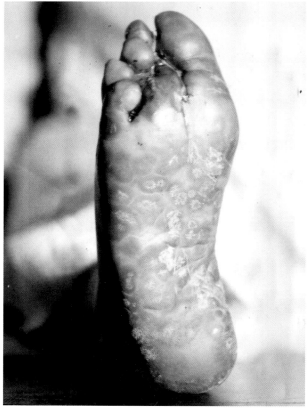

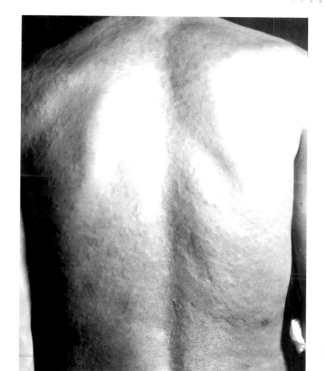

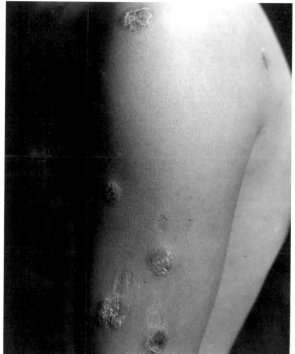

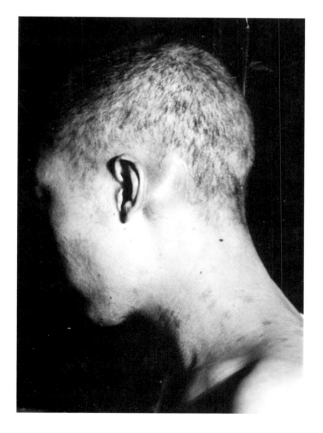

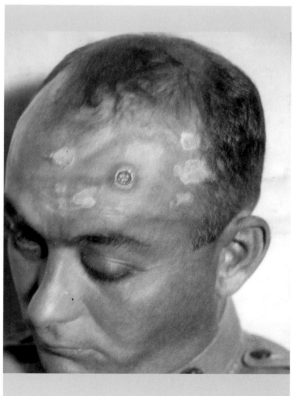

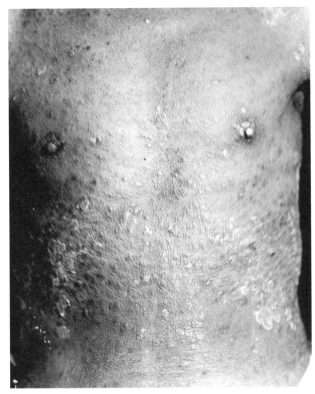

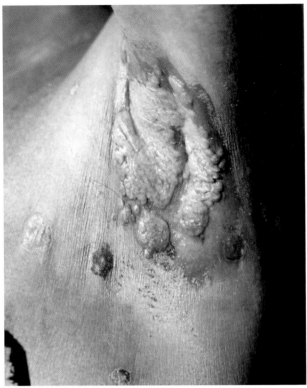

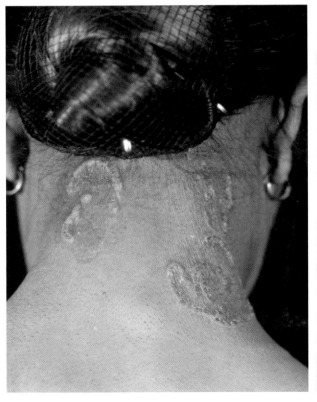

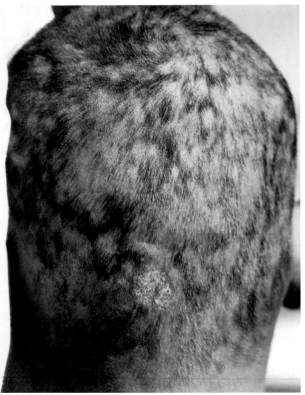

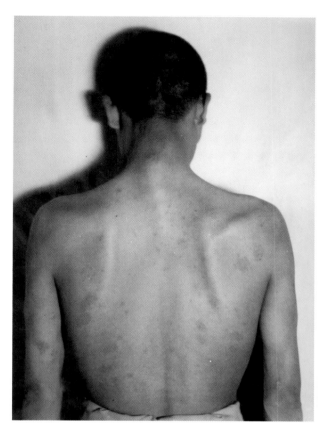

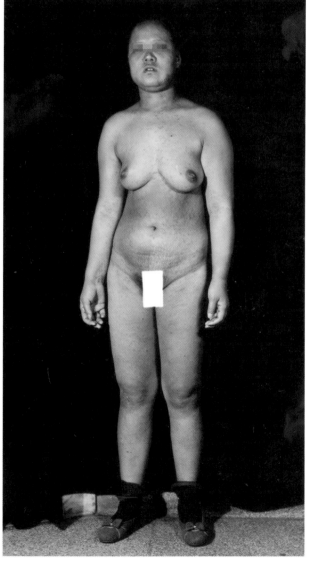

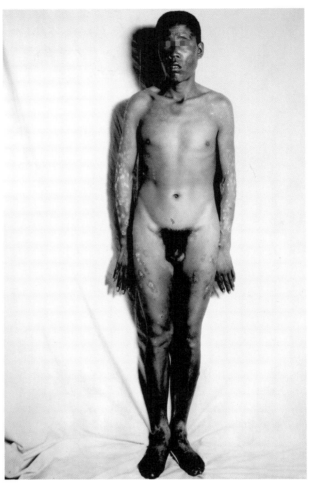

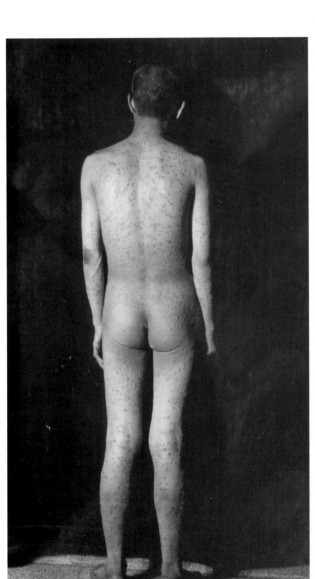

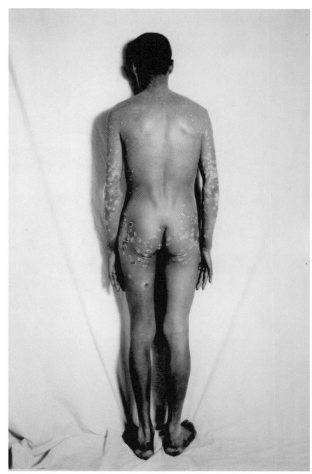

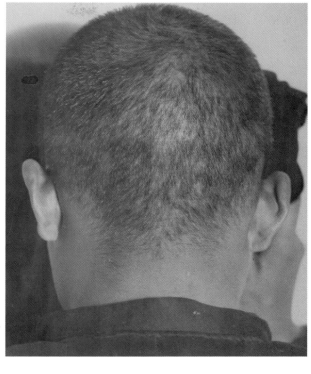

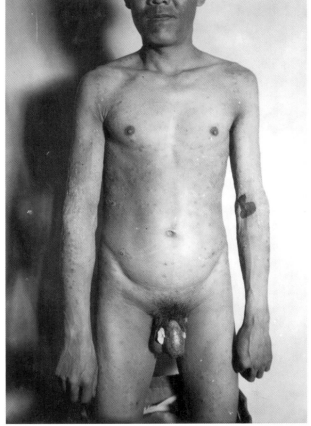

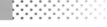

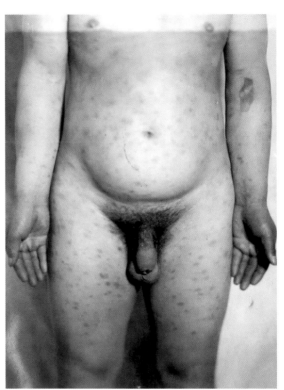

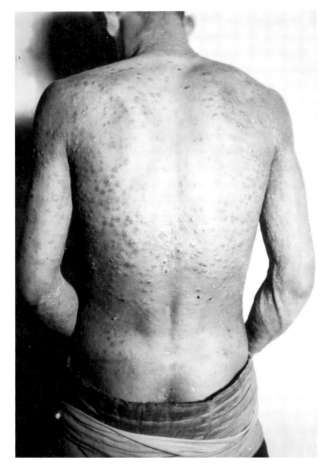

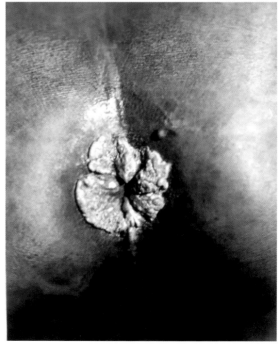

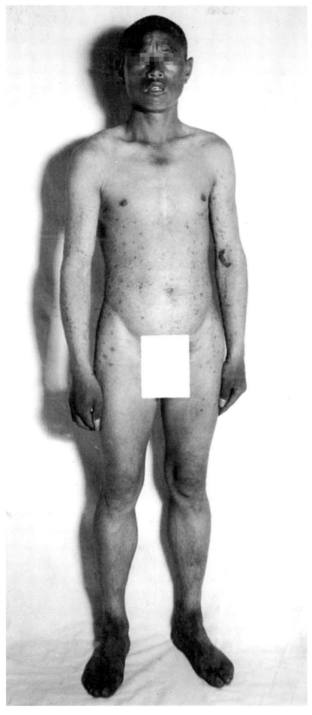

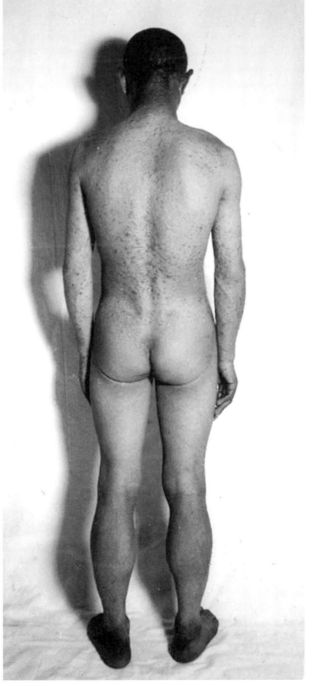

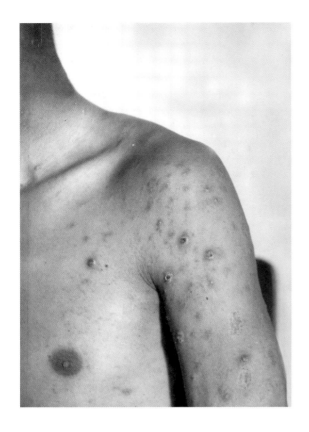

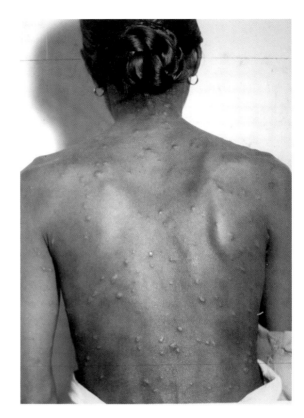

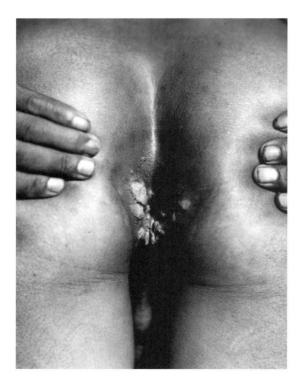

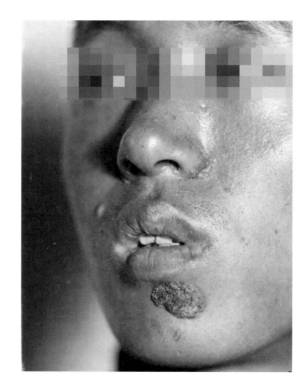

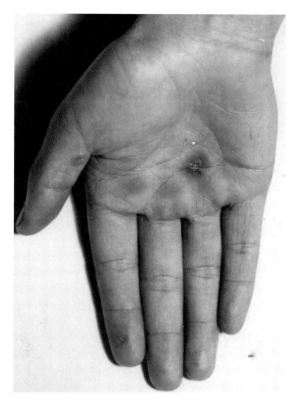

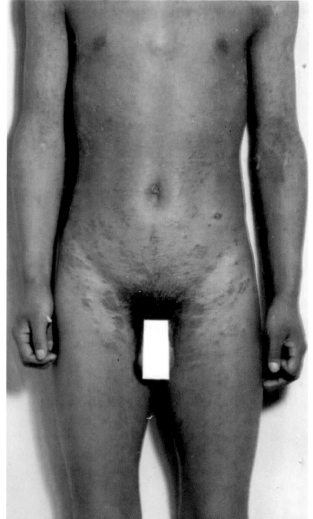

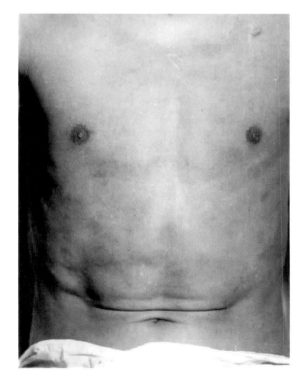

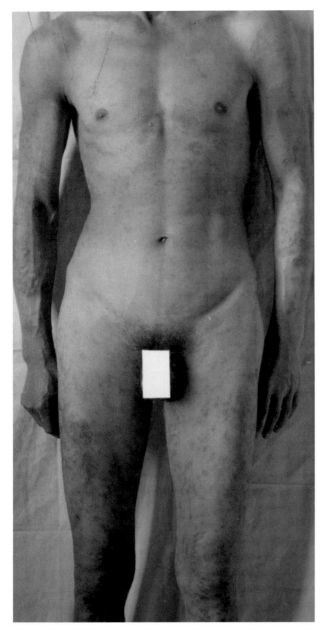
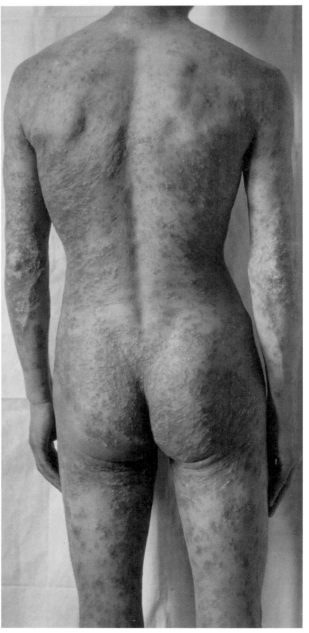

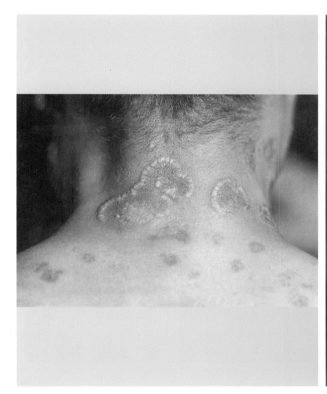

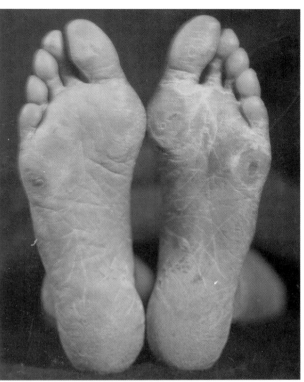

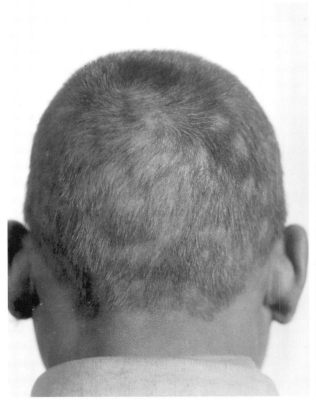

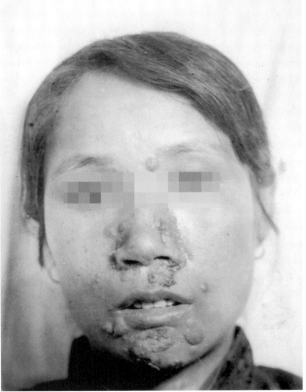

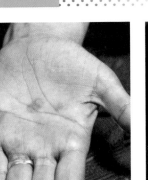

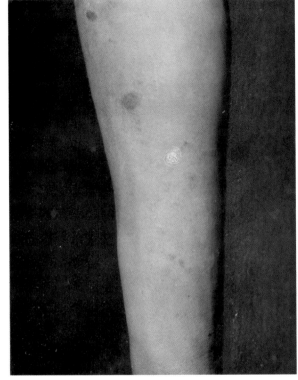

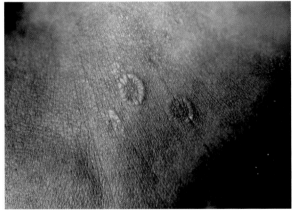

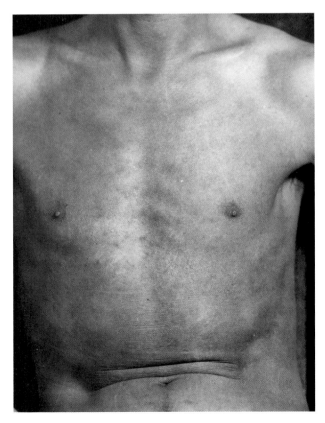

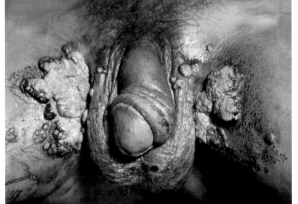

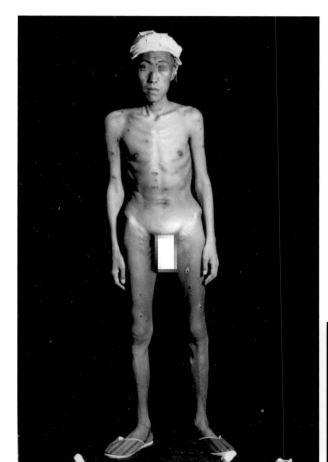

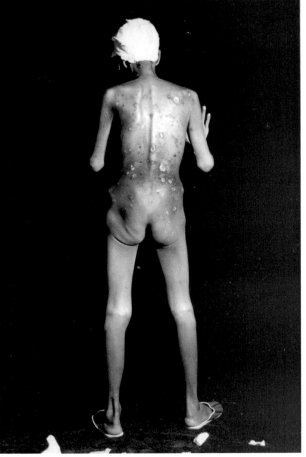

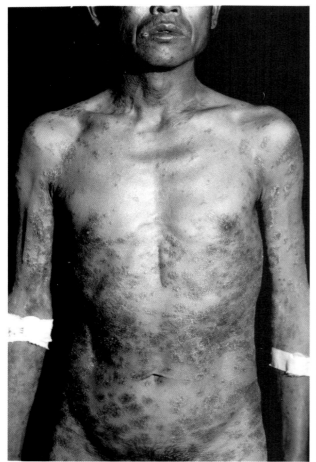

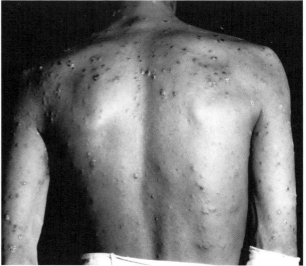

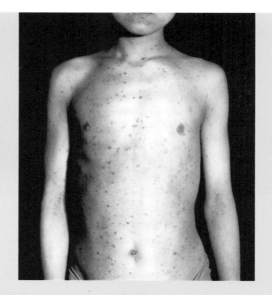

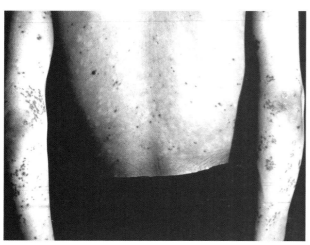

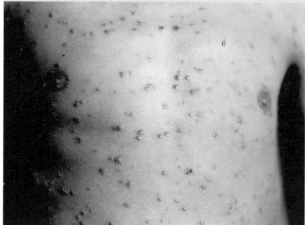

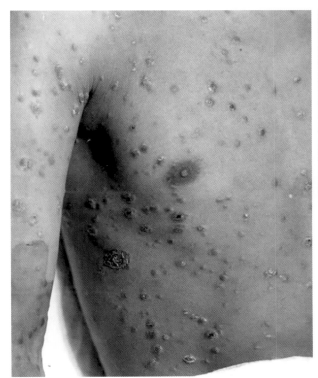

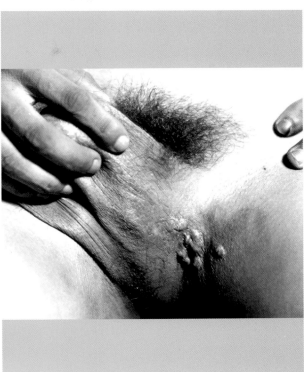

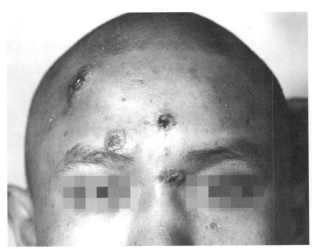

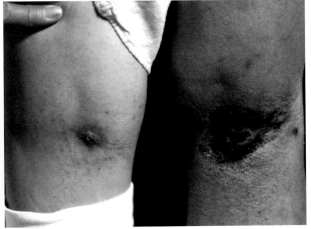

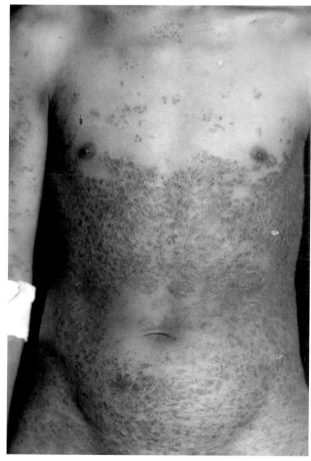

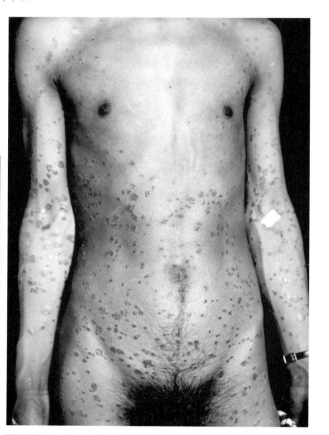

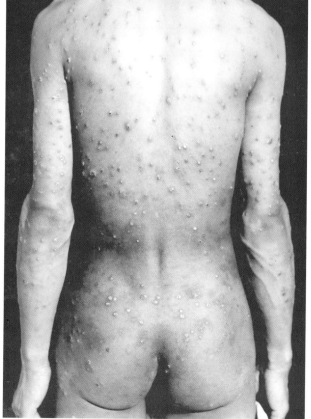

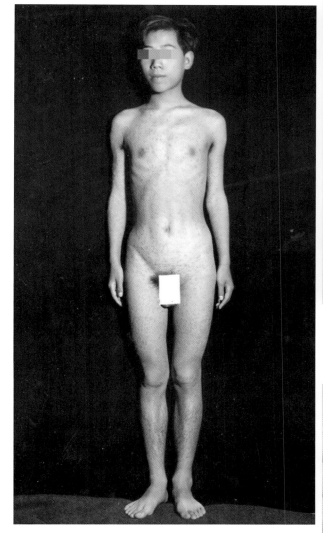

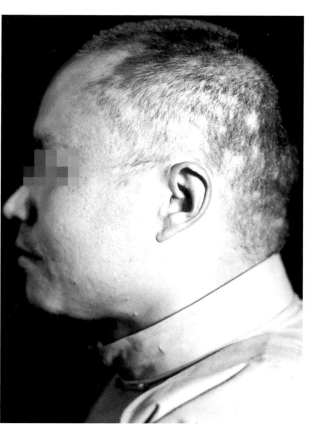

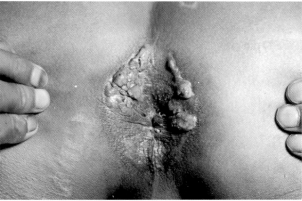

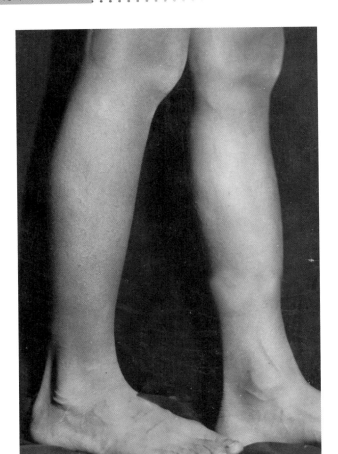

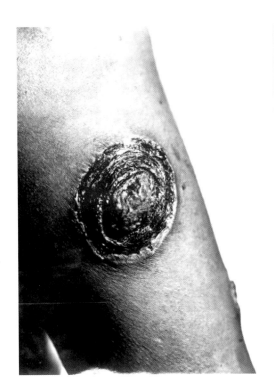

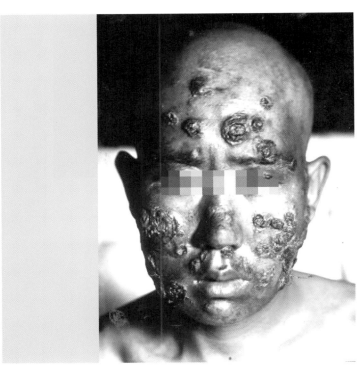

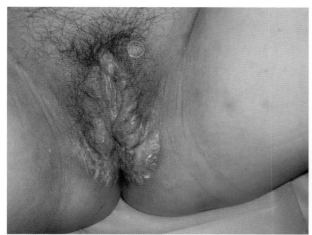

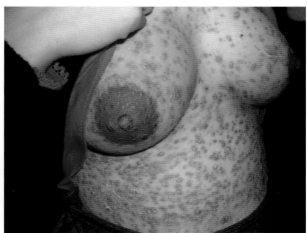

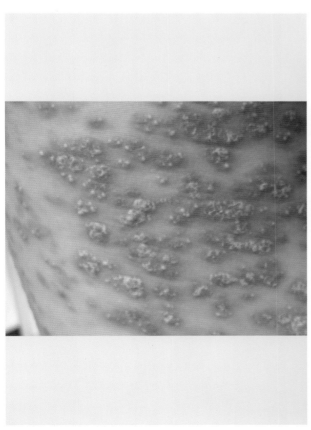

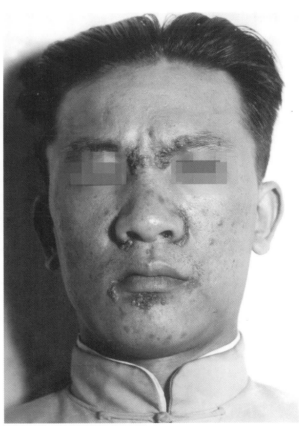

3. 三期梅毒（晚期梅毒）

（1）接触史：有不洁性接触史、配偶感染史或间接感染史。可有一期或二期梅毒史。病期在 2 年以上。

（2）临床表现：常见结节性皮疹，皮肤、黏膜、骨骼树胶肿等，对组织破坏性较大。心血管系统以单纯性主动脉炎、主动脉瓣闭锁不全和主动脉瘤多见。无神经梅毒的症状和体征。

（3）实验室检查：①梅毒血清学试验：非梅毒螺旋体抗原试验大多为阳性，亦可阴性。梅毒螺旋体抗原试验为阳性；②组织病理检查：有三期梅毒的组织病理变化；③脑脊液检查无异常。

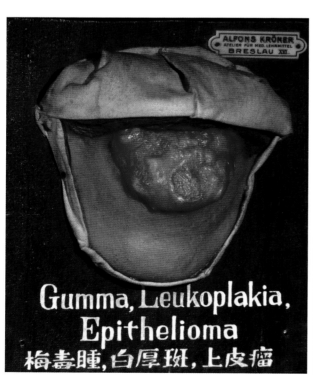

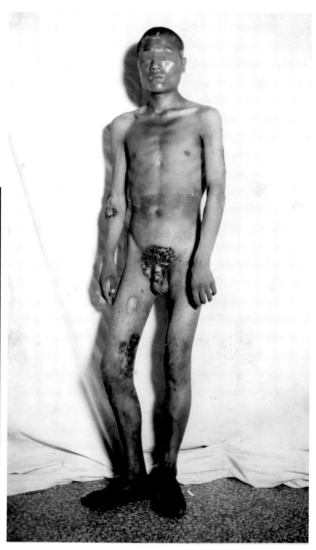

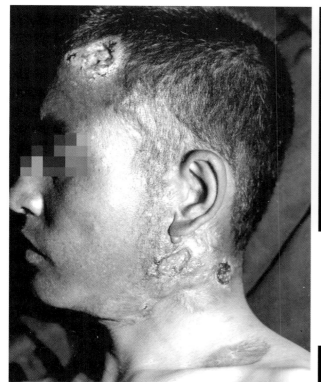

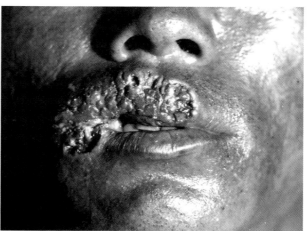

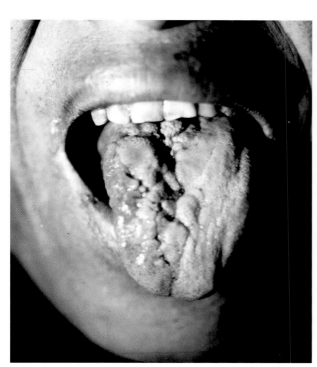

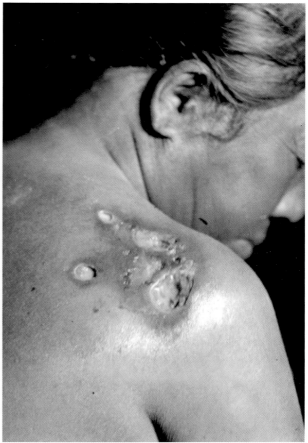

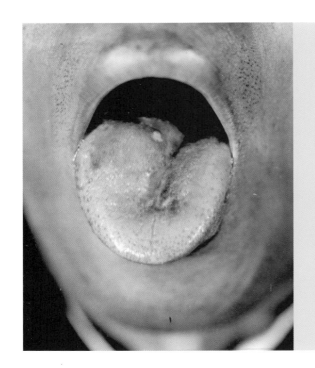

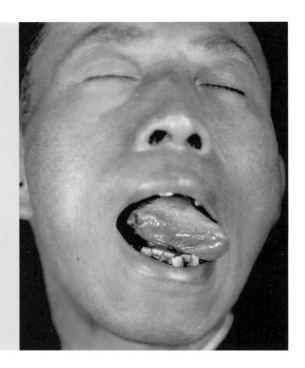

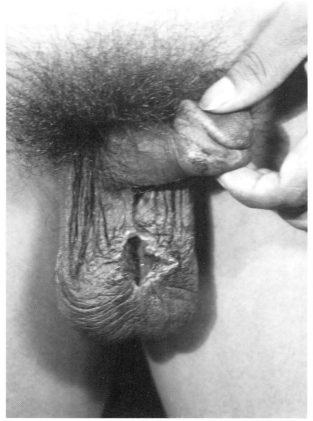

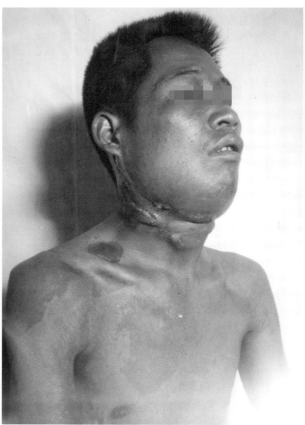

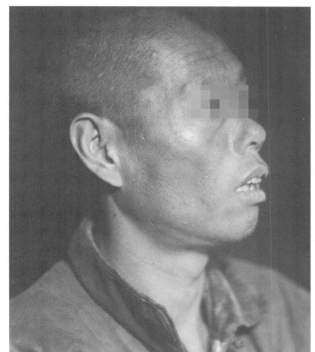
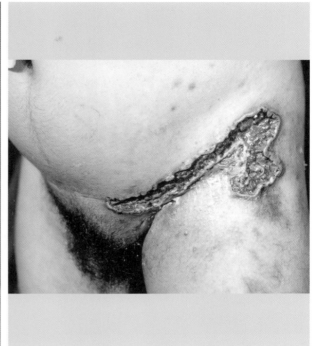

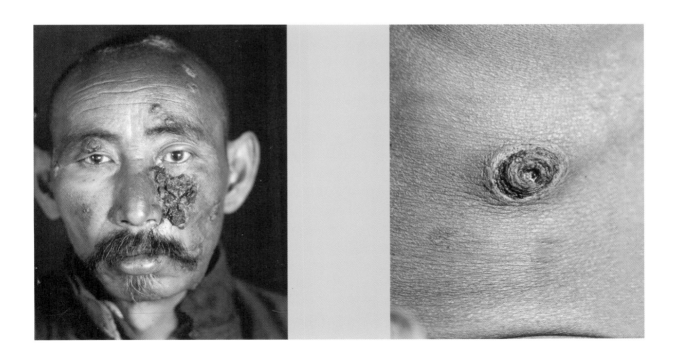

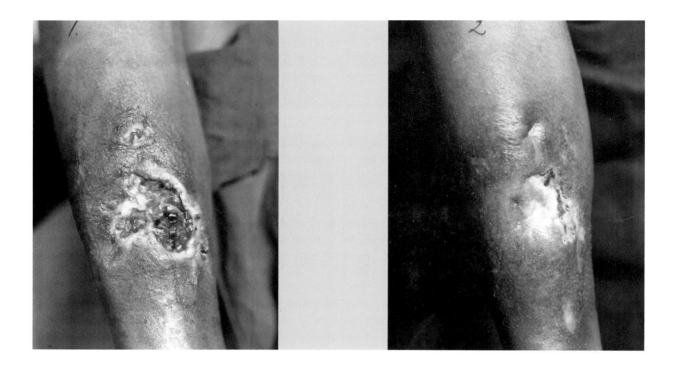

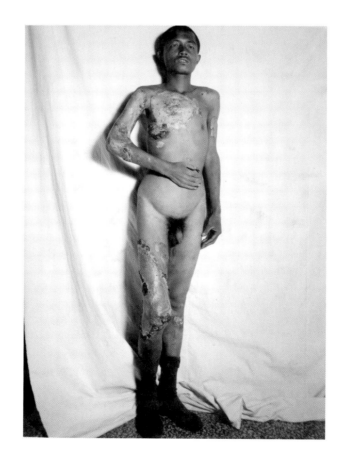

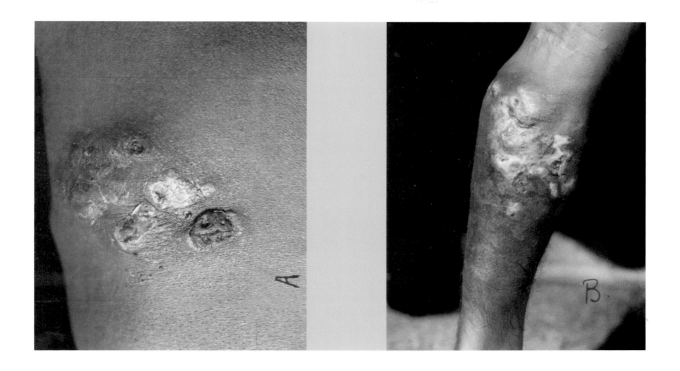

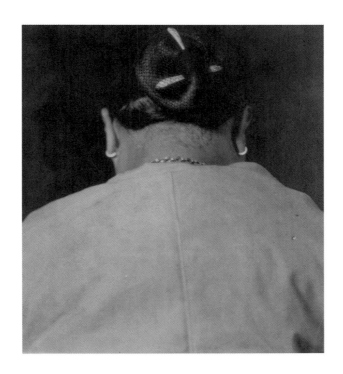

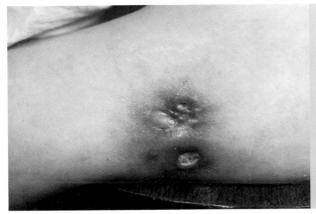
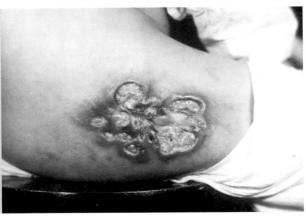

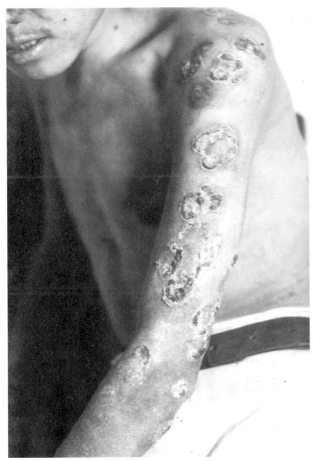
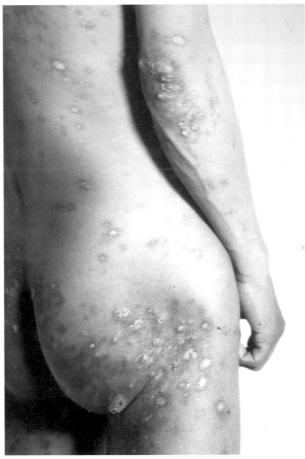

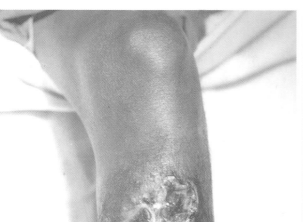

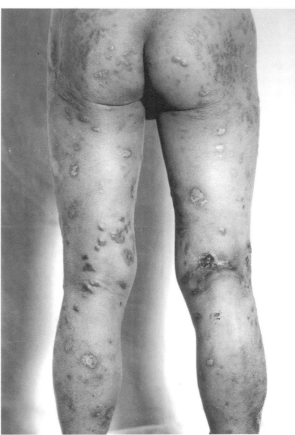

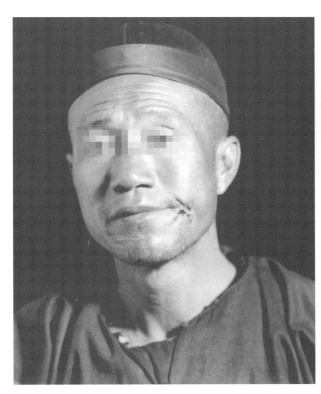

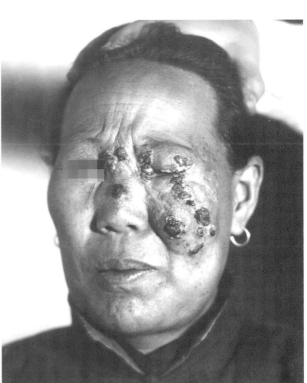

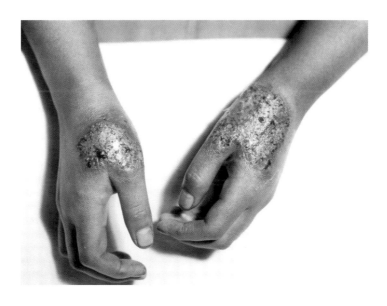

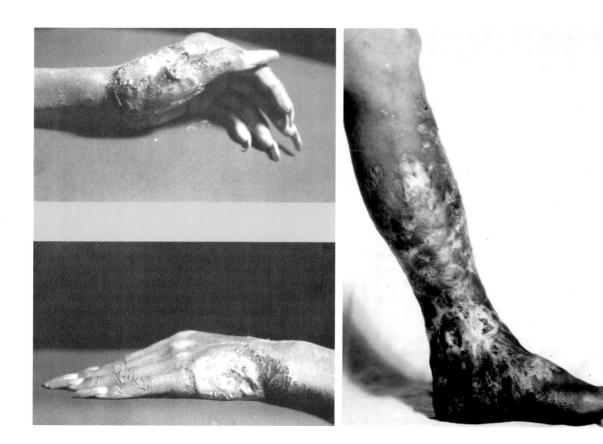

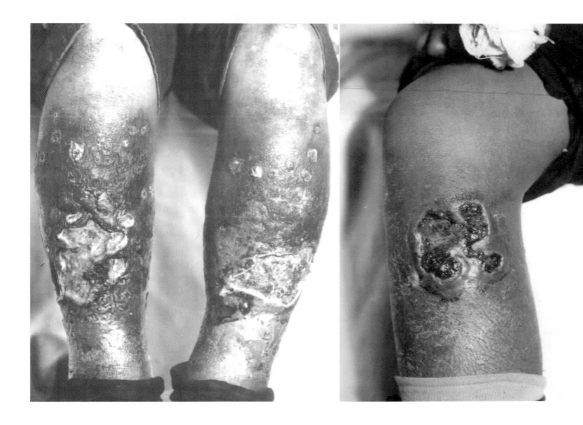

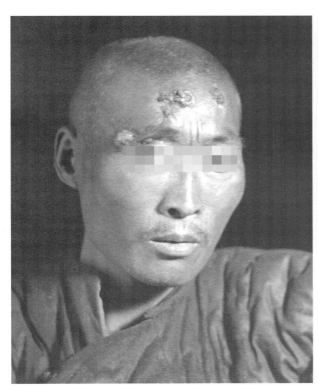
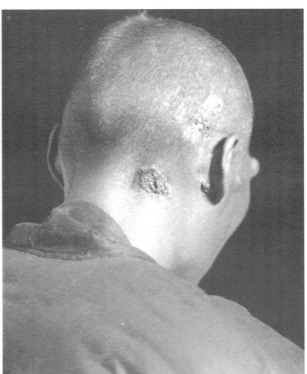

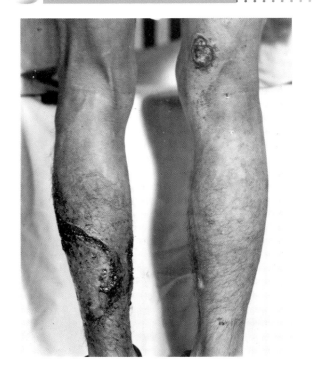

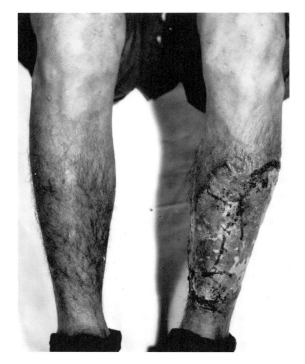

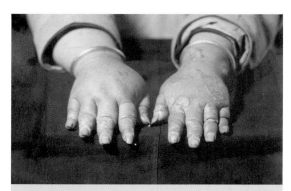

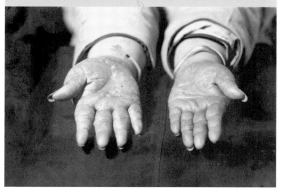

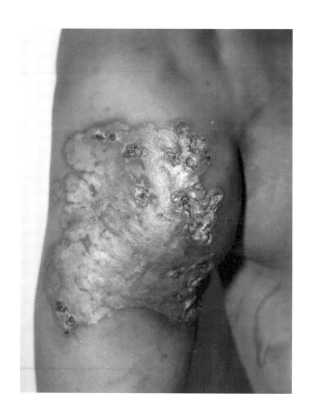

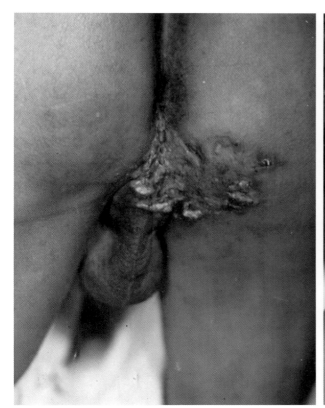
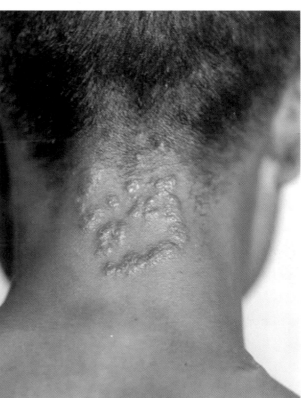
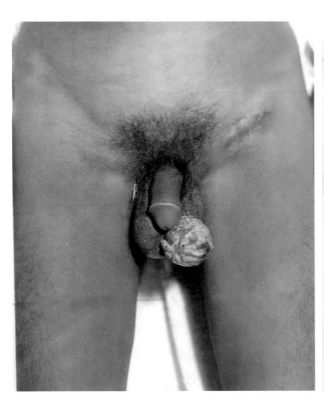
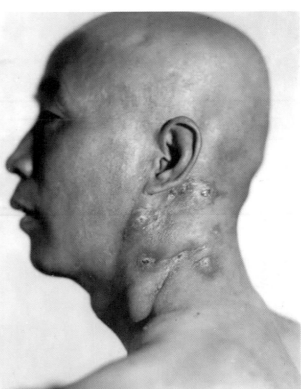

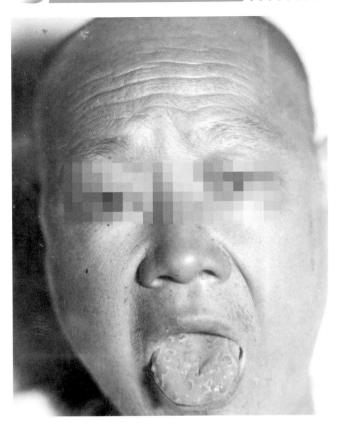

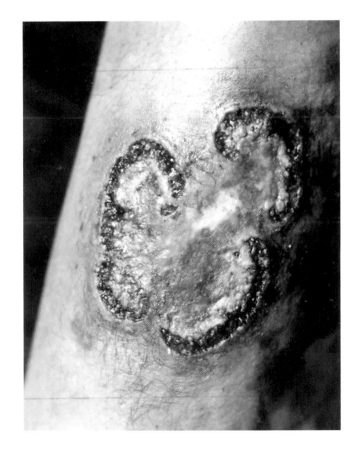

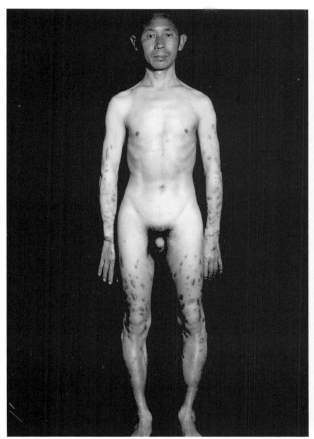

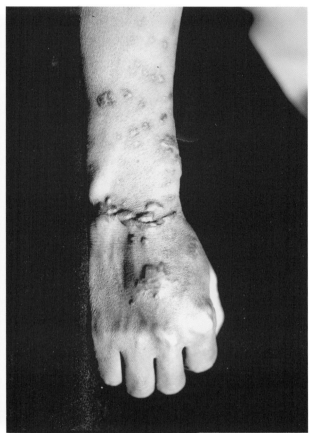

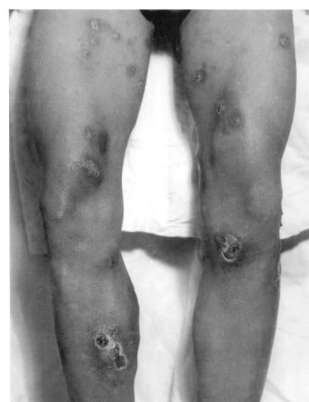

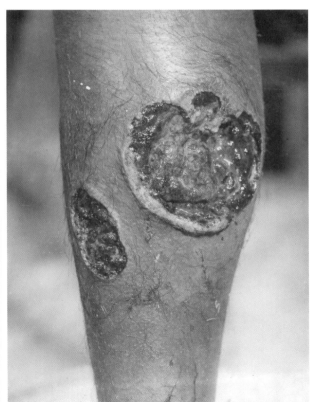

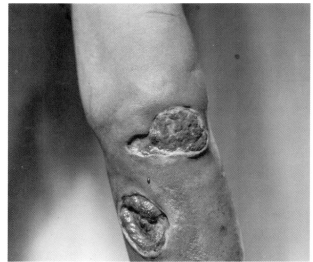
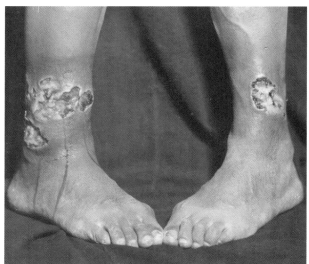

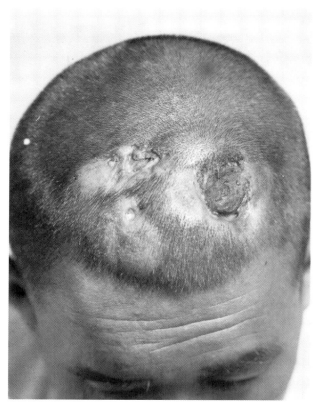
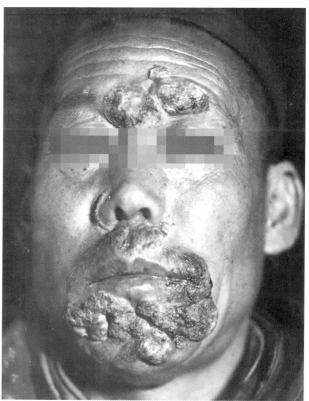

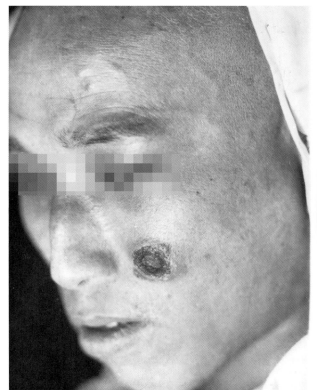

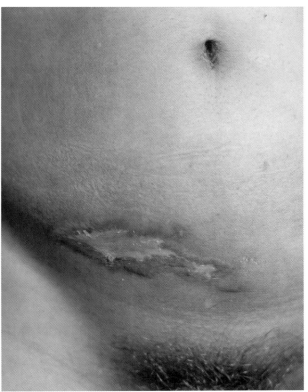

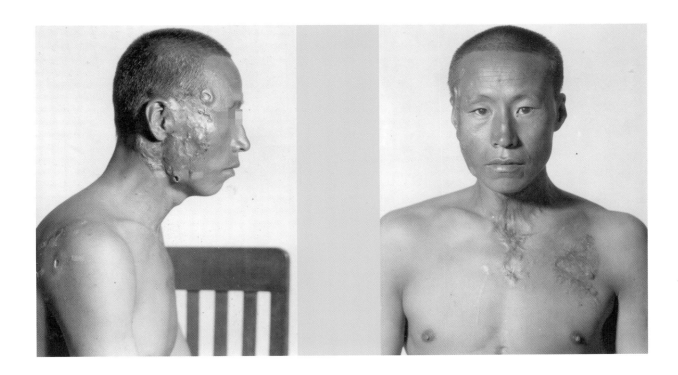

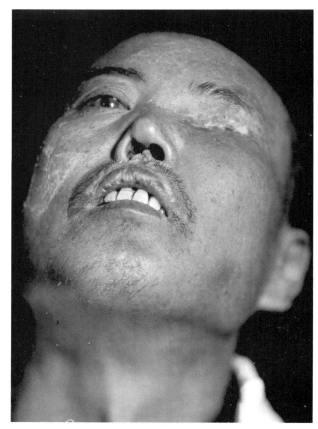

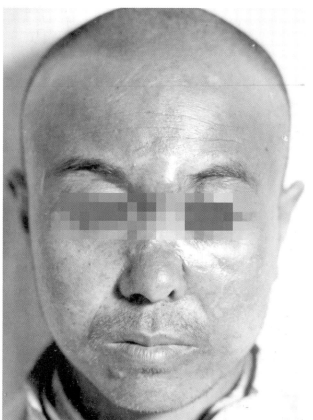

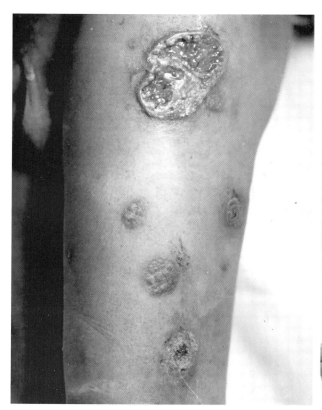

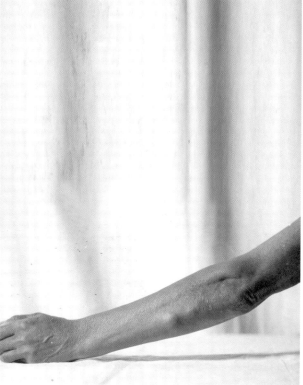

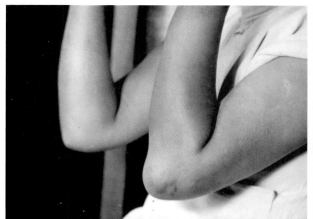

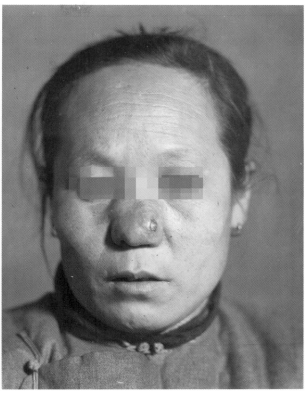

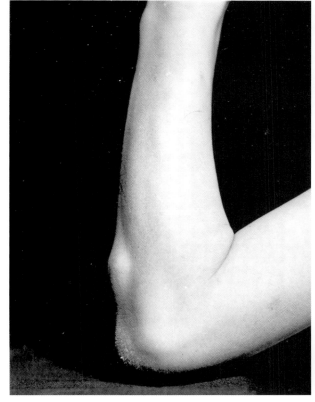

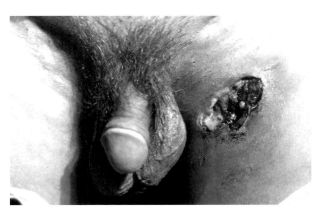

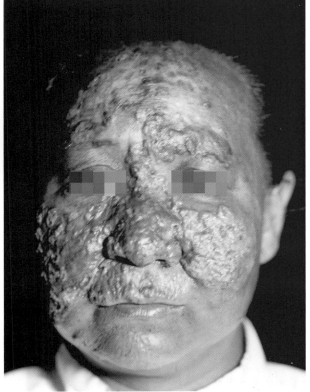

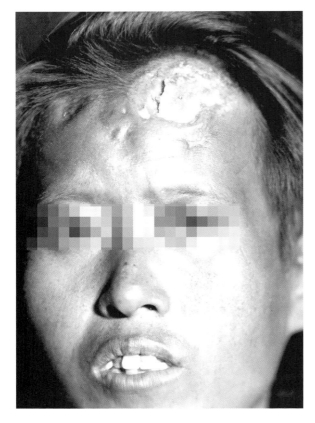

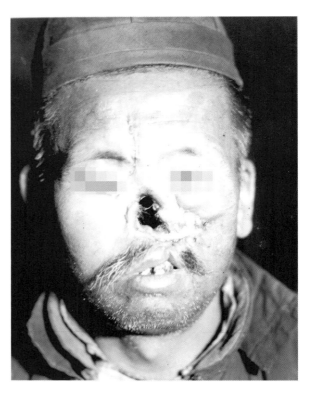

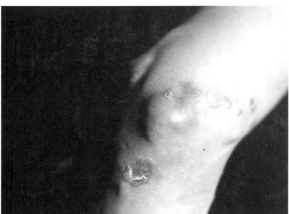

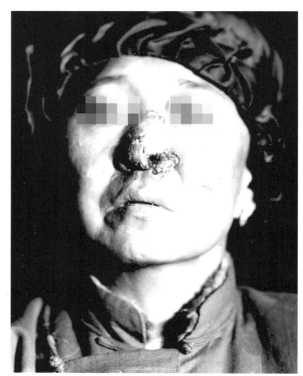

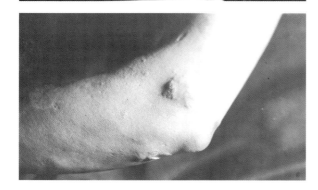

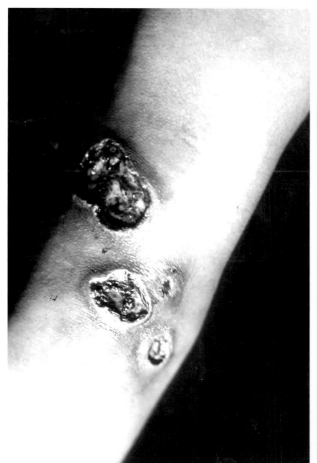

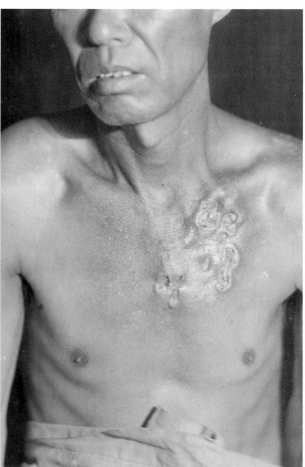

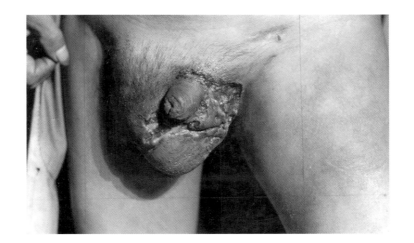

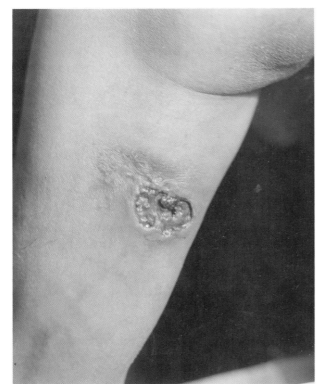
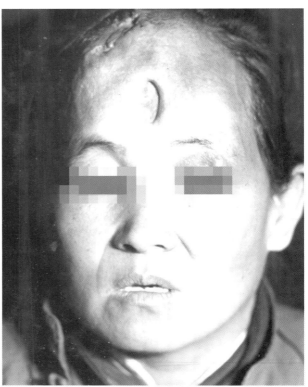

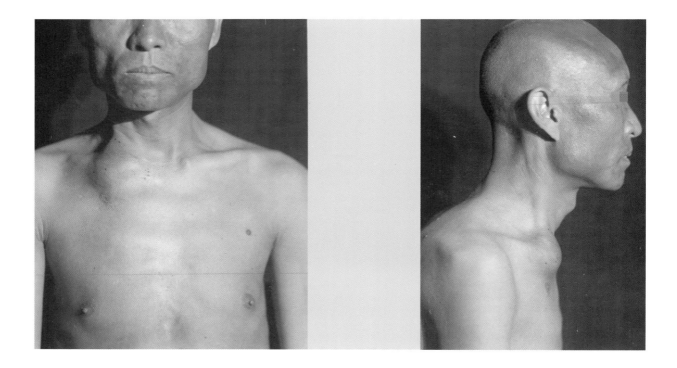

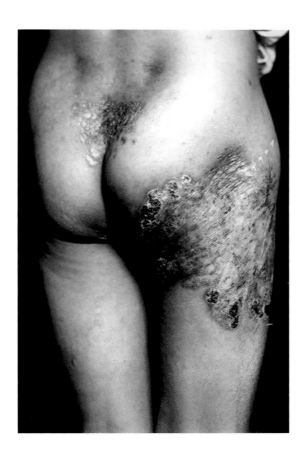

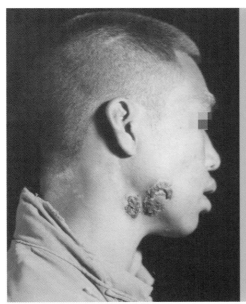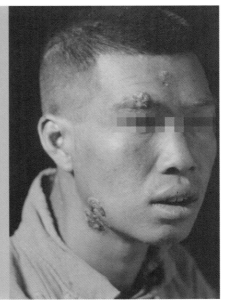

4．神经梅毒

（1）接触史：有不洁性接触史、配偶感染史或间接感染史。可有各期梅毒病史。

（2）临床表现：以视觉或听觉症状、脑神经麻痹及脑膜炎、脊髓痨和麻痹性痴呆多见。也可为无神经系统表现而 CSF 出现异常的无症状神经梅毒。

（3）实验室检查：①梅毒血清学试验阳性；②脑脊液检查白细胞计数或和蛋白异常，脑脊液 VDRL 试验呈阳性，此项阳性对神经梅毒具有诊断意义。

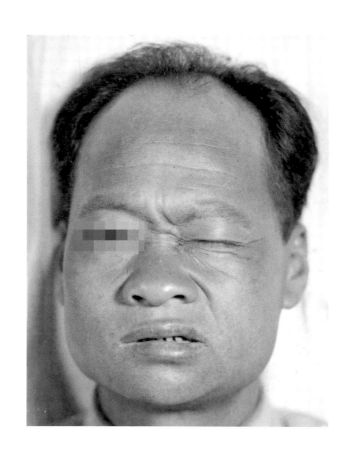

5．潜伏梅毒（隐性梅毒）

（1）接触史：有不洁性接触史、配偶感染史或间接感染史。可有各期梅毒史，也可有不规则治疗史。

（2）临床表现：无任何梅毒的临床症状和体征。

（3）实验室检查：①非梅毒螺旋体抗原试验 2 次以上阳性和梅毒螺旋体抗原试验阳性；②脑脊液检查阴性；③感染在 2 年以内者为早期潜伏梅毒，2 年以上者为晚期潜伏梅毒。

6．胎传梅毒（先天梅毒）

（1）生母为梅毒或潜伏梅毒患者。

（2）临床表现：①早期先天梅毒（2 岁以内）相似于获得性二期梅毒，但皮损常有水疱、红斑、丘疹、糜烂、皲裂等，可有梅毒鼻炎及喉炎、梅毒性骨软骨炎、骨炎及骨膜炎等，淋巴结及肝脾可肿大，可有贫血、血小板减少、消瘦、营养不良和发育迟缓等；②晚期先天梅毒（2岁以上）相似于获得性三期梅毒，但以实质性角膜炎，哈钦森牙齿、鞍鼻、神经性耳聋等为较常见的特征，还可出现皮肤、黏膜树胶肿及骨膜炎等；③先天潜伏梅毒：除感染源于母体胎盘外，余同获得性潜伏梅毒。年龄小于2岁者为早期先天潜伏梅毒，大于2岁为晚期先天潜伏梅毒。

（3）X线表现：长骨X线摄片干骺端呈溶骨性破坏，骨骺分离等特征性改变。

（4）实验室检查：①暗视野显微镜检查早期皮肤及黏膜损害中可查到梅毒螺旋体；②梅毒血清学试验阳性。妊娠梅毒患者所生正常婴儿，一般在生后3~6个月RPR试验效价下降或阴转，如效价异常可诊断先天梅毒。19S-IgM-FTA-ABS试验，有确诊价值；③脑脊液检查：如出现白细胞计数或蛋白含量升高，或VDRL试验阳性，应考虑神经梅毒。

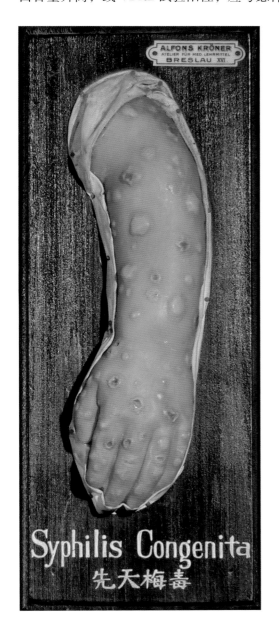

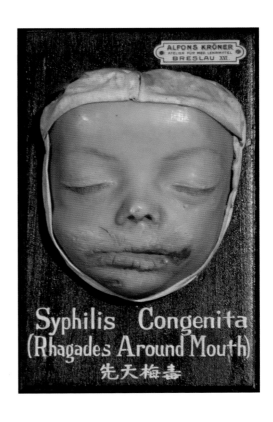

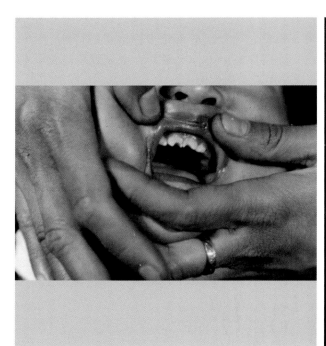

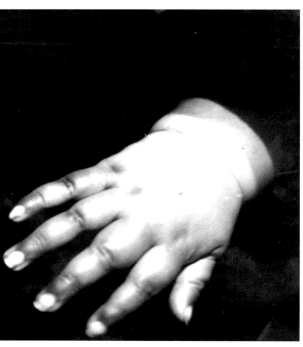

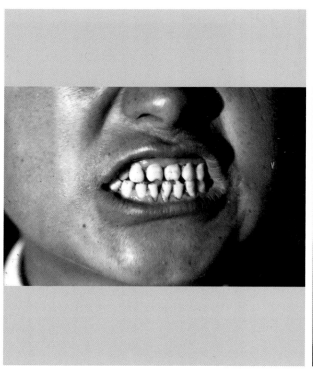

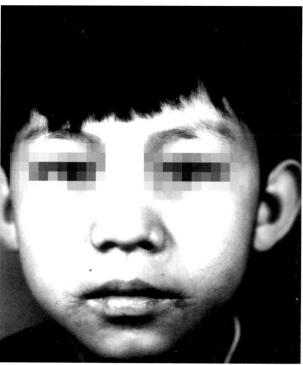

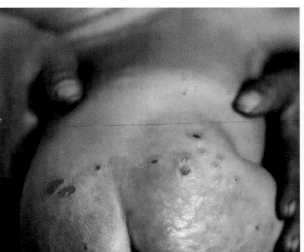

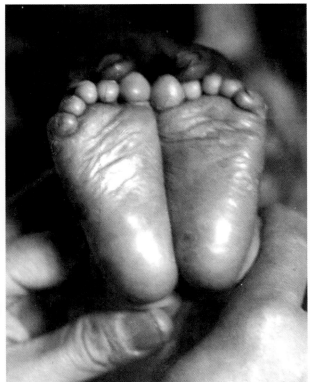

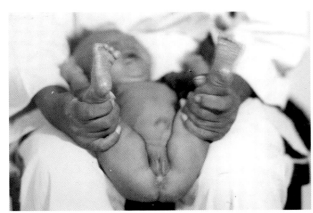

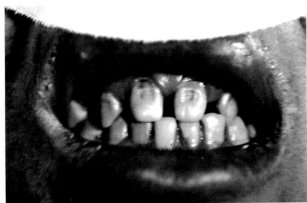

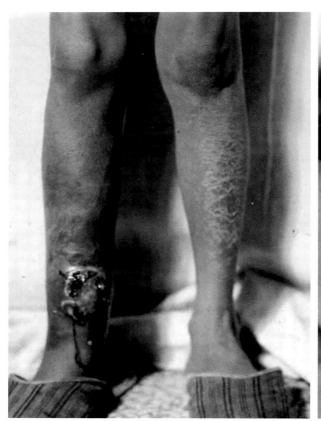

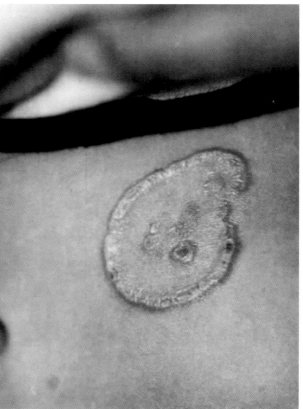

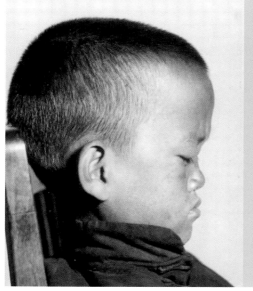

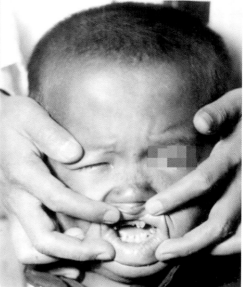

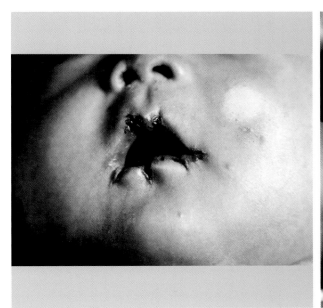

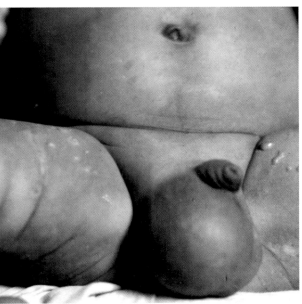

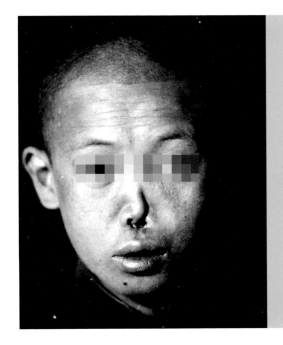

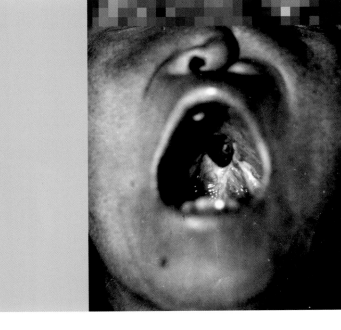

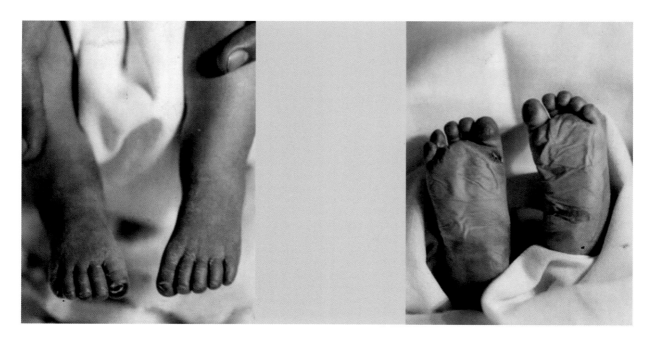

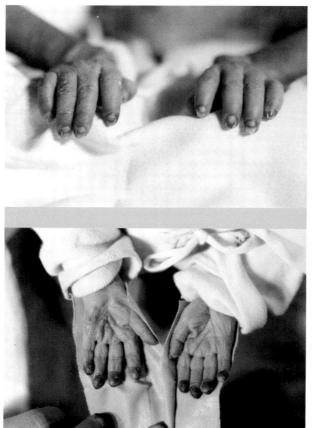

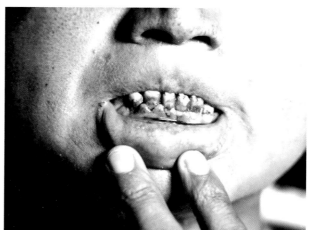

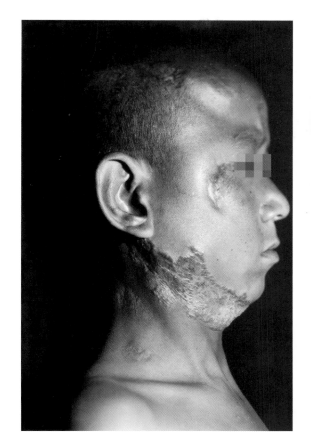

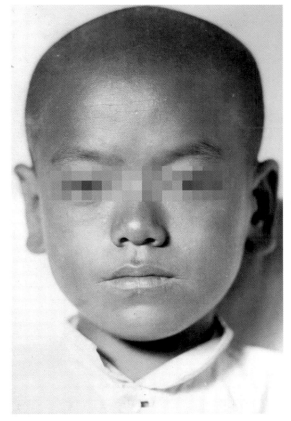

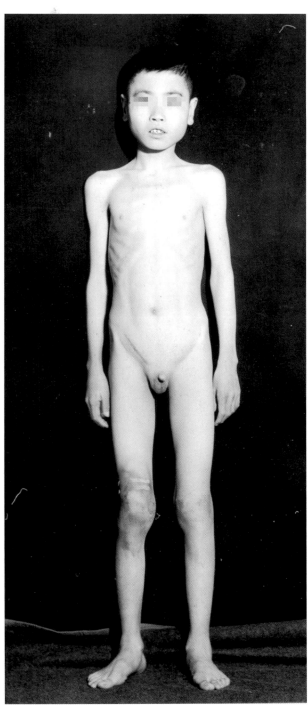

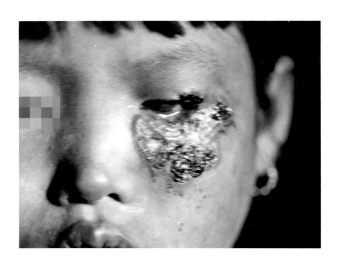

7．妊娠梅毒（孕妇梅毒）

孕期发生或发现的活动性梅毒或潜伏梅毒称为妊娠梅毒。

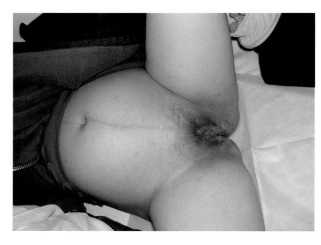
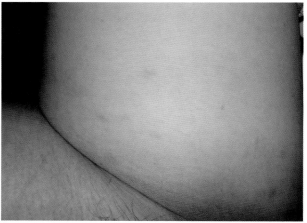

治疗

1．治疗原则

（1）治疗越早效果越好。

（2）用药必须规则、足量、足疗程。

（3）治疗后要经过足够时间定期追踪观察。

（4）传染源及其性伴必须同时接受检查和治疗。

2．治疗方案

（1）早期梅毒（包括一期、二期及早期潜伏梅毒）：①青霉素：苄星青霉素 G（长效西林）240
万 U，分两侧臀部肌注，1 次/周，共 2~3 次；或普鲁卡因青霉素 G，80 万 U，1 次/日，肌注，连续
10~15 天，总量 800 万~1200 万 U，为一疗程；②对青霉素过敏者：盐酸四环素 500mg，4 次/日，
口服，连续 15 天；或多西环素（强力霉素）100mg，2 次/日，口服，连续 15 天；或红霉素，用法
同盐酸四环素。

（2）晚期梅毒：①包括三期皮肤、黏膜、骨骼梅毒，晚期潜伏梅毒或不能确定病期的潜伏梅毒
及二期复发梅毒。②青霉素：苄星青霉素 G，240 万 U，分两侧臀部肌注，1 次/周，连续 3 周，共 3
次，总量 720 万 U；或普鲁卡因青霉素 G，80 万 U，1 次/日，肌注，连续 20 天为一疗程。也可根据
情况，2 周后进行第 2 个疗程。③对青霉素过敏者：盐酸四环素，500mg，4 次/日，口服，连续 30
天；或多西环素（强力霉素）100mg，2 次/日，口服，连续 30 天；或红霉素，用法同四环素。

（3）心血管梅毒：①应住院治疗，如有心力衰竭，应予以控制后，再开始驱梅治疗；②青霉素：
为避免吉海反应的发生，青霉素注射前一天口服泼尼松，10mg/日，2 次/d，连续 3 天；③水剂青霉
素 G 应从小剂量开始，10 万 U，2 次/日，肌注；第三日 20 万 U，2 次/日，肌注；自第四日用普鲁
卡因青霉素 G，80 万 U，肌注，1 次/日，连续 15 天为一疗程，总量 1200 万 U，共两个疗程，疗程
间休息 2 周。必要时可给予多个疗程；④青霉素过敏者选用下列方案之一治疗：盐酸四环素，
500mg，4 次/日，口服，连续 30 天；或多西环素（强力霉素）100mg，口服，每日 2 次，连续 30
天；或红霉素，用法同四环素。

（4）神经梅毒：①应住院治疗，为避免吉海反应，可在青霉素注射前一天口服泼尼松，10mg/
日，2 次/d，连续 3 天；②水剂青霉素 G，每日 1200 万~2400 万 U，静脉滴注，即每次 200 万~400
万 U，每 4 小时一次，连续 10~14 天。继以苄星青霉素 G 240 万 U，1 次/周，连续 3 次；③普鲁卡
因青霉素 G240 万 U，1 次/日，同时口服丙磺舒每次 0.5g，每日 4 次，共 10~14 天。继以苄星青霉
素 G240 万，1 次/周，肌注，连续 3 次；④对青霉素过敏，可选用下列方案之一治疗：盐酸四环素
500mg，4 次/日，口服，连续 30 天；或多西环素（强力霉素）100mg，2 次/日，口服，连服 30 天；
或红霉素，用法同盐酸四环素。

（5）妊娠梅毒：①根据孕妇的梅毒的分期不同，采用相应合适的青霉素方案进行治疗，用法及
用量与同期其他梅毒患者相同（禁服四环素、多西环素），必要时可增加治疗；②普鲁卡因青霉素
G80 万 U/d，肌注，连续 10 天。妊娠初 3 个月内，注射一疗程，妊娠末 3 个月注射一疗程；③对青
霉素过敏者，只选用红霉素治疗，每次 500mg，4 次/日，早期梅毒连服 15 天，二期复发及晚期梅毒
连服 30 天。妊娠初 3 个月与妊娠末 3 个月各进行一个疗程。但其所生婴儿应用青霉素补治。

（6）先天梅毒（胎传梅毒）

早期先天梅毒（2 岁以内）：①脑脊液异常者：水剂青霉素 G，10~15 万 U/（kg·d），在新生儿
最初 7 日，以每次 5 万 U/kg，静脉注射或肌注每 12 小时 1 次；出生 7 日以后每 8 小时 1 次，直至总
疗程 10~14 日；或普鲁卡因青霉素 G，5 万 U/（kg·d），肌注，1 次/日，连续 10~14 日；②脑脊液
正常者：苄星青霉素 G，5 万 U/（kg·d），1 次分两臀肌注。如无条件检查脑脊液者，可按脑脊液异
常者处理。

晚期先天梅毒（2 岁以上）：①水剂青霉素 G，20 万~30 万 U/（kg·d），每 4~6 小时 1 次，静
脉注射或肌注，连续 10~14 日；或普鲁卡因青霉素 G，5 万 U/（kg·d），肌注，连续 10~14 天为一
疗程。可考虑给第二个疗程。对较大儿童青霉素用量，不应该超过成人同期患者的治疗用量；②对
青霉素过敏者，可用红霉素治疗，7.5~12.5mg/（kg·d），分 4 次口服，连服 30 天。8 岁以下儿童
禁用四环素。

🔊 随访及判愈标准

1. 梅毒经充分治疗，应随访 2～3 年。第一年每 3 个月复查一次，以后每半年复查一次，包括临床和血清（非螺旋体抗原试验）。神经梅毒要随访 CSF，每半年一次，直至 CSF 完全转为正常。

2. 如在疗后 6 个月内血清效价不下降 4 倍，应视为治疗失败，或再感染，除需加倍重新治疗外，还应考虑是否需要作脑脊液检查，以观察神经系统有无梅毒感染。一期梅毒在 1 年以内、二期梅毒在 2 年以内转阴均属正常。少数晚期梅毒患者血清试验可持续在低效价上，随访 3 年以上可判为血清固定阳性。

（二）淋病（gonorrhea）

淋病由淋病奈瑟菌（简称淋病双球菌或淋球菌）感染引起。

🔊 诊断

1. 接触史　有不洁性接触史或配偶感染史，或与淋病患者共用物品史，或新生儿的母亲有淋病史等。

2. 潜伏期　无并发症者潜伏期 1～10 天，一般为 3～5 天。

3. 男性患者有轻重不等的尿道炎，主要表现为尿痛和尿道脓性分泌物。

4. 女性患者除有轻度的尿路刺激症状外，主要表现为宫颈内膜炎，宫颈水肿，红斑，触之易出血，有黄色黏液脓性分泌物；幼女可有外阴阴道炎。

5. 部分患者可以发生并发症

（1）男性患者可有附睾炎、精囊炎、前列腺炎。

（2）女性患者可有子宫内膜炎、输卵管炎和盆腔炎等。

（3）其他部位淋病：包括眼结膜炎、咽炎、直肠炎，以及播散性淋菌感染。

6. 实验室检查

（1）涂片：从男性患者尿道涂片观察到典型的细胞内革兰阴性双球菌。女性患者检出率低，应作细菌培养。

（2）培养：从临床标本中分离到形态典型，氧化酶试验阳性的菌落。取材作涂片检查，可见革兰阴性双球菌。

🔊 治疗

治疗原则：

1. 早期诊断、早期治疗。

2. 规则治疗，及时、足量。

3. 性伴应同时治疗。

4. 若同时有沙眼衣原体或支原体感染者，应加服抗衣原体和抗支原体药物。

治疗方案：

可选用下列之一方法治疗：

1. 淋菌性尿道炎、宫颈炎、直肠炎

（1）头孢曲松 250mg，一次肌注。

（2）大观霉素 2g（宫颈炎 4g），一次肌注。

2. 淋菌性咽炎　头孢曲松 250mg，一次肌注。

3. 淋菌性眼炎

（1）新生儿：头孢曲松 25～50mg/kg（单剂不超过 125mg），静脉或肌内注射，1 次/日，连续 7 天。或大观霉素 40mg/kg 肌内注射，1 次/日，连续 7 天。

（2）成人：头孢曲松 1g，肌注，1 次/日，连续 7 天。或大观霉素 2g，肌注，1 次/日，连续 7 天。同时应用生理盐水冲洗眼部，每小时 1 次。

4．妊娠期淋病

（1）头孢曲松 250mg，一次肌注。

（2）大观霉素 4g，一次肌注。

（3）孕妇禁用氟喹诺酮类和四环素类药物。

5．儿童淋病

（1）头孢曲松 125mg，一次肌注。

（2）大观霉素 40mg/kg，一次肌注。

（3）体重大于 45 kg 者按成人方案治疗。

6．淋菌性附睾炎、睾丸炎

（1）头孢曲松 250mg～500mg，1 次/日，肌注，连续 10 天。

（2）大观霉素 2g，1 次/日，肌注，连续 10 天。

7．淋菌性盆腔炎

（1）头孢曲松 500mg，1 次/日，肌注，连续 10 天。

（2）大观霉素 2g，1 次/日，肌注，连续 10 天。

（3）应加服甲硝唑 400mg，2 次/日，口服，连续 10 天或多西环素 100mg，2 次/日，口服，连服 10 天。

8．播散性淋病

（1）头孢曲松 1g 肌注或静脉注射，连续 10 天以上。

（2）大观霉素 2g 肌注，2 次/日，连续 10 天以上。

（3）淋菌性脑膜炎疗程约 2 周，心内膜炎疗程要 4 周以上。

9．衣原体或支原体同时感染

在上述药物治疗中加用：

（1）多西环素（强力霉素）100mg，2 次/日，口服，连服 7 天。

（2）或阿奇霉素 1g 一次口服，并作随访。

判愈和预后

1．治疗结束后 2 周内，在无性接触史情况下符合如下标准为治愈：症状和体征全部消失，在治疗结束后 4～7 天作淋球菌复查阴性。

2．淋病患者若能早期、及时、适当治疗，一般预后良好，但若治疗不当或延误治疗时机，亦可产生并发症或播散性淋病，造成严重后果。

3．为预防新生儿眼炎，应在出生后 1 小时内用抗生素或硝酸银眼药水滴眼。

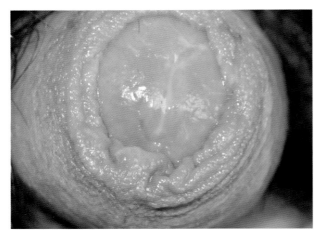
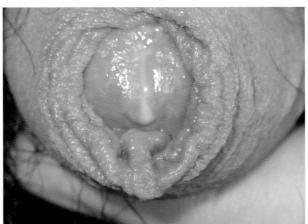

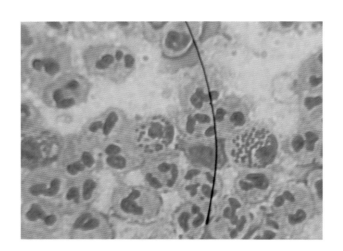

（三）生殖道衣原体感染（genital chlamydia infection）

主要指由沙眼衣原体感染引起的尿道炎和宫颈炎。

📢 诊断

1. 接触史　患者有不洁性接触史或配偶感染史。

2. 临床表现

（1）潜伏期一般为 1～3 周。

（2）男性患者表现为尿道炎，常有尿痛或尿道分泌物。尿痛的程度比淋病轻，有时仅表现为尿道刺痒。尿道分泌物常为浆液性或黏液脓性，较稀薄，量也较少。

（3）女性患者有尿急、尿痛等尿道炎症状，但主要为宫颈炎表现。宫颈有充血、水肿、触之易出血、黄色黏液脓性分泌物增多以及下腹部不适等症状。但也有患者症状轻微或无任何临床症状。

3. 实验室检查

（1）用涂片、培养检查，无淋病奈瑟菌的证据。

（2）衣原体检测：用免疫酶标方法和免疫荧光方法等测定衣原体抗原呈阳性。

📢 治疗

1. 可选用下列药物之一治疗

（1）多西环素（强力霉素）100mg，口服，2 次／日，连服 7～10 天。

（2）阿奇霉素 1g，一次顿服，需在饭前 1 小时或饭后 2 小时服用。

（3）红霉素 500mg，口服，4 次／日，连服 7 天。

（4）氧氟沙星 300mg，口服，2 次／日，连服 7 天。

（5）米诺环素（美满霉素）100mg，口服，2 次／日，连服 10 天。

2. 孕妇患者宜选用红霉素、阿奇霉素治疗。

📢 治愈的标准

1. 患者的自觉症状消失。

2. 无尿道分泌物。

3. 尿沉渣无白细胞，细胞涂片也未见白细胞。

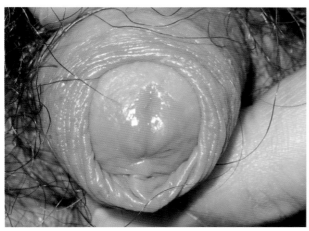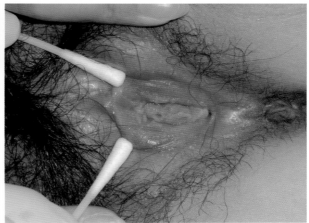

（四）尖锐湿疣（condyloma acuminatum，CA）

尖锐湿疣由人类乳头瘤病毒（HPV）感染引起，主要是 HPV6、11 型和 HPV16、18 型等。

📢 诊断

1. 接触史　多有不洁性接触史、配偶感染史或间接感染史。

2. 男性及女性在生殖器、会阴或肛门周围，偶见口腔、乳房等处可见单个或多个粉红色、灰白色或灰褐色丘疹或乳头状、鸡冠状或菜花状高起的赘生物。少数呈乳头瘤样增生的巨大型尖锐湿疣，即 Buschke-loewenstein 巨大型尖锐湿疣。

3. 5% 醋酸液涂抹皮损处，3~5 分钟后变白，为确诊的依据之一。

4. 皮损活检　有 HPV 感染的特征性凹空细胞的组织病理学变化特点。

5. 应与扁平湿疣、鲍温样丘疹病等相鉴别，女性患尖锐湿疣应与假性湿疣（绒毛状小阴唇），男性应与珍珠样阴茎丘疹相区别。

🔊 治疗

1. 局部药物治疗　皮损处外用 0.5% 的鬼臼毒素或咪喹莫特等霜剂。

2. 物理疗法　CO_2 激光治疗、液氮冷冻或电灼治疗。

3. 手术治疗　适用于单发或巨大尖锐湿疣。

4. 在上述去除疣体治疗的同时，肌内注射或局部外用干扰素对减少本病的复发可能有帮助。

🔊 判愈及预后

1. 目前任何治疗方法都不能完全根除 HPV，判愈标准是去除增生疣体，改善症状及体征。一般在治疗后 3 个月内治疗部位无再生疣即为基本治愈。

2. 尖锐湿疣的预后一般良好，治愈率较高，但各种治疗均有复发可能，需随访观察。

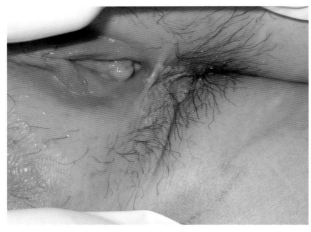
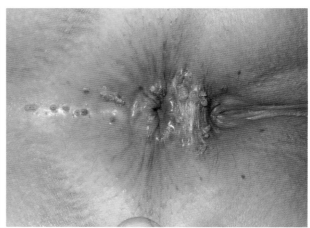

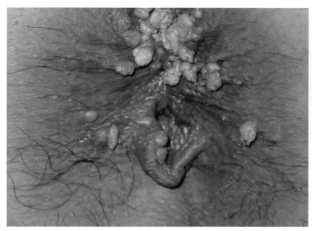

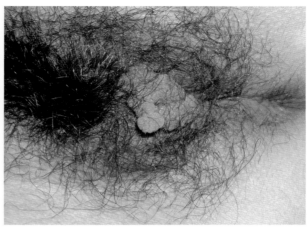

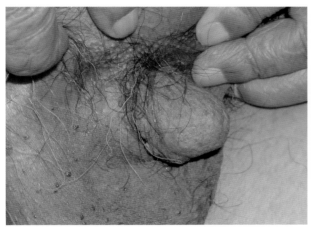

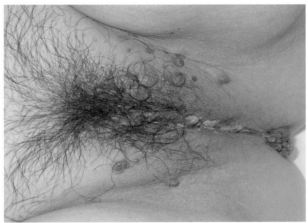

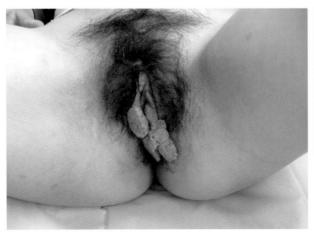

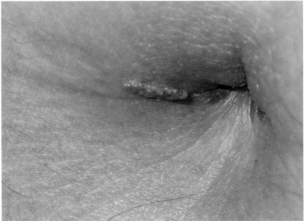

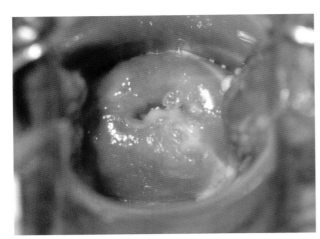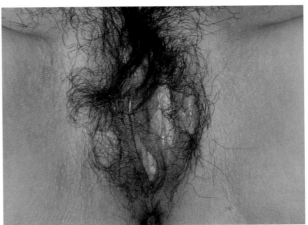

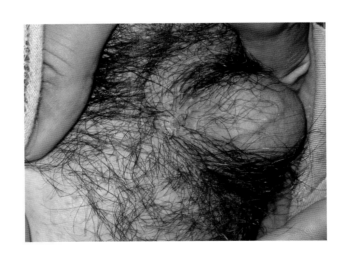

（五）生殖器疱疹（genital herpes）

　　生殖器疱疹由单纯疱疹病毒（HSV）感染引起，该病毒为 DNA 病毒，可分为 HSV-1 和 HSV-2，90% 生殖器疱疹由 HSV-2，10% 由 HSV-1 引起，一般从感染到发病的潜伏期为 2～20 天（平均 6 天）。在某些因素激惹如外伤、感染、月经和受冷等，病毒复发，并沿受累神经根下行返回至受累部位的皮肤和黏膜，临床表现为复发。

🔊 诊断

　　1. 接触史　多有不洁性接触史或配偶感染史。

　　2. 原发性生殖器疱疹

（1）潜伏期 3~14 天。

（2）外生殖器或肛门周围有群簇或散在的小水疱，2~4 天后破溃形成糜烂或溃疡。

（3）自觉痒或疼痛。

（4）腹股沟淋巴结常肿大，有压痛。

（5）患者常有发热、头痛、乏力等全身症状。

（6）病程 2~3 周。

3. 复发性生殖器疱疹

（1）原发皮损消退后皮疹反复发作，复发性生殖器疱疹较原发性的皮损轻，病程较短。

（2）起疹前局部有烧灼感，针刺感或感觉异常。

（3）外生殖器或肛门周围群簇小水疱，很快破溃形成糜烂或浅溃疡，自觉症状较轻。

（4）病程 7~10 天，可自然痊愈，但有复发倾向。

4. 实验室检查

（1）细胞学检查（Tzanck 涂片）：以玻片在疱底作印片，Wright 染色或 Giemsa 染色，显微镜下可见到具特征性的多核巨细胞或核内病毒包涵体。

（2）检测病毒抗原：从皮损处取标本，以单克隆抗体直接荧光法或酶联免疫吸附法（ELISA）检测单纯疱疹病毒抗原。

（3）病毒培养：从皮损处取标本作病毒培养，有单纯疱疹病毒生长为阳性。

治疗

1. 原发性生殖器疱疹　可选用下述一种方案治疗：

（1）阿昔洛韦 200mg，口服，5 次/日，连服 7~10 日。

（2）伐昔洛韦 300mg，口服，2 次/日，连服 7~10 日。

（3）泛昔洛韦 250mg，口服，3 次/日，连服 5~10 日。

（4）保持患处清洁、干燥。皮损处可外涂阿昔洛韦霜、喷昔洛韦霜、酞丁胺霜、干扰素等。

2. 复发性生殖器疱疹　最好在出现前驱症状或损害出现 24 小时内开始治疗，可选用下述一种方案治疗：

（1）阿昔洛韦 200mg，口服，5 次/日，连服 5 日。

（2）伐昔洛韦 300mg，口服，2 次/日，连服 5 日。

（3）泛昔洛韦 125~250mg，口服，3 次/日，连服 5 日。

（4）严重感染患者可采取静脉点滴给药方法。

（5）保持患处清洁、干燥。皮损处可外涂阿昔洛韦霜、喷昔洛韦霜、酞丁胺霜、干扰素等。

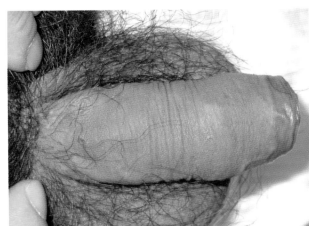
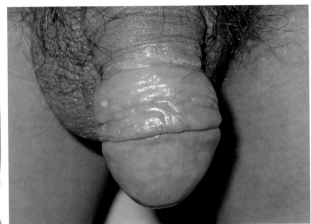

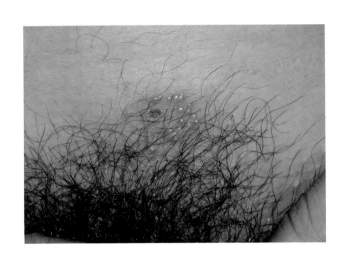

（六）性病淋巴肉芽肿（lymphogranuloma venereum）

性病淋巴肉芽肿由沙眼衣原体 L1、L2、L3 型感染引起。

🔊 诊断

1. 患者有非婚性接触史或配偶感染史。潜伏期 5 ~ 21 天，平均 10 天。

2. 早期在龟头、冠状沟、阴茎、大小阴唇、阴道及宫颈等处或生殖器以外部位出现直径约 3mm 的疱疹或糜烂、溃疡，称为初疮。单个或多发，无明显自觉症状，数日后自愈，愈后不留瘢痕。

3. 初疮出现 1 ~ 4 周后，患者单侧或双侧腹股沟淋巴结肿大，并相互粘连，形成团块，可被腹股沟韧带上下分隔，形成"沟槽征"。之后淋巴团块表面皮肤破溃，形成瘘管。数周到数月愈合，留有瘢痕。可伴发热、关节痛、肝脾大、结节性红斑等。

4．长期慢性淋巴结和淋巴管炎症引起局部象皮肿及瘢痕挛缩。

5．血清补体结合试验效价大于 1∶64，或微量免疫荧光试验效价大于 1∶512。淋巴结抽取物中的白细胞用免疫荧光法显示有包涵体。

治疗

1．口服抗生素治疗，可以选用以下方案之一

（1）强力霉素 100mg 2 次／日，连服 21 天。

（2）红霉素 500mg 4 次／日，连服 21 天。

（3）四环素 500mg 4 次／日，连服 14～28 天。

（4）米诺环素（美满霉素）100mg 2 次／日，连服 10 天。

2．局部抽吸脓液，严禁切开引流。

3．局部象皮肿或瘢痕挛缩严重影响功能者可行外科手术治疗。

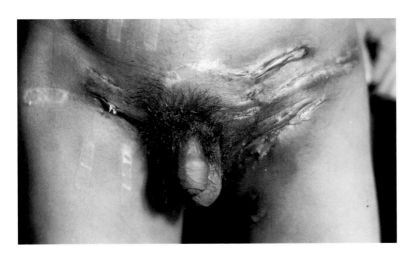
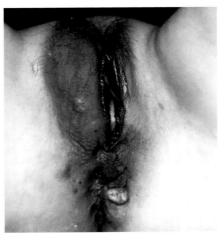

（七）腹股沟肉芽肿（granuloma inguinale）

腹股沟肉芽肿由肉芽肿荚膜杆菌引起，此菌属革兰阴性短杆状细菌，在感染组织中的单核细胞内形成一卵圆形小体，称为杜诺凡小体（Donovan body），故本病又叫杜诺凡病（Donovanosis）。本病是一种慢性传染病，以肉芽组织增生性斑块为特征，肛门、外阴处为好发部位，可自身接种。

诊断

1．患者有不洁性交史。潜伏期 8～80 天，多于性接触后 30 天发病。

2．在男性包皮、冠状沟、龟头、阴茎体、阴茎系带和女性的大小阴唇、阴唇系带等处，或肛周及腹股沟出现丘疹、水疱、脓疱等，伴有剧痒，逐渐形成溃疡，有黄色分泌物渗出，恶臭。数个溃疡融合，逐渐扩大形成斑块状，底部肉芽组织增生隆起。分泌物的传染性和破坏性很大，溃疡沿皮肤皱襞扩大或向各方向扩展，呈蛇形。重症者阴茎、阴唇可遭破坏，甚至达深部组织。

3．可因淋巴管堵塞发生外生殖器如阴唇、阴蒂、阴茎、阴囊等处假性象皮病，亦可因瘢痕及粘

连引起尿道、阴道、肛门等处狭窄，亦可癌变及引起外生殖器残毁。

4. 小部分患者可经血液循环或淋巴途径播散到非生殖器部位及内脏器官。孕妇容易发生血行播散。

5. 溃疡边缘肉芽组织碎片涂片 Giemsa 染色，可在组织细胞内找到 Donovan 小体。

治疗

口服抗生素治疗，可选用以下方案之一

（1）多西环素（强力霉素）100mg 2 次/日，共服 21 天。

（2）阿奇霉素 1g 1 次/周，至少 3 周。

（3）四环素 500mg 4 次/日，共服 21 天。

（4）红霉素 500mg 4 次/日，共服 21 天。

（5）复方新诺明 2 片 2 次/日 共服 21 天。

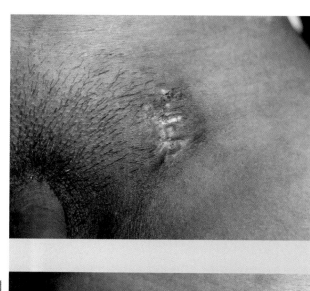

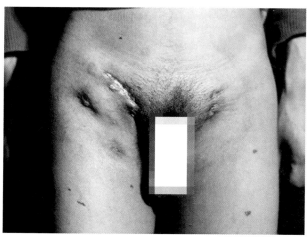

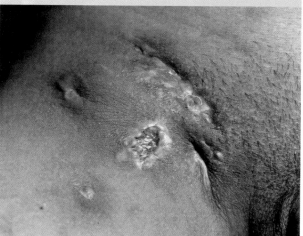

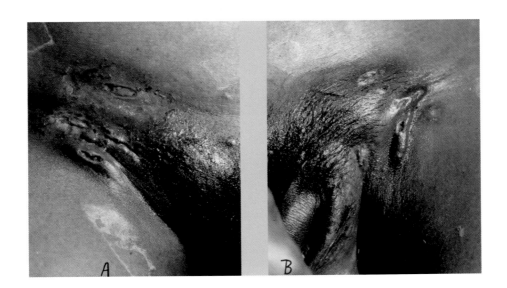

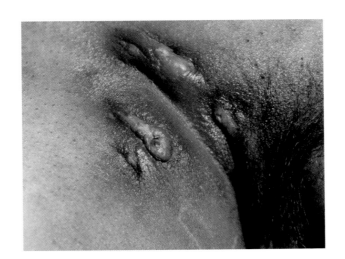

五、寄生虫病

（一）疥疮（scabies）

本病是疥螨引起的接触传染性皮肤病。

🔊 诊断

1. 有接触传染史，常见于集体感染，家庭中可有同患者。

2. 皮疹好发于皮肤薄嫩部位如手指缝及其两侧、腕部屈侧、下腹部及阴股部。

3. 皮肤损害初发为米粒大红色丘疹、小疱、脓疱，疥虫隧道长 0.5～1cm，呈灰色或浅黑色弯曲线，顶端与丘疹或水疱相接。此外在阴囊、阴茎、龟头等处，可发生红褐色结节性损害，称为疥疮结节。

4. 皮肤瘙痒剧烈，尤以夜间为甚。病程较长者，搔抓后可继发湿疹样皮炎、脓疱疮和疖病。

5. 实验室检查　直接从皮疹中取材置于玻片上，显微镜下可见疥虫或虫卵。

🔊 治疗

1. 外用 10% 硫磺软膏（儿童 5%），或 10%～25% 苯甲酸苄酯乳剂，擦药时除头面部外必须擦遍全身，每天早晚各 1 次，连续 3～5 天，将换下的衣被煮沸消毒或日晒。

2. 疥疮患者的家庭或集体生活成员同时治疗。

3. 治疗后需再观察 1～2 周，如无新皮疹发生，才可认为痊愈。

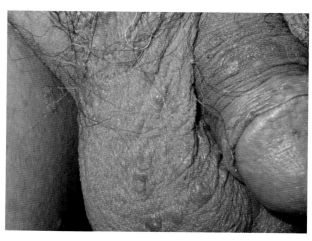
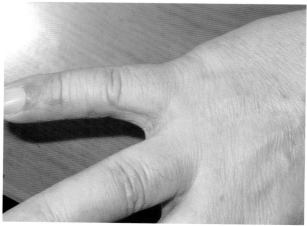

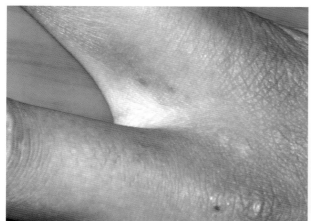

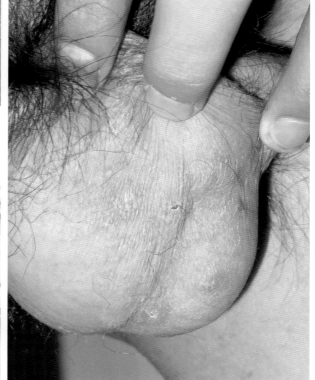

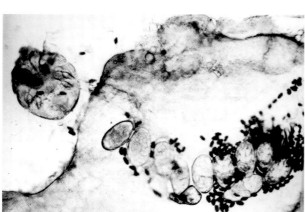

（二）匐行疹（creeping eruption）

匐行疹是钩虫、蝇蛆、丝虫及颌口虫的幼虫在人的皮肤移行掘进所引起的线状损害。

🔊 诊断

1. 开始局部自觉微痒，在原处潜伏数日，在刺入部位出现丘疹、丘疱疹或红斑等非特异性损害。随着蚴虫在皮下移动，皮肤出现淡红色蜿蜒曲折的线状损害，微隆起于皮面，亦有呈条索状者。皮损继续推进，旧的损害可趋向消退。

2. 自觉有间歇性刺痛或瘙痒。

3. 好发部位为手足和小腿。

4. 皮损活检可找到蚴虫。

◀)) 治疗

1. 将幼虫取出，皮损可自愈。

2. 局部用液氮冷冻杀死幼虫，每次 1 分钟。

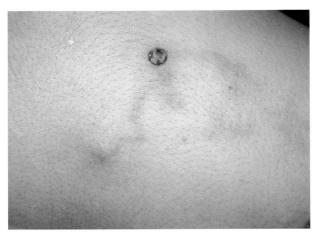
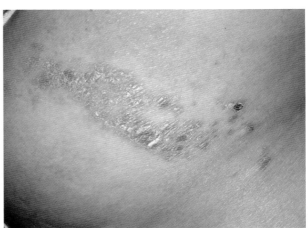

（三）蜂蜇伤（bee sting）

◀)) 诊断

1. 被蜇伤后立即出现局部皮肤灼痒、刺痛，不久局部红肿，发生风团或水疱，中央被蜇伤处有一淤点。

2. 严重者可出现畏寒、发热、头晕、头痛、恶心、心悸等全身症状。

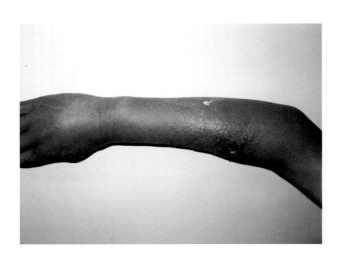

◀)) 治疗

1. 蜇伤后先要拔除毒刺。

2. 局部外用 10% 氨水或 5%~10% 碳酸氢钠溶液冷湿敷。

3. 若疼痛明显，可取 1% 盐酸依米丁（吐根碱）水溶液 3ml，加 2% 利多卡因在蜇伤近端或周围皮下注射。

4. 若出现全身反应，可口服抗组胺药及皮质激素。

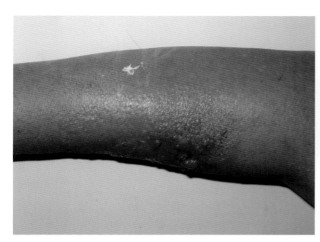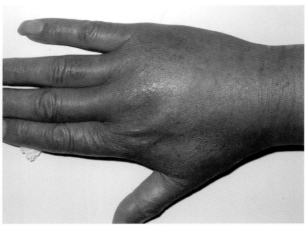

（四）蝎蜇伤（scorpion sting）

🔊 诊断

1. 因被蝎子尾部的毒钩刺伤，毒腺液注入人体，引起皮炎和中毒症状。

2. 被蜇伤局部剧烈疼痛，有时感灼热刺痛，随即伤口处发生显著红肿或水疱、淤斑，严重者皮肤坏死，淋巴结或淋巴管发炎。

3. 有时皮肤症状并不严重，但全身中毒症状明显，包括头晕、头痛、恶心、呕吐、心悸、大汗、喉头水肿等。

🔊 治疗

1. 蜇伤后先立即用止血带扎紧被蜇伤的近心端或放置冰袋，然后用吸奶器或拔火罐尽量将毒液吸出。

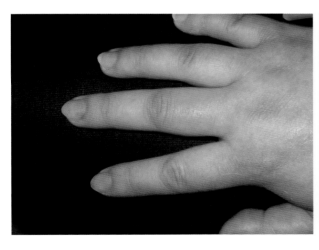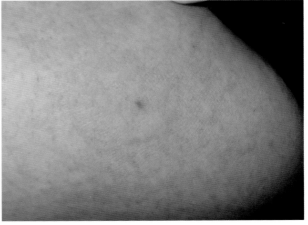

2. 使用肥皂水或氨水充分冲洗，再以 5% 碳酸氢钠进行湿敷。

3. 1% 盐酸依米丁（吐根碱）水溶液 3ml，或 2% 利多卡因在蜇伤近端或周围皮下注射，可以迅速镇痛。

4. 若出现中毒症状要及时进行抢救，同时给予阿托品和皮质激素。

（五）蜱叮咬（tick bite）

诊断

1. 开始叮咬时不觉疼痛，叮咬后 24～28h 局部出现不同程度的炎症反应，轻者局部仅有红斑，中央有一虫咬的淤点或淤斑，重者淤点周围有明显的水肿性红斑、丘疹或水疱。

2. 时间稍久可出现坚硬的结节，抓破后形成溃疡，结节可持续数月甚至 1～2 年不愈。

3. 某些蜱在叮咬人的同时可将唾液（或卵巢）中能麻痹神经的毒素注入宿主体内，引起"蜱瘫痪症"，表现为上行性麻痹，最后可因呼吸中枢受侵而死亡，特别多见于儿童。

4. 蜱可引起"蜱咬热"，在蜱吸血后 1～2d 患者出现畏寒、发热、头痛、腹痛、恶心、呕吐等症状。

治疗

1. 首先要将蜱去除。

2. 可用 1% 盐酸依米丁（吐根碱）水溶液 3ml 在患部的近心端皮下注射，可立即止痛。

3. 症状严重时给予抗组胺药和镇痛片。

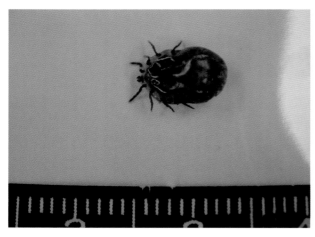
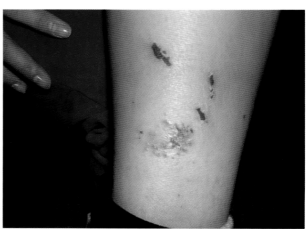

（六）皮肤猪囊虫病（cysticercosis cutis）

由猪肉绦虫的幼虫（猪囊尾蚴）侵入皮下组织而引起的结节性皮肤病。猪肉绦虫的天然中间宿主是猪，人既可以作为中间宿主，又是唯一的终宿主。

诊断

1. 发病前有进食未经煮熟的蔬菜（被虫卵污染的）或猪肉（有猪囊虫寄生）史。

2. 临床表现为躯干、四肢散在的皮下结节，先后成批发生，黄豆至花生米大小，肤色，中等硬度或具有弹性，与皮肤无粘连，无疼痛及压痛。

3. 如同时侵及其他器官，如脑、肝、心、肺或眼，则可产生相应症状与体征。

4. 大便检查，有时可查到虫卵或绦虫节片。

5. 组织病理示皮下组织内有纤维组织所包裹的囊肿，囊肿内可见猪囊虫的有钩头节。已死亡的幼虫往往发生钙化。组织病理是本病确诊的依据。

治疗

1. 数目不多时，可进行手术切除。

2. 及早和彻底治疗肠绦虫病患者，常用氯硝柳胺（灭绦灵），空腹口服 1g，1 小时后再服 1g，2 小时后服硫酸镁导泻。也可用吡喹酮、氯喹与米帕林（阿的平）联合疗法以及甲苯达唑（甲苯咪唑）等。

3. 加强卫生宣传教育，不吃生肉，生食瓜果蔬菜必须洗净。

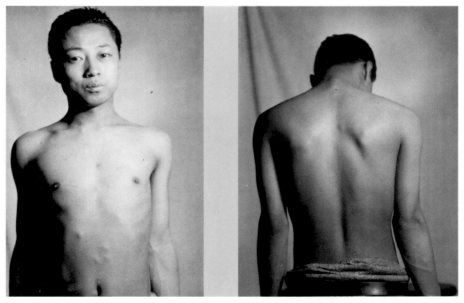

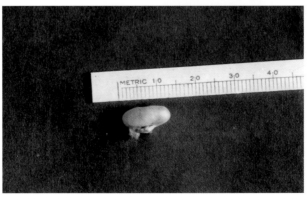

（七）皮肤黑热病

皮肤黑热病（leishmaniasis cutis）又名皮肤利什曼病，是利什曼原虫侵犯皮肤或黏膜所引起的慢性皮肤病。

诊断

1. 皮肤黑热病多见于男性成年人，农民居多。
2. 皮损表现为　红斑或斑块，首发于面部以后波及躯干及四肢，开始为淡红色斑片后变为棕黄色或黄红色斑片或斑块，稍有浸润；有的斑块表面发亮，有的病例在斑片表面有密集之米粒大结节组成的斑块，触之柔软，表面有鳞屑。
3. 病程较长，患者一般无全身症状。
4. 常见的皮肤损害还包括　结节、色素减退斑及溃疡等。

治疗

1. 消灭中间宿主，对农村住房、畜舍、厕所定期消毒。
2. 注射葡萄糖酸锑钠或 4%~6% 喷他脒溶液。

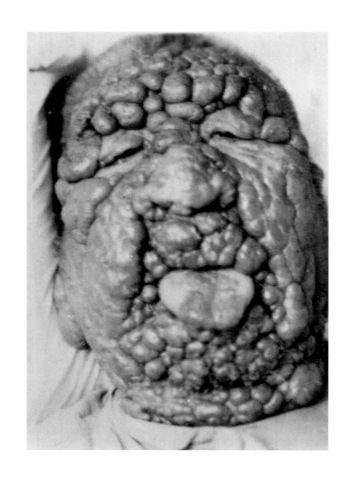

六、物理性皮肤病

（一）鸡眼与胼胝（clavus & tylosis）

手足局部部位长期受压和摩擦所致。

诊断

1. 鸡眼　足底或足趾受压部位形成一圆锥形硬斑，中间有角质核，尖端深入皮内，状如鸡眼，行走时感觉疼痛。

2. 胼胝　为蜡黄色、扁平或隆起的斑块。质地坚硬，感觉迟钝，好发于掌跖部位。

治疗

1. 祛除局部受压等致病因素。

2. 使用腐蚀药，如高浓度水杨酸等。

3. 激光治疗　可用二氧化碳激光烧灼。

4. 鸡眼挖除术　用手术刀先在角质肥厚边缘处，沿损害周围平行方向作一环状切口，以有齿镊子夹住，沿青线进刀，将鸡眼挖出。然后用消毒药膏纱布包扎。

5. 胼胝　可多次液氮冷冻治疗。

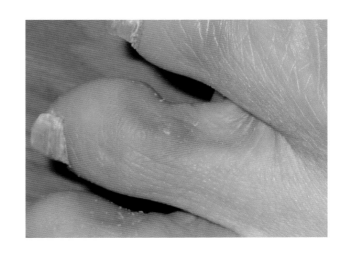

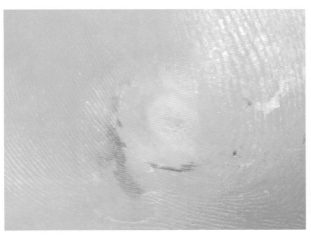

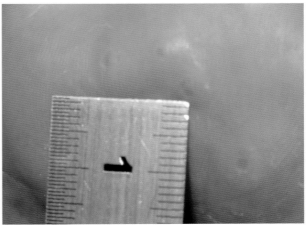

（二）日光性皮炎（sunlight dermatitis）

🔊 诊断

1. 日光暴晒后数小时至十余小时内发病。
2. 好发生在暴露部位皮肤，如面、颈、耳、手臂等处。
3. 表现为局部皮肤弥漫性红斑、水肿，严重时可发生水疱，甚至大疱。
4. 自觉患处灼热，干燥、微痒或刺痛。

5. 轻症者皮疹在 1～2 天由鲜红逐渐转变为暗红，继而脱屑、消退，遗留不同程度色素沉着。

6. 日晒面积广泛且病情较重者可伴有全身不适、发热、恶心、心动过速等全身反应。

🔊 治疗

1. 阴凉处避光休息，多饮水。
2. 急性期红斑水肿皮损用 3% 硼酸溶液或生理盐水冷湿敷，外用炉甘石洗剂。
3. 皮疹发生水疱糜烂损害者按照"急性湿疹"对症治疗。
4. 脱屑皮损外用润滑性乳膏，如硅霜等。
5. 口服抗组胺药物。
6. 有严重全身症状和体征者可以短期口服小剂量激素。

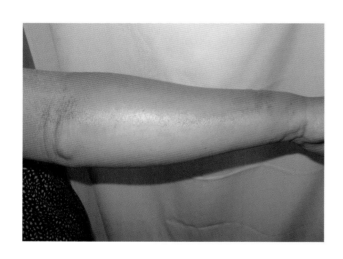

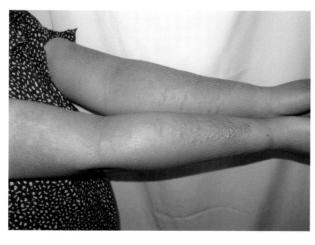

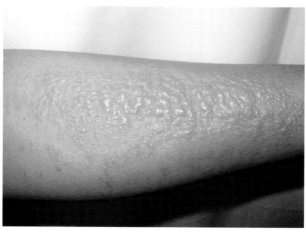

（三）多形性日光疹 （polymorphous light eruption，PLE）

本病可能是一种迟发性光变态反应。致病光多为 UVA。

🔊 诊断

1. 青年女性好发。

2. 多在春季或夏初日晒后数小时至几天内发生，到秋冬季节消退，慢性病程，可持续多年。经常有类似发病的家族史。

3. 日晒后在面部、颈、胸前和手臂等暴露部位感觉烧灼或瘙痒，继而发生红斑、丘疹、水疱等多种形态皮疹。慢性皮肤损害可以出现苔藓样变，伴有紫癜或毛细血管扩张，皮损可扩展到非曝光部位。

4. 皮肤紫外线红斑反应试验结果异常，表现为红斑反应发生时间推迟、强度增加和持续时间延长，并且在红斑消退后出现皮疹等。

🔊 治疗

1. 羟基氯喹 0.1 ~ 0.2g，1 日 2 次口服。或氯喹小量间歇服用，0.125g，1 日 2 次。

2. 外用避光剂 如 5% ~ 10% 水杨酸苯酯洗剂或乳剂；5% 对氨苯甲酸稀酒精溶液；5% 二氧化钛或 10% 氧化锌洗剂、乳剂或软膏等。

3. 病情较重时外用收敛止痒药物，也可以外用皮质激素。

4. 病情严重时可内服或外用皮质激素。

5. 尽可能减少日光暴露。

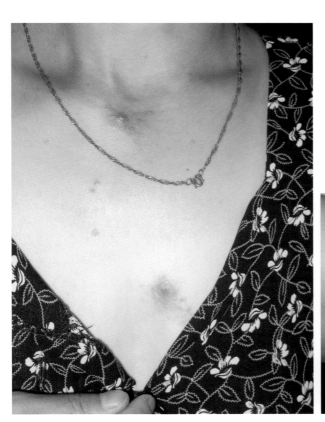

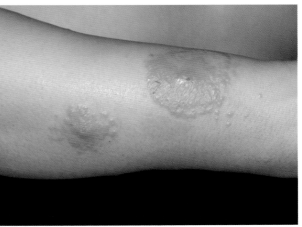

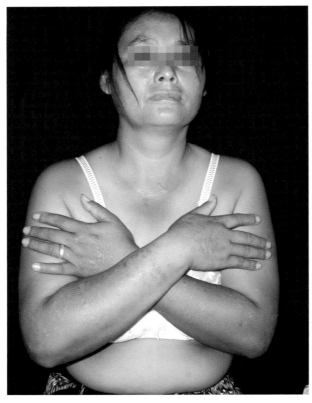

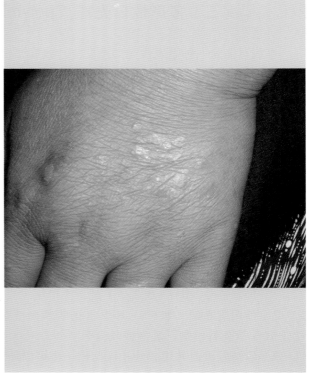

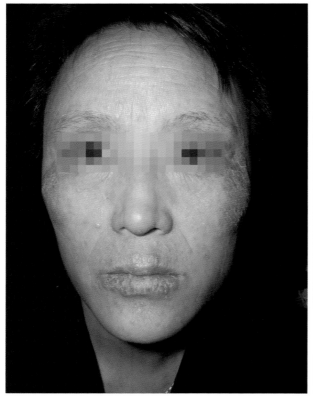

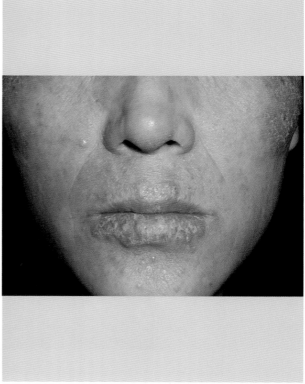

（四）皮肤光老化（photoaging）

本病发生与长期慢性光暴露有关，系光线对皮肤的慢性损伤所致。

🔊 诊断

1. 常见于海员、农民、运动员等有长期日光暴露史者。

2. 根据皮肤损害的临床特点不同，有不同的临床诊断，包括：

（1）日光性皮肤弹力松弛症（solar elastosis）：光线造成皮肤纹理变化和真皮上部胶原纤维损伤，引起皮肤弹性减退，肤色变黄色。

（2）串珠状条纹（striated beaded lines）：光线损伤造成患者颈侧皮肤弹性下降、皮脂腺增生和真皮乳头假性黄瘤样反应，使皮肤表面形成淡黄色丘疹与斑块，沿颈侧皮肤分布。

（3）Civatte 皮肤异色症（poikiloderma of Civatte）：患者上胸 V 形区、颈侧发生网状色素沉着、血管扩张和轻度皮肤萎缩。

（4）菱状皮肤（cutis rhomboidalis）：患者颈项后部皮肤变粗厚、皮沟深陷，皮嵴隆起，皮纹显著，纵横交错，形成菱形或三角形。

（5）Favre-Racouchot 综合征：患者在颞部、眼眶外上部形成皮肤松弛性结节和囊肿、粉刺样皮损。

🔊 预防与治疗

1. 保护皮肤，减少室外活动，使用避光剂。

2. 长期外用维 A 酸制剂，注意避光使用，防止发生光敏感反应。

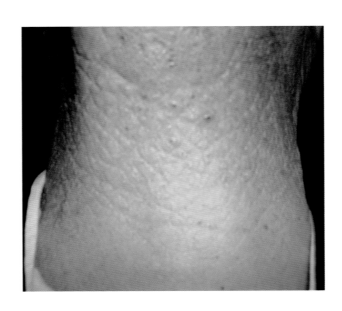

（五）植物 – 日光性皮炎（phytophotodermatitis）

本病是患者过多食用或接触藜（灰菜）或其他光感性的植物，并经日晒后所引起的急性光毒性炎症反应。

🔊 诊断

1. 好发于颜面突出部如眉弓、颧部与鼻背、前臂、手足背、颈和指甲，对称分布。

2. 面部和手背发生显著的非凹陷性水肿，表面紧张光亮，质较坚实。双侧眼睑肿胀，使眼睑闭合，不能睁开，口唇外翻，张口受限，皮肤呈弥漫性轻微潮红或呈紫红色，有淤点或淤斑、丘疹、水疱等。愈后可留瘢痕。

3. 夏季多见，女多于男，自觉灼热、胀痛、刺痛或瘙痒。少数患者有全身症状。老年体弱者临床表现更加严重。整个病程约 1 周可消退，重者需要 2 ~ 3 周。

🔊 治疗

1. 避免过多服食和接触有关的植物，同时不得经受强烈日光曝晒。

2. 给予口服维生素 B、C 和烟酸等。严重者可应用皮质激素，如泼尼松每日 3 次，每次 10mg。

3. 局部治疗与急性皮炎或湿疹相同。

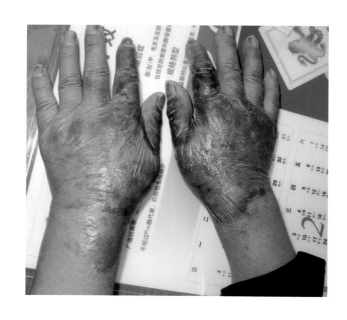

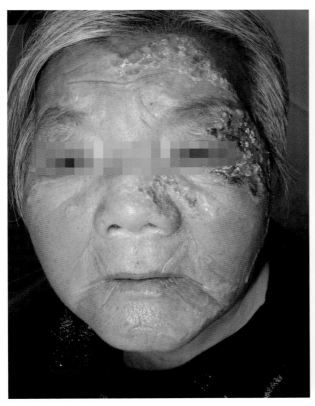 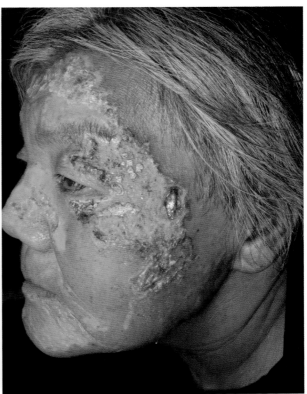

（六）火激红斑（erythema abigne）

是一种持久性的红斑和色素沉着，因局部皮肤长期受温热作用（但未发生烫伤）而引起。

🔊 诊断

1. 初期为持久性红斑、继之可有颜色较深的网状红斑，其内有紫红、白、或棕红色的异色斑点，愈合后留色素沉着。

2. 常发生于下肢烘炉取暖处，小腿胫前多见。

🔊 治疗

原因除去后，病损便逐渐自行消退。

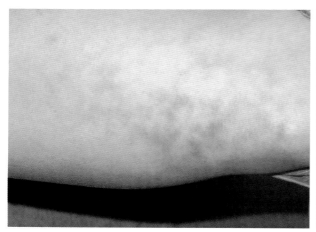

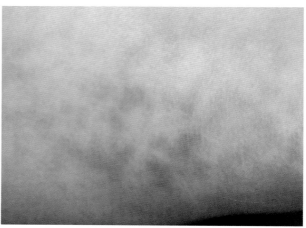

（七）种痘样水疱病（hydroa vacciniforme）

是以水疱为主的先天性光感性反复发作的皮肤病。

🔊 诊断

1. 儿童期发病，主要在鼻部、两颊、耳郭边缘、下唇和四肢伸侧，以手背尤为显著，对称发生。

2. 暴露日光处出现鲜红色红斑、深红色小丘疹或豆大至小指甲大坚实的结节，几日内迅速变成水疱，疱周绕红晕，水疱也可互相融合成大疱，部分水疱中央凹陷。严重者可化脓形成溃疡，有黄色稠厚分泌物、中心坏死，边缘锐利，结痂，在痂脱落后留有永久性凹陷性瘢痕及色素沉着。

3. 每于春夏皮疹恶化，入冬减轻或完全消退。

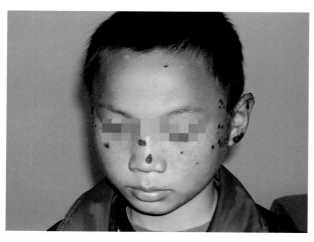

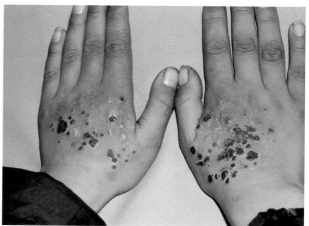

治疗

1. 避免日光照射，避免外用或内服光敏药物及食物，外用遮光剂。

2. 口服氯喹 125～250mg，每日 2 次口服，待病情控制后递减为 125mg，每日 1 次口服；羟基氯喹 100mg，每日 2 次口服。服药期间须随时注意其副作用。定期检查眼底。

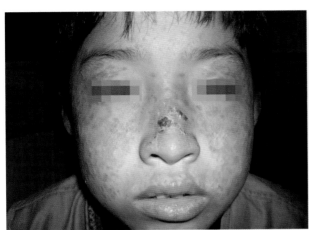
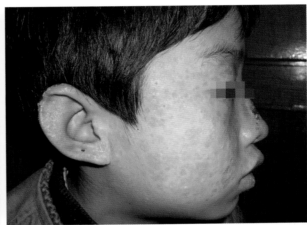

（八）痱（miliaria）

由于高湿热环境中出汗过多且不易蒸发，汗液使表皮角质浸渍、汗腺导管口闭塞，汗液淤积、导管破裂所致。

诊断

1. 红痱（miliaria rubra）　发病急，好发生在肘窝、颈项、躯干、股内侧、妇女乳房下及小儿头面部等部位。皮疹为密集排列的针头大小丘疹或丘疱疹，周围绕以红晕。皮疹成批出现，消退后有轻度脱屑。自觉瘙痒、灼热和刺痛感。

2. 白痱　又称晶形汗疹（miliaria crystallina），多发生在大量出汗、长期卧床的过度衰竭患者，皮损为非炎症性密集分布的针头大小、壁薄而微亮的小疱。轻擦易破，干后有极薄的细小鳞屑。

3. 脓疱性痱子（miliaria pustulosa）　即脓痱，痱子顶端有针头大小的浅表性小脓疱。表现为孤立、表浅、与毛囊无关的粟粒脓疱，皮损好发四肢屈侧和阴部等皱襞部位，小儿头颈部也常见。

4. 深在性痱子（miliaria profunda）　多发生在持续性高温、皮肤干燥和不出汗，反复发生红痱的患者。皮损为密集的与汗孔一致的非炎症性肤色的深在性水疱。刺破水疱有透明液体流出。瘙痒剧烈。

治疗

1. 外用痱子粉或炉甘石洗剂。

2. 继发感染者酌加抗生素外用或口服。

3. 加强通风、降温，保持皮肤清洁，避免搔抓，防止继发感染。

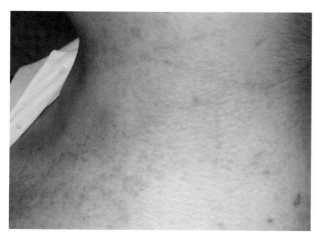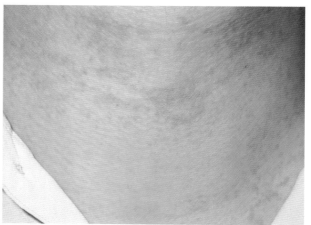

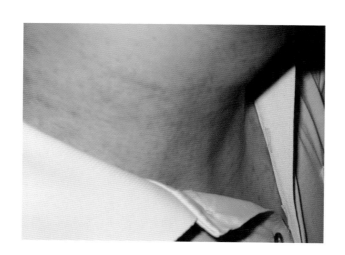

（九）烧伤（burns）

火焰、热水、蒸汽、电流、射线、激光、强酸或强碱等物理或化学物质作用于人体所引起的损伤称为烧伤。

◢)) 诊断

1. 局部表现　根据烧伤程度深浅分成：

一度烧伤：为表皮烧伤，局部皮肤发红疼痛，一般 3 ~ 5 天痊愈。

二度烧伤：浅二度是真皮浅层烧伤，局部发生水疱，疱壁薄，极度水肿，有剧痛，如不发生感染则 7 ~ 11 天痊愈；深二度烧伤达真皮深层，疼痛较轻，水疱较少，疱壁较厚，基底微红或白色皮

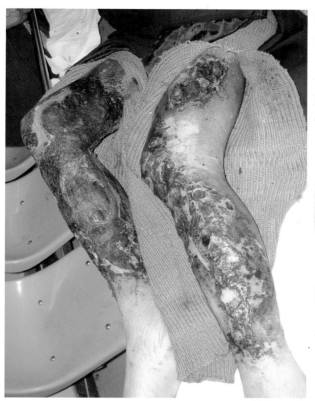

损中有红色斑点，易发生感染，一般经 3~4 周愈合，形成瘢痕。

　　三度烧伤：烧伤深度达皮肤全层或更深，皮色苍白或形成焦痂，无痛感。这类烧伤难以自愈，两周后焦痂脱落形成肉芽创面，愈合后发生萎缩性瘢痕，常因瘢痕收缩而引起局部畸形。

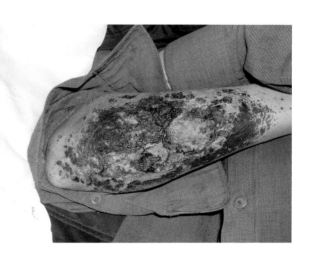

（十）冻疮（chilblain，pernio）

天气寒冷引起局限性皮肤血管收缩、组织缺血所致。

诊断

1. 皮损好发于手足、面颊、耳郭等处，常对称分布。冬季好发。

2. 典型皮损为局限性暗紫红色隆起的水肿性斑块或结节，境界不清，边缘呈鲜红色，表面紧张而光亮。触之冷凉，压之退色。严重时表面可发生水疱、糜烂、溃疡，预后遗留瘢痕或暂时性色素沉着。

3. 早期无不适感觉，或局部有麻木感，以后有痒、胀和灼热感，暖后尤甚，有溃疡时则感疼痛。

4. 多见于儿童、妇女或周围血液循环不良者。

治疗

1. 加强锻炼和营养，增强体质，促进血液循环；入冬注意全身及局部干燥保暖，手套、鞋袜不宜过紧，受冻部位不宜立即烘烤及用热水浸泡。

2. 患处每日用温水清洗后外用冻疮软膏或 10% 樟脑醋揉搽。

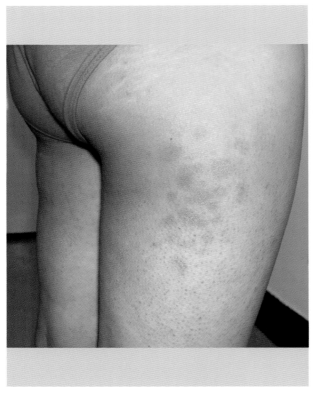
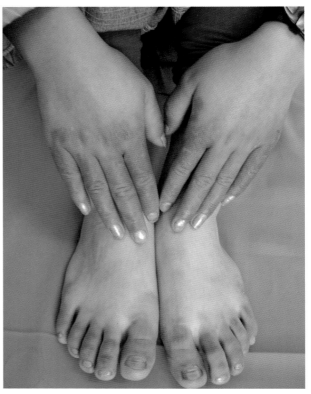

（十一）擦烂（friction）

是局部皮肤与皮肤之间长时间摩擦刺激、湿热刺激引起的皮肤炎症。

诊断

1. 多发生于湿热季节，好发于婴儿和体胖成人。

2. 皮损限于皱褶部位，如颈部、腋窝、腹股沟、臀沟、四肢关节屈面和妇女乳房下。

3. 损害处皮肤潮湿多汗，继而肿胀或表皮浸渍发白，糜烂，有浆液渗出。损害境界清楚，范围与相互摩擦的皮肤皱褶面相一致，如损害周围出现小红丘疹，常提示继发念珠菌感染。

治疗

1. 皮肤褶皱处应经常清洗，保持干燥清洁或扑以粉剂减少汗液，减轻摩擦。

2. 在红斑期仅用扑粉即可。

3. 如已有糜烂渗液，用3%硼酸溶液或生理盐水冷湿敷；如有念珠菌感染，可加抗真菌药物；如有细菌感染局部抗生素外用。

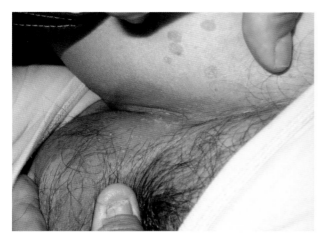
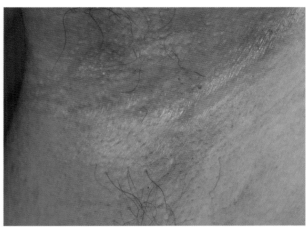

（十二）放射性皮炎（radiodermatitis）

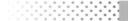 诊断

1. 分急性和慢性放射皮炎。

2. 急性放射性皮炎　多因一次或多次大剂量放射线照射引起，初为鲜红斑，重时形成水肿性红斑、水疱、糜烂、坏死、溃疡。

3. 慢性放射性皮炎　多为长期、反复小剂量放射线照射引起，皮肤干燥、粗糙、皲裂，毛发脱落，甲色晦暗，出现纵脊、色素沉着及增厚，甚至脱落。皮肤损害部位久之可以继发鳞癌。

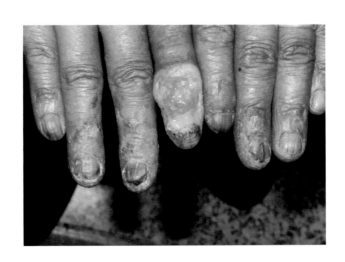

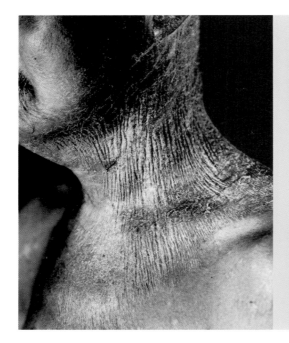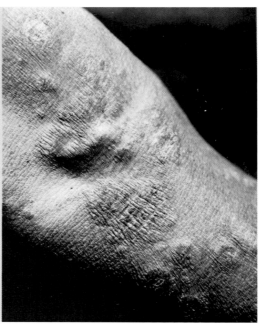

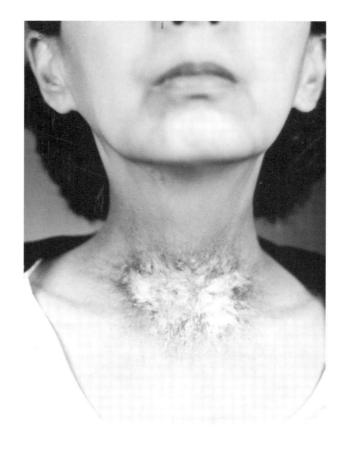

七、变态反应性皮肤病

（一）接触性皮炎（contact dermatitis）

是指人体接触某种物质后，在皮肤或黏膜上因过敏或强烈刺激而发生的一种炎症。

诊断

1. 原发刺激性接触性皮炎（primary contact dermatitis）　任何人接触后均可出现皮炎，如强酸、强碱等化学物质，接触刺激物后，局部很快出现潮红、水肿、大疱、糜烂，甚至坏死、渗出。

2. 变态反应性接触性皮炎（allergic contact dermatitis）　是由于接触变应原后激发的 IV 型变态反应引起。接触物只对某些个体产生刺激反应，少数人在接触该物质致敏后，再接触该物质，经 12～48 小时在接触部位及附近发生皮炎。

3. 皮损形态与致敏物一致，损害较一致，边缘较清楚。病久时可有浸润增厚，局部常伴瘙痒或灼痛感，重者可伴低热等全身反应。

4. 自觉瘙痒、烧灼或胀感。病程有自限性，多呈急性经过。停止接触可疑致病物，皮疹常速愈。

5. 皮肤斑贴试验　以可疑致敏物，用适当溶剂配制成适当浓度，做此试验，若阳性则表示患者对被试物过敏。本试验对变应性接触性皮炎有一定诊断价值。

治疗

1. 除去变应原，脱离接触刺激物及其他外界刺激物，局部清洁处理。

2. 口服使用抗组胺药物。

3. 局部疗法　局部作冷湿敷，外涂糊剂或皮质激素霜剂等。

4. 继发感染者局部或全身使用抗生素。

5. 皮损较重时可考虑短期使用糖皮质激素。

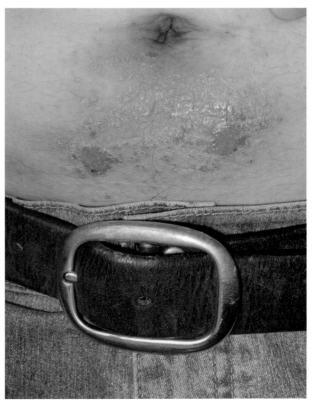

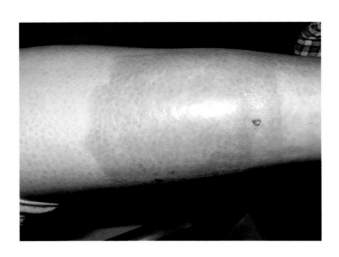

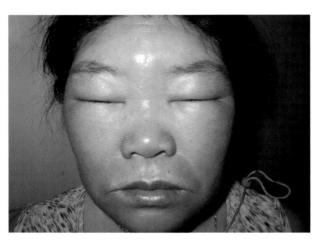
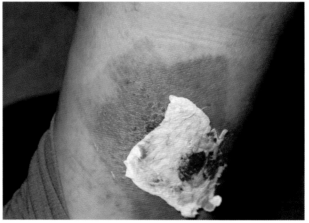

（二）湿疹（eczema）

是一种急性、亚急性或慢性变态反应性炎症性皮肤病。发病原因可能和机体的过敏性体质有关，外界因素如饮食，气候变化及接触一些物质可成为本病的诱发因素。

🔊 诊断

1. 急性湿疹   常表现为红斑基础上的丘疹、丘疱疹和水疱，可融合成片，严重者出现糜烂、渗液及结痂。

2. 亚急性湿疹   当急性湿疹皮损红肿及渗出减轻则进入亚急性阶段，表现为丘疹及少量丘疱疹，轻度浸润红斑，鳞屑等。

3. 慢性湿疹　常由急性湿疹或亚急性湿疹迁延不愈而成，表现为暗红斑，斑丘疹，皮肤肥厚呈苔藓样变，抓痕，鳞屑，色素沉着或减退，病情时轻时重，可数月或更长，皮损常局限于小腿、前臂、手、耳后、头皮、乳晕、肛周及外阴等部位。

4. 局部常伴明显瘙痒。

🔊 治疗

1. 去除可疑诱因，如避免局部刺激。

2. 局部疗法　依皮损发展阶段的不同表现选用适当剂型和药物，包括皮质激素外用制剂。

3. 全身疗法　酌情选 1～2 种抗组胺类药物。

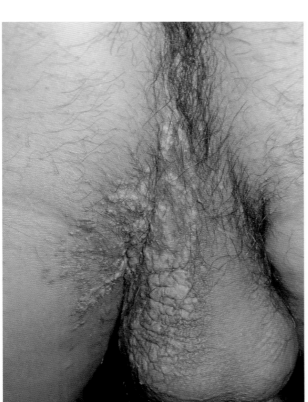

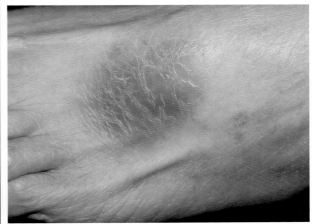

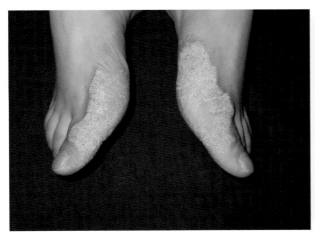

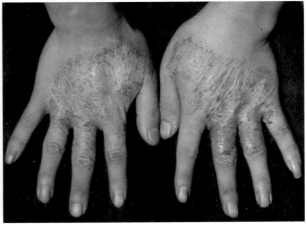

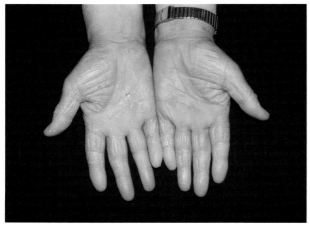

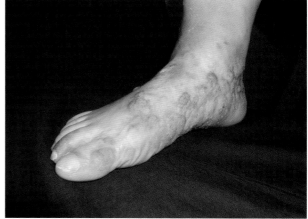

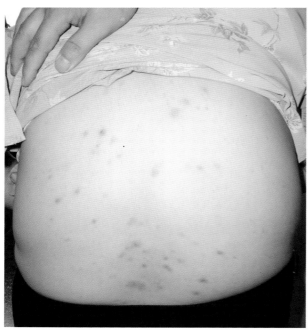

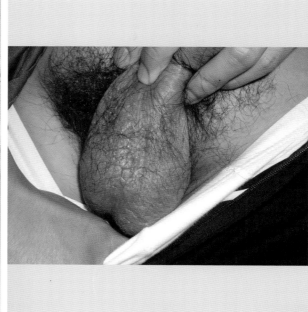

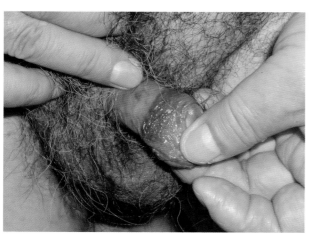

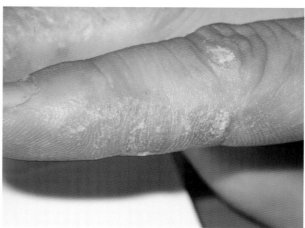

（三）遗传过敏性皮炎（atopic dermatitis，AD）

又称异位性湿疹、异位性皮炎。

诊断

1. 皮疹具有年龄阶段性特点

（1）婴儿期：皮疹常于出生后 2～3 月发生；好发于两侧面颊；病情较重以渗出性损害为多见，表现为典型的婴儿湿疹，1～2 岁时开始缓解。

（2）儿童期：由婴儿湿疹发展而成或于 4～5 岁首次发作。分湿疹型及痒疹型，前者以肘窝、腘窝为好发；后者以四肢伸侧为好发部位。主要表现为四肢屈侧呈皮肤粗糙、肥厚、明显抓痕及色素沉着。

（3）成人期：常起病于青春期；皮疹好发于肘窝、腘窝、四肢伸侧和两颈部，对称分布；常以苔藓样变为主，明显色素沉着，有明显的抓痕，酷似播散性神经性皮炎。

2. 局部常伴剧烈性瘙痒。

3. 常伴发鱼鳞病、掌纹症、毛周隆起、苍白面容及皮肤白色划痕反应等，有一定辅助诊断价值。

4. 患者常有过敏性疾病的家族史，包括荨麻疹、过敏性鼻炎、花粉症或哮喘等。

5. 实验室检查血嗜酸性粒细胞常增多。患者常有血清 IgE 增高。

治疗

1. 应避免各种内、外致敏原。

2. 酌情选用 1～2 种抗组胺类药物口服。

3. 外用药治疗要根据病情来选用，糜烂、渗出用湿敷或糊剂；苔藓化肥厚者用软膏。

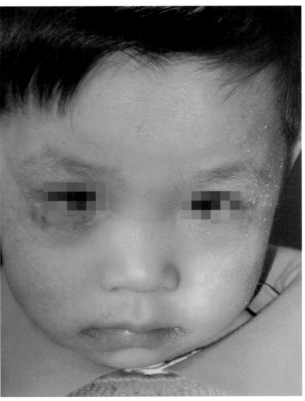

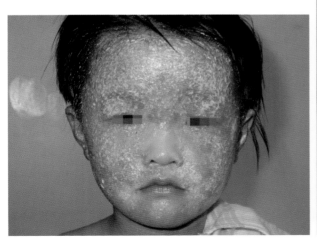

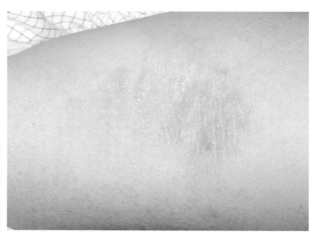

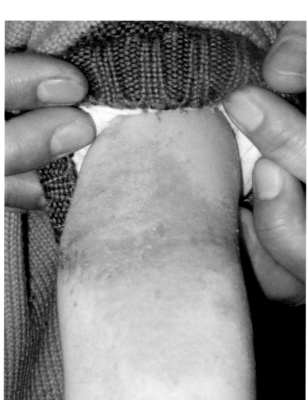

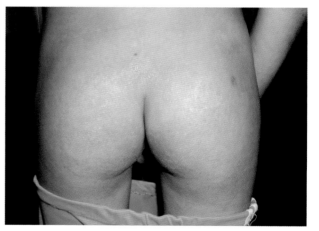

（四）皮质激素依赖性皮炎
（corticosteroid-dependent dermatitis）

简称激素依赖性皮炎或激素皮炎，是长期反复不当的外用含有激素的药物引起的皮炎。

🔊 诊断

1. 同一部位外用高效皮质激素 3 周以上，皮肤出现红斑、丘疹、干燥脱屑、萎缩、萎缩纹、毛细血管扩张、紫癜、痤疮、色素沉着异常、酒渣鼻样皮炎、口周皮炎、光过敏、多毛等。

2. 应用激素后，原发病病情虽可得到迅速改善；一旦停药，1~2 日内，用药部位皮肤发生显著红斑、丘疹、皲裂、脱屑、小脓疱、瘙痒和触痛等症状。当再用该药，上述症状和体征会很快减退，如再停用，皮炎症状又迅速再次发作，而且逐渐加重，对激素的依赖性较为明显，尤其以面部、外阴部多见。

🔊 治疗

以保护性外用药物为主，如硼锌糊等。

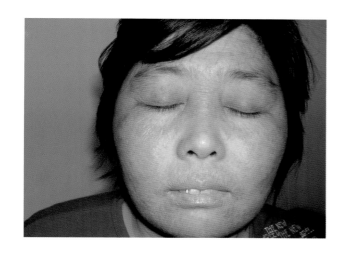
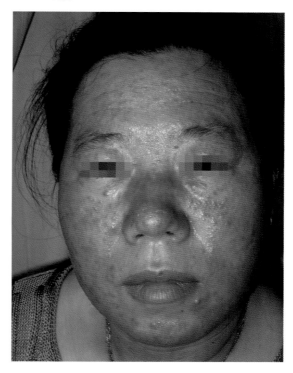

（五）颜面再发性皮炎（facial recurrent dermatitis）

🔊 诊断

1. 多见于 30 ~ 40 岁女性，20 岁左右发生也不少，其他年龄及男性也可见到。

2. 发病季节多为春秋季。表现为轻度局限性红斑、细小糠状鳞屑。有的可轻度肿胀，但不发生丘疹、水疱，亦无浸润和苔藓化。

3. 发病突然，自觉瘙痒，约经一周而消退，但可再发，反复再发时可有色素沉着。

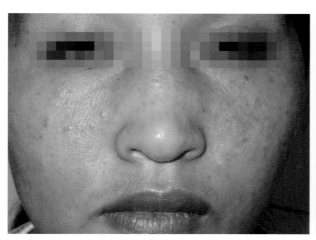
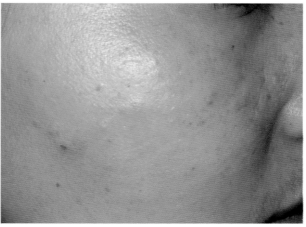

4. 初起于眼睑周围，渐次扩展至颊部、耳前，有时累及颜面全部。皮疹有的可发生于颈部及颈前三角区，但躯干、四肢等处并不发生。

（六）荨麻疹（urticaria）

荨麻疹是一种以风团为特征的局限性水肿。

🔊 **诊断**

1. 在皮肤上突然出现大小不等的红色、瓷白色或正常肤色的风团，数目及部位不定。风团可呈圆形、环形、地图形、不规则形，境界清楚。

2. 自觉瘙痒或刺痛感，皮疹常在几小时内可消退，一般持续存在不超过 24 小时，成批发生，一天内可反复多次，消退后不留任何痕迹。

3. 少数可伴低热（急性型多见）、腹痛、腹泻（累及胃肠道时）或伴发支气管哮喘、喉头水肿等呼吸系统表现，后者喉头发堵、胸闷、呼吸困难，严重者甚至窒息死亡。

4. 根据起病缓急、病程长短可分为急性和慢性两型。

🔊 **治疗**

1. 尽可能找到变态原，避免接触，或作皮内试验寻找变态原，采用脱敏治疗。

2. 酌情选用一种抗组胺药物，如无效可改用另一种，或两种联合服用。

3. 局部对症处理，以止痒为主，可用炉甘石洗剂或其他止痒搽剂。

4. 急性发作、病情较重者 1∶1000 肾上腺素 0.3～0.5ml，肌注或皮下注射。

5. 急性发作并伴有严重肠胃道症状者可用皮质类固醇激素静脉滴注治疗。

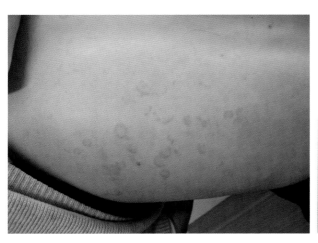 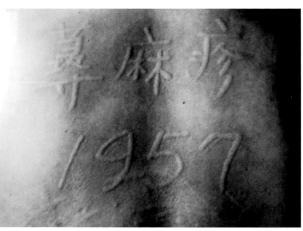

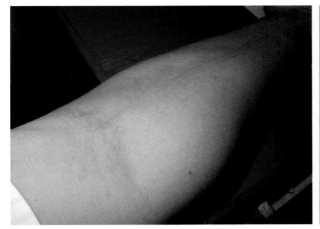

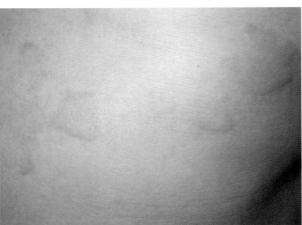

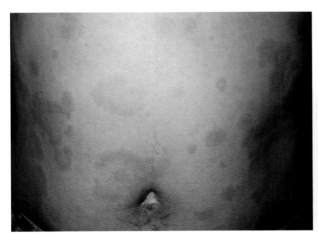

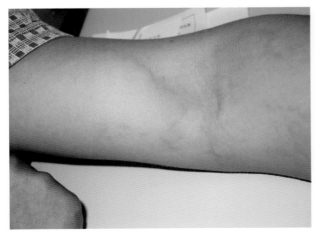

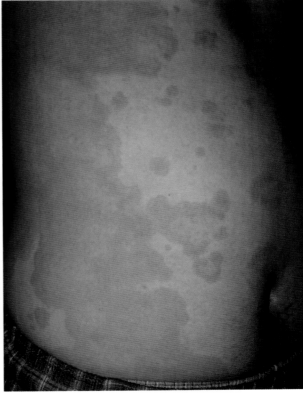

（七）血管性水肿（angioedema）

🔊 诊断

1. 多见于皮下组织疏松处，如眼睑、口唇、包皮及肢端、头皮、耳郭。

2. 水肿处皮肤紧张发亮，境界不明显，呈淡红色或较苍白，质地柔软，为不可凹陷性水肿。

3. 患者自觉不痒或轻痒，或有麻木胀感。肿胀经 2～3 天后消退，或有较久者，消退后不留痕迹。常单发或在同一部位反复发生，常合并荨麻疹。

4. 当喉头黏膜发生血管性水肿时，可有气闷、喉部不适、声嘶、呼吸困难，甚至引起窒息。一般无全身症状。

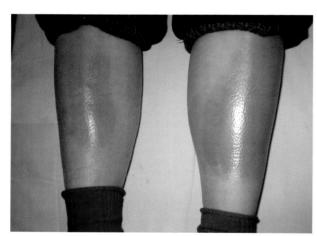

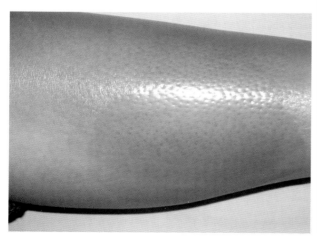

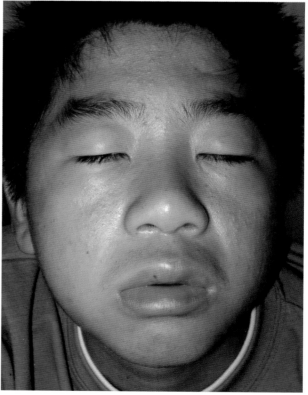

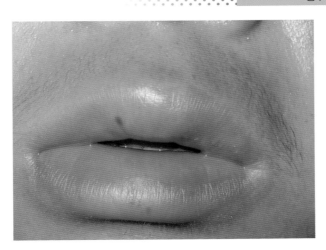

（八）丘疹性荨麻疹（urticaria papulosa）

🔊 诊断

1. 一般于温暖季节发病，个别患者常年不缓解。

2. 皮损为 1~2cm 直径大小红色风团，中心有丘疹或水疱，有的皮损中心可见叮咬痕迹，风团可较快消失，中心部损害则变硬，呈红或褐色丘疹，持续 3~7 天。损害常分批出现。皮损往往限于暴露部位，如腰、背、臀、四肢，群集而不融合。自觉症状刺痛或灼痛，多伴奇痒。

🔊 治疗

1. 消除致病因素，注意个人及环境卫生。

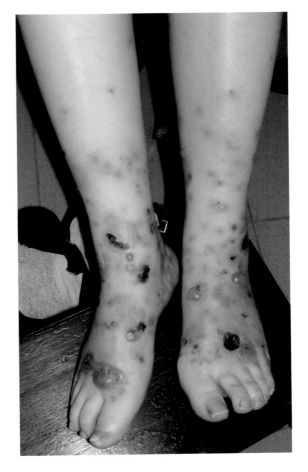

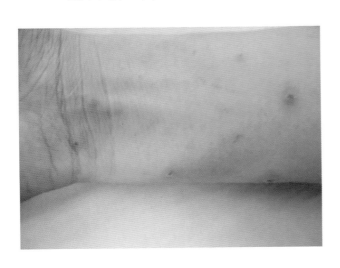

2. 内服抗组胺药如西替利嗪，赛庚啶、去氯羟嗪等均可选用。

3. 局部外用炉甘石洗剂或虫咬水外用以止痒、中和毒素，缓解局部症状，外用皮质激素等。

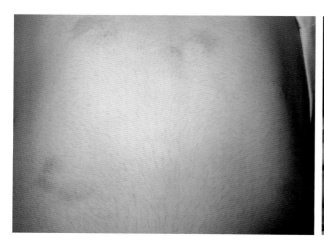
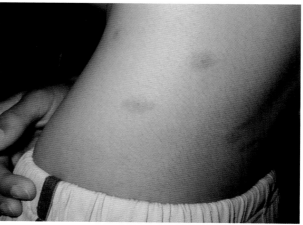

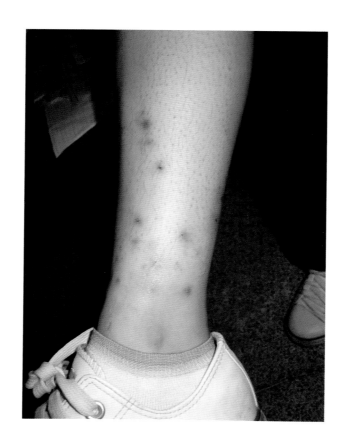

（九）药疹（drug eruption）

药疹是系统用药（口服，注射、灌注等）引起的一种急性发疹性反应。可以引起药疹的药物很多，常见的有抗生素类（青霉素为多见），解热镇痛药及抗痛风药（安乃近、阿司匹林、卡马西平、别嘌呤醇等），镇静催眠药（氯丙嗪、苯巴比妥等）、磺胺药以及血清制品等。

1. 荨麻疹及血管性水肿型

🔊 诊断

（1）发疹前有明确用药史。

（2）用药后至发疹之间的间隔时间（潜伏期）有一定规律性，如为首次用药，为 4～20 天，一般 8～9 天。如为再次用药且已对其敏感，常在 24 小时以内。

（3）皮疹分布常呈泛发性，对称性。

（4）常伴发热等全身症状，重症患者可有心、肝，肾等内脏器官损害。

（5）病程常具有自限性，一般 2～4 周可痊愈。

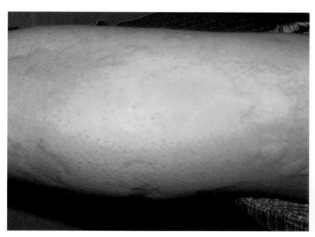

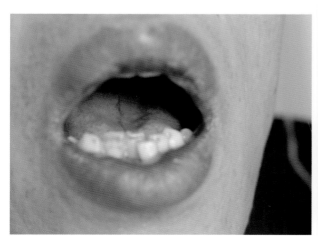

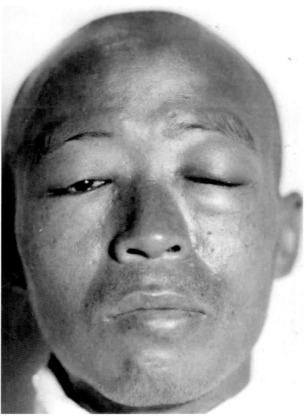

2．固定性药疹

本型药疹在国内很常见，占各型药疹总数的 21%～39%。可能与变态反应有关，常引起固定性药疹的药物主要是磺胺药、解热镇痛药、安眠药巴比妥等三类药物。

诊断

（1）发病前有明确的服药史，一般 4～20 天。

（2）有一定的潜伏期，短则数分钟，长则十数日。

（3）典型的皮损为限局性圆形或椭圆形红斑，鲜红色或紫红色，水肿性，炎症剧烈者中央可形成水疱。发生于生殖器时常引起糜烂或溃疡。经过 10 余日红斑吸收，消退，残留紫褐色色素沉着斑片。每次复发均固定在同一部位，复发次数越多，色素沉着越明显，皮损数目可逐渐增多。

（4）皮损可发生于全身任何部位，但多见于口唇及口周、龟头、肛门等皮肤黏膜交界处和四肢远端，其中发生于皮肤黏膜交界处者约占 80%。

（5）每次服用同样药物后则在同一部位发生，亦可出现新的损害。数目可单个或多个，亦有广布全身者。

（6）自觉瘙痒，发于外生殖器部位者自觉疼痛。

（7）痊愈后，如再服原致病药物，即使用量极小，常于数小时甚至数分钟内导致再发。

（8）本病多数病例无全身症状，但皮损泛发时可伴发热、畏寒、头晕、头痛、乏力等全身症状。

治疗

本型药疹预后良好，多数轻症患者在停药后给予外用炉甘石洗剂和口服抗组胺药等治疗后皆可迅速痊愈，少数较严重的病例可全身应用中等剂量的皮质类固醇激素。

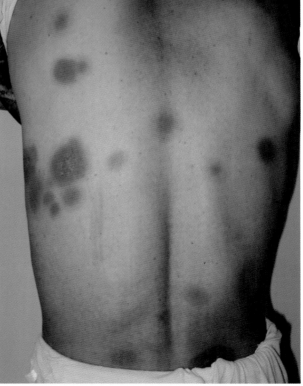

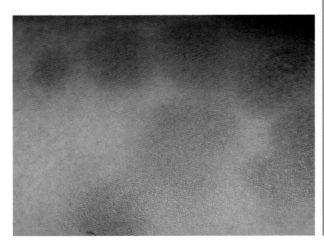

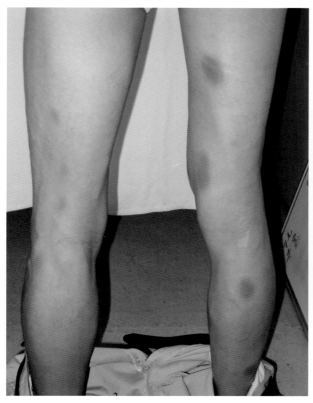

3. 大疱性表皮坏死松解型

发病率较低、但病死率在药疹中最高，若不及时治疗死亡率可高达30%。其中以解热镇痛剂最为常见，磺胺类次之。

诊断

（1）皮损特点：发病急，病情进展快。初发时可先有皮肤瘙痒、疼痛或灼热感，此后迅速出现皮疹，皮疹发生后，迅速扩展，片状皮损可互相融合，1～2日内遍及全身，深红色、暗红色及略带铁灰色斑。皮肤亦出现松解，呈Ⅰ～Ⅱ度烫伤样外观，稍擦即破（尼氏征阳性），糜烂面大量渗液，皮疹常遍及全身。

（2）中毒症状严重：有发热、全身不适、关节疼痛、烦躁不安、腰痛、呕吐及腹泻等症状。重者可神志恍惚，甚至昏迷。昏迷症状一旦出现，多示病情严重。常见的死亡原因为水电解质平衡紊乱、败血症等。

（3）黏膜损害：常有明显的眼、鼻、口腔、外阴黏膜损害。表现为水疱、剥脱、糜烂，严重患者可有角膜损害，可导致角膜穿孔。

（4）可有黄疸、肝大、肝功能异常，尿蛋白及红细胞，胸部X线检查可有肺炎或肺水肿，个别病例出现视神经乳头炎，球后视神经萎缩。

📢 治疗

（1）停用致敏药物，治疗用药尽可能简单，饮水或静脉输液以加速体内药物排泄。

（2）静脉滴注大剂量皮质激素，氢化可的松 200～400mg，缓慢滴注，每日 1 次，直至病情稳定后，逐渐减量，改用泼尼松口服。必要时采用大剂量皮质类固醇激素冲击疗法，同时补钾，大剂量维生素，全身支持治疗。

（3）静脉内输注丙种球蛋白。

（4）注意补液及维持电解质平衡：应密切注意有无低钾。在渗出较多的情况下除补充液体外还要注意补充胶体，必要时输血或血浆。

（5）加强护理：对眼部的护理治疗要及早采取措施，以防后遗症，一般每日用 3% 硼酸水清洗，如角膜受累，可每 2～3 小时用皮质激素类眼药水滴眼一次，并用含抗生素的眼药膏保护。对口腔损害要注意保持口腔清洁，经常含漱 2% 碳酸氢钠溶液或金银花水漱口。

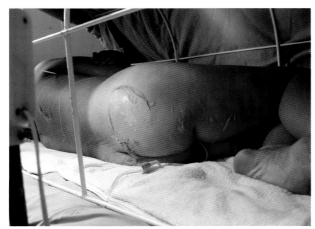 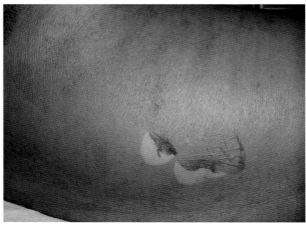

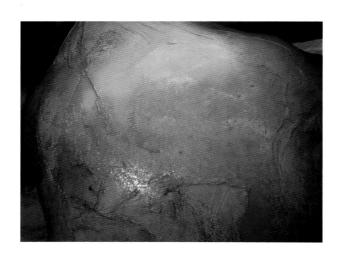

4．急性发疹性脓疱病

🔊 诊断

（1）皮疹开始于面部和皱褶处，以后泛发。

（2）皮疹为针头至米粒大小之浅表脓疱，散在、密集。

（3）急性发病，停药后几天消退。

（4）可伴有发热、寒战等全身症状。

（5）瘙痒明显，白细胞总数升高。

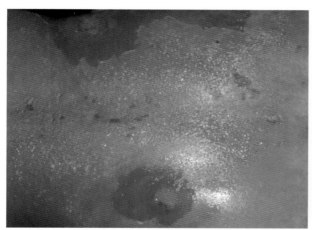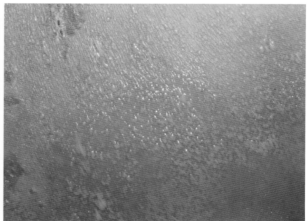

5．剥脱性皮炎型

早期以弥漫性红肿、渗出为主，后期以反复脱屑为主。

6．多形红斑型

圆形或卵圆形水肿性红斑或丘疹，中央有水疱，可对称地分布于四肢，严重者可伴有眼、口腔、外阴黏膜的水疱、糜烂，并有发热、关节痛等全身症状。

🔊 治疗

（1）停用一切可疑致病药物，包括一些和可疑致病药物结构类似的药物。

（2）病情轻微者酌情选用 1～2 种抗组胺类药物。

（3）病情较重且病因明确者需要全身应用皮质激素治疗。

（4）局部疗法以消炎、止痒、保护和防止继发感染为原则。

（5）伴继发感染时选用适当抗生素。

（6）重症患者全身状况极差者可以输新鲜血或血浆。

（7）注意及时纠正水和电解质紊乱情况。

（8）及时正确处理其他脏器损害（如药物性肝炎等）。

（9）加强护理：对重症患者做好床旁隔离，避免感染，保持室内适当温度和湿度，加强营养。

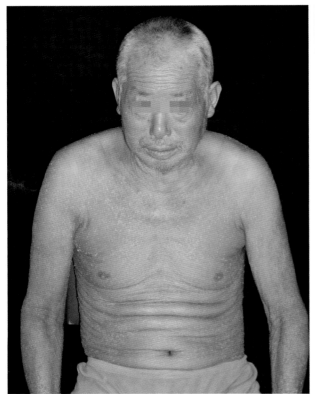
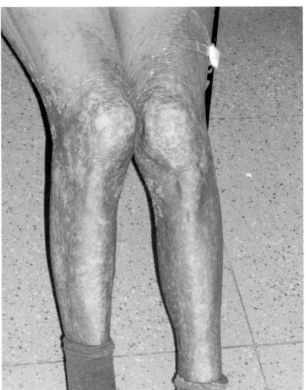
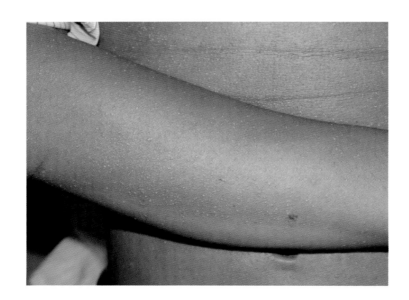

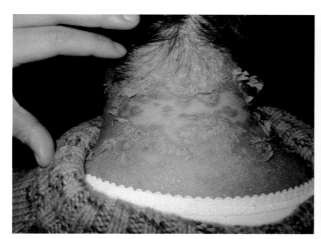
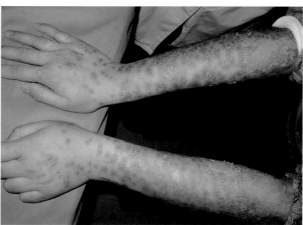

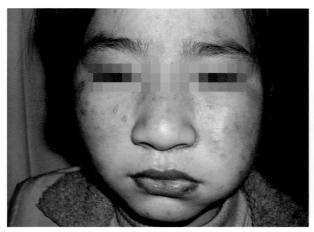
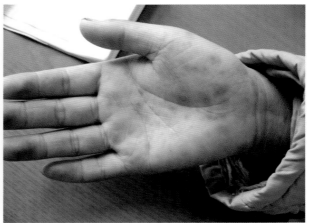

7. 光敏性药疹

（1）皮疹形态如湿疹样，主要发生在日光暴露部位。

（2）停用致敏药物后，皮疹可持续几个星期。

（3）再次使用致敏药物，光照皮肤后可在 48 小时内出现皮疹。

8. 麻疹样药疹

（1）皮疹数量多，范围广，密集对称分布。

（2）弥漫性鲜红色斑疹或斑丘疹，形态如麻疹样。

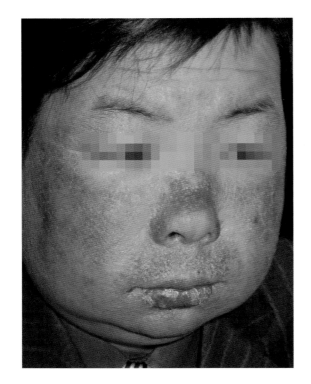

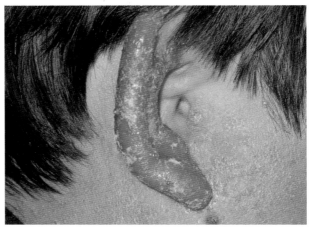

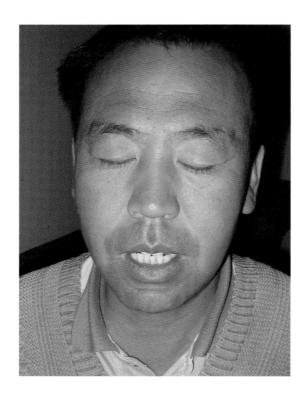

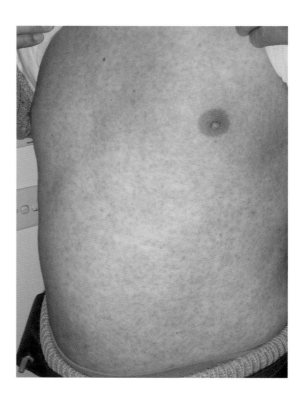

八、结缔组织病

（一）红斑狼疮（lupus erythematosus，LE）

是一种可累及多个系统的自身免疫性疾病。现认为红斑狼疮为一种病谱性疾病，病谱的一端为盘状红斑狼疮，另一端为系统性红斑狼疮。其间还包括播散性盘状红斑狼疮、深部红斑狼疮、亚急性皮肤型红斑狼疮等亚型。

1. 系统性红斑狼疮（systemic lupus erythematosus，SLE）

系统性红斑狼疮是多发于中青年女性的一种自身免疫性疾病，可侵犯皮肤和全身多个内脏器官，为红斑狼疮中最严重的一型。

诊断

（1）皮肤症状：特征性皮损为分布于两面颊部和鼻背的水肿性鲜红或紫红色蝶形斑，消退后不留瘢痕，也无萎缩，光敏感，可伴发雷诺征；手、足、肢端可有充血或出血性斑点，边缘清楚或不清楚；盘状损害，约有25%的患者可表现DLE的典型损害；尚可见弥漫性或额顶部参差不齐的短发（狼疮发）（Lupus hair）和毛发稀疏现象。

（2）黏膜症状：常见为口腔溃疡。

（3）全身一般症状：发热、无力、食欲不振、体重下降等。

（4）内脏受累表现：包括肾脏、心脏、肺、中枢神经系统、骨髓及造血系统、骨关节、肝。

（5）组织病理：红斑狼疮的基本病理变化为结缔组织的黏液样水肿、纤维蛋白样变性以及坏死性血管炎。

（6）实验室检查：①贫血：不同程度的低色素、正色素性贫血，甚至溶血性贫血；②白细胞减少，以淋巴细胞减少为主，严重者嗜酸性粒细胞减少或消失，一般白细胞总数低于 $4 \times 10^9/L$，血小板减少；③活动期血沉可显著增快，缓解期可正常；④血清蛋白电泳可出现 γ 和 α_2 球蛋白增高，SLE 活动期 IgG、IgA、IgM 均增高，以 IgG 为主；⑤补体：75%～90% SLE 患者总补体值下降，活动期以 C3、C4 下降为主，补体下降程度与病情相一致；⑥抗核抗体（ANA）活动期80%～95%患者为阳性，效价变化与病情变化相一致；⑦抗 ENA 抗体：20%～25% SLE 患者可测出抗 Sm 抗体，而且特异性高，为 SLE 的标志性抗体，但它与病情变化无关。30%～40%的患者可测出抗 nRNP 抗体。30%～40%的患者可测出抗 Ro/SSA 抗体，约10%可测出抗 La/SSB 抗体，后二者阳性者多伴有口、眼干燥症状；⑧抗 dsDNA 抗体：活动期 SLE 患者93%以上为阳性，伴肾脏损害时效价最高。抗体效价与病情变化相一致。

治疗

（1）一般治疗：患者应卧床休息，避免日光照晒，避免过劳和感冒，避免妊娠。

（2）皮质激素：根据病情严重程度选择初始剂量，可口服或静脉点滴，病情稳定后再用维持量维持，至少需用药 1 年。

（3）免疫抑制剂：选用环磷酰胺、硫唑嘌呤及中药雷公藤等。环孢素为选择性作用于淋巴细胞的免疫制剂，用于狼疮性肾炎。

（4）局部外用皮质激素霜剂。

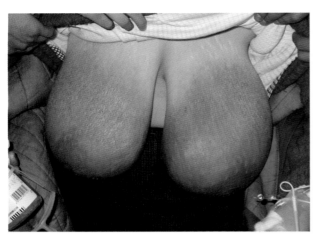 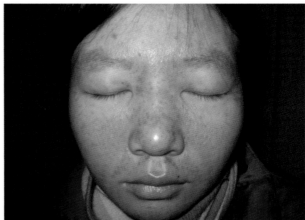

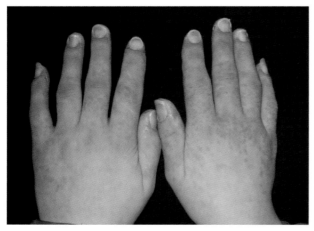 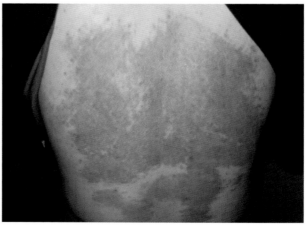

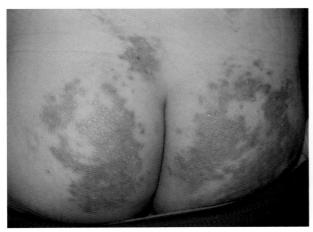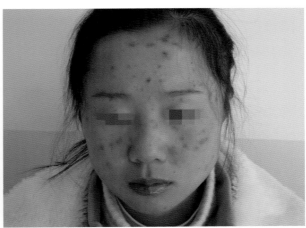

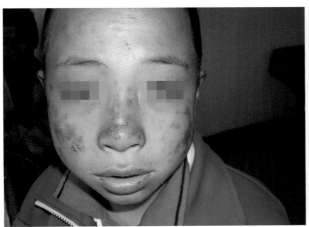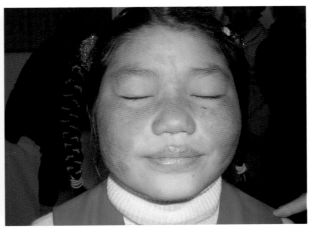

2. 盘状红斑狼疮（discoid lupus erythematosus，DLE）

🔊 诊断

（1）多见于青年女性。

（2）多见皮肤持久性盘状红斑，初起为一丘疹或红斑，渐发展为境界清楚的片状红斑，表面毛细血管扩张，覆有黏着性鳞屑，鳞屑下有角质栓及扩大的毛囊孔，皮损继续向外扩展，周边红肿，中央萎缩，色素减退，外围色素沉着，构成萎缩、红肿和色素沉着三带特征的盘形。

（3）皮损多见于颧、颊、鼻、外耳、手背等曝光部位。颧部和鼻背部皮损可连接成蝶形，如还累及手、足、四肢和躯干等处称为播散型。

（4）患者对日光敏感，在日晒或过度劳累后加重。

（5）30%患者可出现黏膜损害，以下唇多见，为境界清楚的灰白色角化过度斑，可有灰褐色鳞屑或糜烂。

（6）有时可发生低热、乏力、关节酸痛。

（7）病程缓慢：可多年不愈，少数皮损可自行消退，但易复发。

（8）实验室检查：一般无明显异常，可有 ESR 增快，WBC 减少，丙种球蛋白升高，RF（+），少数患者 ANA（+），但效价较低。

（9）组织病理：角化过度，毛囊角栓，表皮萎缩，基底细胞液化变性，真皮血管及附属器周围淋巴细胞呈块状浸润。真皮浅层水肿，血管扩张，少量红细胞外溢。

（10）免疫病理：皮损处直接免疫荧光检查（DIF），示表皮真皮交界处有 IgG 及（或）IgM 及（或）C3 沉积。

（11）特殊类型：①播散性盘状红斑狼疮：皮损广泛发生于四肢、躯干，可缓解与发作交替出现，当发作时，不是常见的白细胞和血小板减少，而是白细胞增多，其中约20%患者出现系统损害，符合 SLE 的诊断标准，即发展成 SLE；②肥厚性或疣状盘状红斑狼疮。

🔊 治疗

（1）避免日晒及寒冷等刺激。

（2）外用皮质激素霜，皮损局部封闭［曲安西龙（去炎松）混悬液、醋酸泼尼松龙混悬液］。

（3）氯喹、羟基氯喹、反应停、小剂量皮质激素等口服。

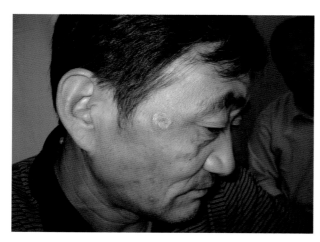
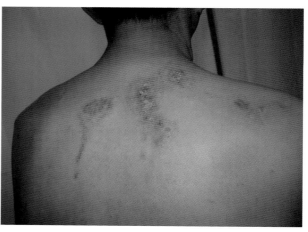

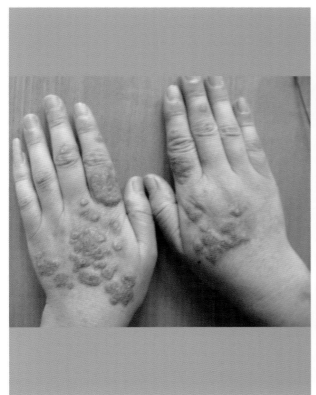

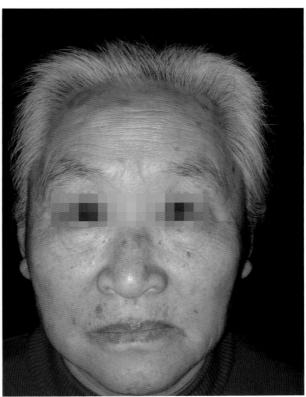

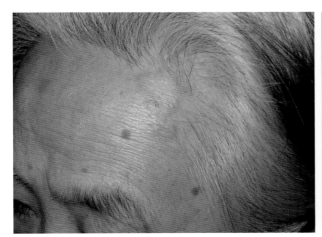

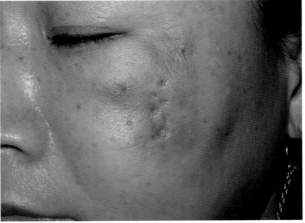

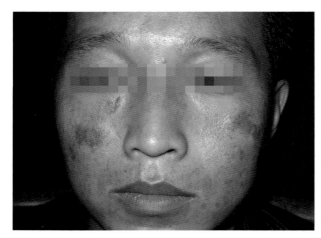
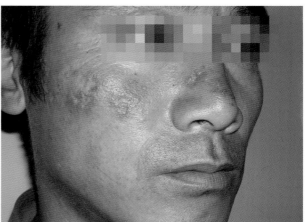
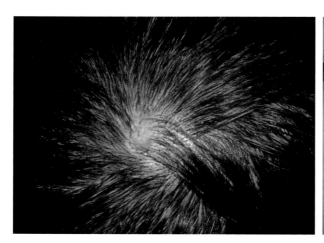
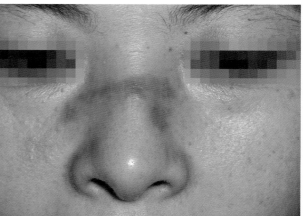
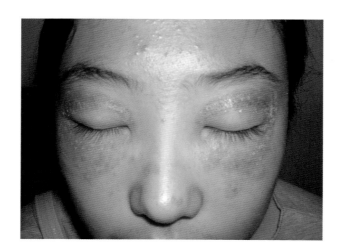

3．亚急性皮肤型红斑狼疮（subacute cutaneous lupus erythematosus，SCLE）

诊断

（1）半数患者符合 SLE 诊断标准，但系统损害轻，主要以皮肤损害为主。

（2）皮损主要有两种：①环状红斑型：初起为水肿性丘疹，逐渐扩大呈环状或多环状或不规则形，表面平滑或覆有少许鳞屑。常伴有不同程度全身症状，如关节酸痛、低热、乏力等，光感也较常见；②红斑丘疹鳞屑型：初起为小丘疹，逐渐扩大成斑块，覆有少许鳞屑。

（3）好发于面、颈、上肢伸侧、手、足等部位。

（4）持续数周或数月可自行消退，愈合不留瘢痕，但可在原处或他处复发。

（5）可伴有光敏感、雷诺现象、脱发、关节痛或关节炎等。

（6）抗核抗体和抗 Ro、抗 La 抗体阳性，少数抗 dsDNA 及抗 Sm 抗体阳性。可有白细胞和血小板减少，血沉增快。

治疗

与 DLE 相似，全身症状明显者可以口服糖皮质激素，也可选用环磷酰胺、硫唑嘌呤等免疫抑制剂治疗。

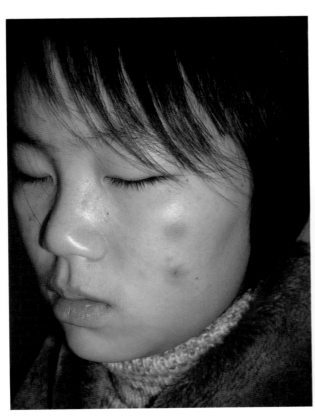

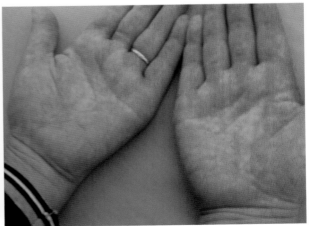

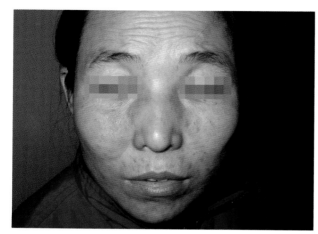

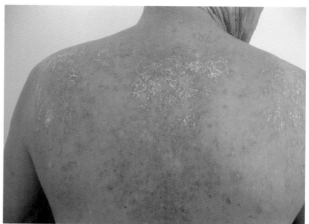

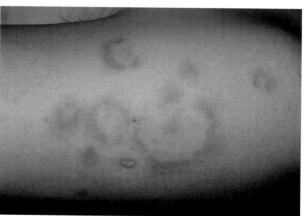

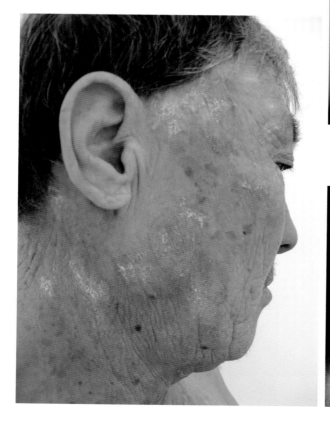

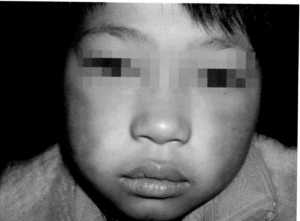

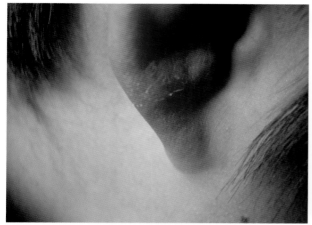
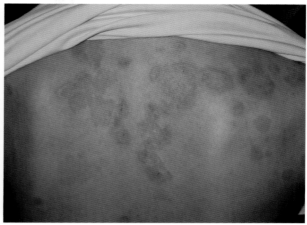

4．深在性红斑狼疮（lupus erythematosus profundus，LEP）

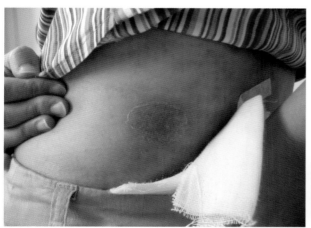

 诊断

（1）大多为中年人。

（2）表现为深部皮下结节或斑块，一个或多个，蚕豆至手掌大小，质硬，边缘清楚，表面皮肤为皮色或淡红色。多无明显症状，少数可伴疼痛。

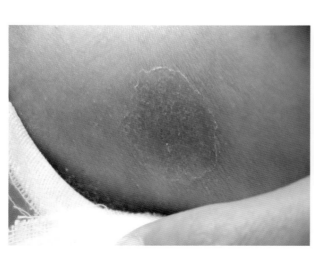
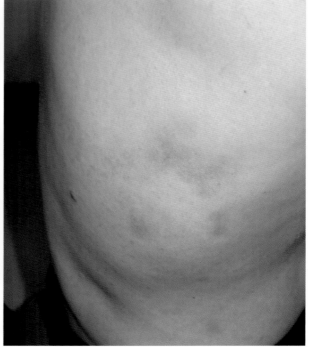

（3）可发生于任何部位，但以面颊、臀、臂部多见，其次为胸、股部。

（4）病程缓慢，可互相融合成斑块或吸收后皮面塌陷，或坏死、溃疡后呈萎缩性瘢痕，发生于头皮部的可以导致永久性脱发。

5. 新生儿红斑狼疮（neonatal lupus erythematosus，NLE）

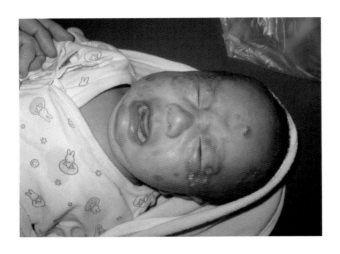

 诊断

（1）好发于3个月的新生儿，以女性多见。

（2）皮损为 SCLE 样的环状鳞屑性红斑，主要见于头颈、眼眶周围等曝光部位。

（3）常伴完全性或不完全性先天性心脏传导阻滞（CHB），血小板减少、溶血性贫血等。

（4）Ro/SSA 抗体为标志性抗体，且母婴血中均为阳性。

（5）多呈良性病程经过，大多数在 6～12 个月内自然消退，个别患者可发展成 SLE，伴皮疹和 CHB 者预后较差。

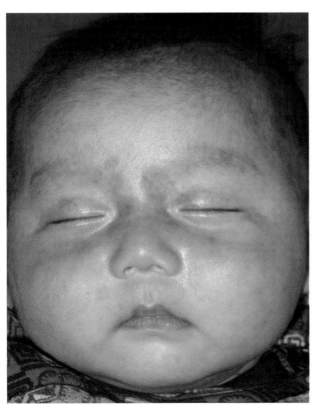

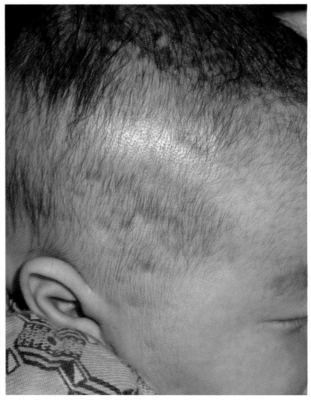

6. 疣状红斑狼疮（verrucous lupus erythematosus）

🔊诊断

（1）皮损好发于面部。

（2）非瘙痒性丘疹及结节性损害，皮损显著高出皮面，表面可呈疣状，与肥厚性扁平苔藓相似。

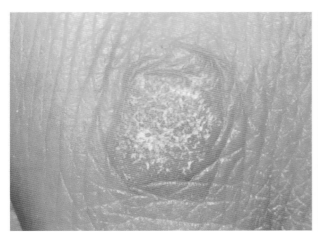
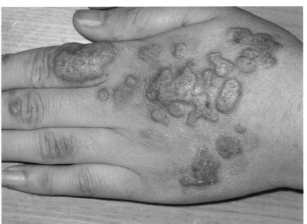

（二）皮肌炎（dermatomyositis，DM）

是一种主要累及横纹肌，以淋巴细胞浸润为主的非化脓性炎症病变，可伴有或不伴有多种皮肤损害，也可伴发各种内脏损害。

🔊诊断

1. 以双上睑为中心的面部暗紫红色水肿性红斑，可见于60%～90%的DM患者，它与肌炎及病情活动相平行。可延及额、颧、颊、耳前、颈部及上胸V字区。躯干部皮疹可呈弥漫性或局限性，可伴有萎缩、毛细血管扩张及皮肤异色症样改变。关节伸面紫红色或红色丘疹，扁平或尖顶，米粒至绿豆大小，可融合成斑片，边缘不整齐，表面有细小鳞屑性丘疹（Gottron征）。甲周可见毛细血管扩张性红斑，表面可有淤点、萎缩、瘢痕。

2. 四肢近端横纹肌（股四头肌、三角肌）软弱无力常为本病的早发症状。对称性四肢近心端肌肉进行性乏力、疼痛、触痛为特征性肌肉症状。颈肌受累，则抬头困难。咽喉及食管肌受累可出现吞咽受阻、咀嚼无力，进流食时发呛。肺部可发生5%～10%的弥漫性间质纤维化。

3. 血清中肌酶增高，如肌酸磷酸激酶（CPK）、醛缩酶（ALD）、谷草转氨酶（GOT）及乳酸脱氢酶（LDH）等。其中CPK、ALD的改变与症状活动与否有较平行的关系。

4. 肌电图　显示为肌源性萎缩相肌电图，而非神经源性病变。

5. 组织病理　主要病理改变为局灶性或弥漫性的肌纤维颗粒及空泡变性、肌纤维肿胀、横纹消失。

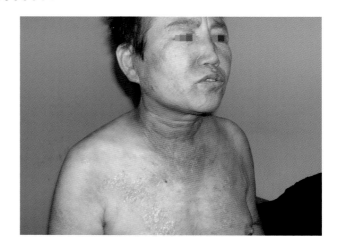

🔊 治疗

1. 急性期应卧床休息，对中老年患者需认真进行系统性检查，以期及早发现内脏恶性肿瘤。

2. 皮质激素　急性期以泼尼松为主，待病情控制后逐渐减量。

3. 免疫抑制剂　必要时可与糖皮质激素合并或单独用药。

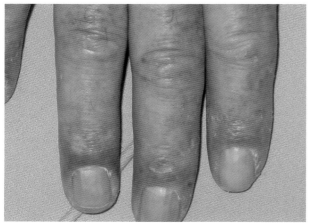

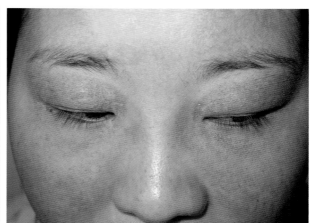

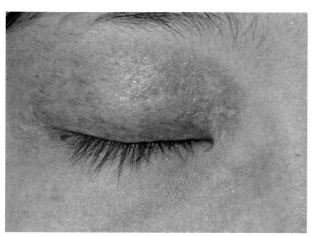

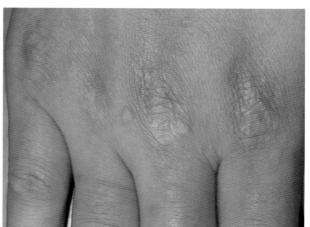

（三）硬皮病（scleroderma）

病因不明。是一种以皮肤各系统胶原纤维硬化为特征的结缔组织疾病。

🔊 诊断

1. 局限性硬皮病（localized scleroderma）

初起为大小不一的淡红色略呈水肿的斑片，渐扩大，数月后硬化呈淡黄色或象牙白色，表面光滑发亮、无汗、毳毛脱落，周围有时可绕以紫红色晕轮，皮损形状不一，可呈点状、片状或带状，好发部位为额部、颊部、胸前、腹部、臀部及四肢，也有泛发病例。病程经过缓慢。一般无显著自觉症状。

（1）滴状硬斑病（guttate morphea）表现为多数 0.1～0.5cm 直径大小的白色或象牙色的小圆形斑片，质较软，稍凹陷，进行期周围可见紫晕，缓解消退。好发于前胸、肩、颈等部。

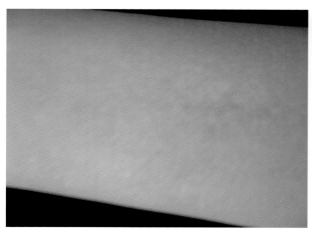
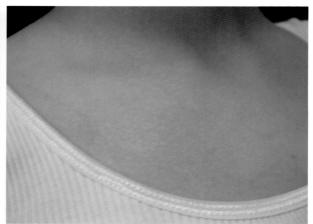

（2）斑块状硬皮病（plaque-like morphea）最多见。初起为圆形、椭圆形或不规则形淡红色或紫红色水肿性斑片，逐渐扩大、硬化，中央颜色渐变淡或呈象牙色，外周绕以淡紫色或紫红色晕，表面光滑、干燥、无毛发，有蜡样光泽，病程缓慢，数年后可变成白色或淡褐色萎缩性瘢痕。以躯干部多见，其次为四肢、面颈部。

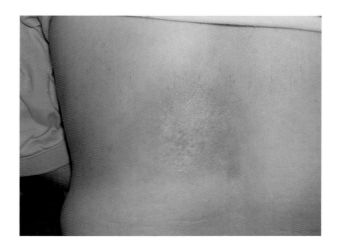

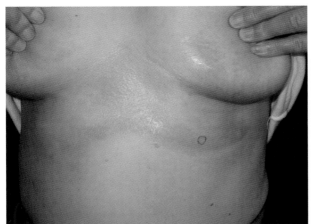

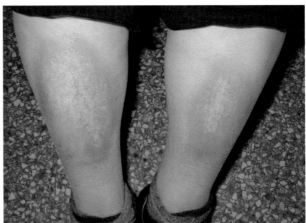

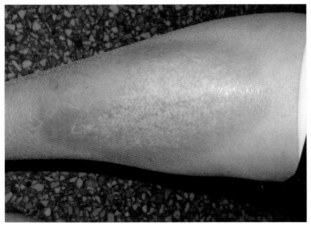

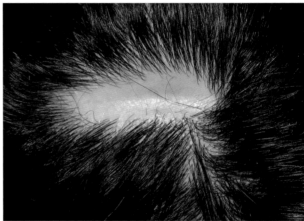

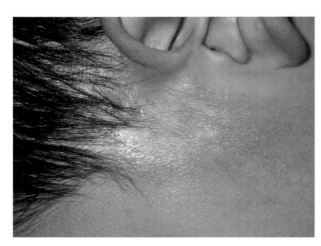

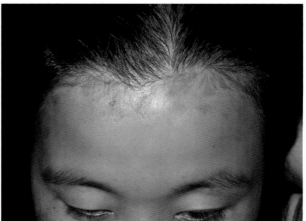

（3）线（带）状硬皮病（band or linear scleroderma）　儿童和青少年多见，常沿单侧肢体呈线（带）状分布。在头皮和额部损害，可呈刀劈状，带状萎缩、凹陷、头发脱落。

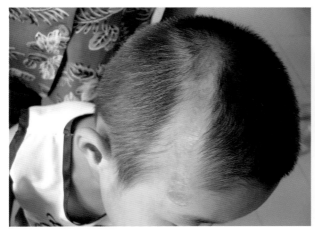

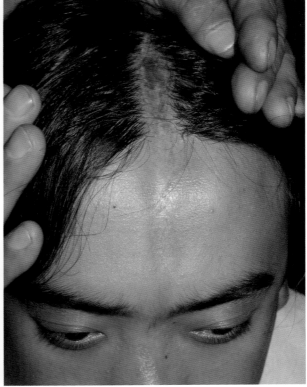

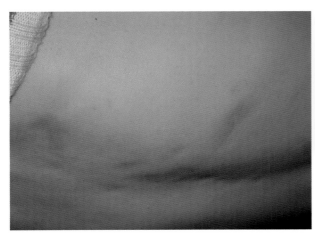

（4）泛发性硬斑病（generalized morphea）　皮损如局限性硬皮病，多见于 30～50 岁的女性，初发于躯干，逐渐扩大增多泛发于躯干上部、乳房、上肢，偶见泛发全身者。

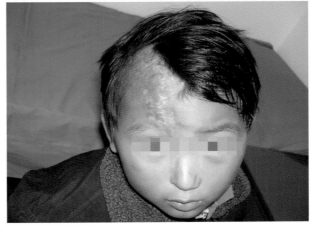

2. 系统性硬皮病（systemic scleroderma）

又分为肢端硬化型及弥漫性硬皮病，后者内脏受损较重，发展快。

典型的皮损可分三期：水肿期、硬化期及萎缩期。

水肿期：表现为皮肤紧张变厚，肤色苍白或淡黄，皮温略有降低。早期可先出现手指和手背肿胀，有时可发生于躯干、二肘及面部，水肿呈非凹陷性。

硬化期：皮肤增厚发生纤维化，变硬，表面蜡样光泽，不能捏起。面部受累可使表情丧失呈假面具样，鼻尖似鹰嘴，唇变薄、僵硬，口周出现放射状沟纹，张口困难。手指变细，末节指尖变短，有时出现溃疡，手指伸屈受限。

萎缩期：皮肤萎缩变薄如羊皮纸样，甚至皮下组织及肌肉亦发生萎缩及硬化，紧贴于骨骼，形成木板样硬片。

（1）肢端硬皮病：又名肢端硬化症（acrosclerosis）本型较多见，占系统性硬皮病的90%。初见于成年妇女，尤多见青年期，经过缓慢。常有雷诺现象，手指呈非凹陷性肿胀，皮纹消失，皮肤渐变硬，呈蜡样，不能用手捏起。以后手指逐渐变细，指骨吸收缩短，皮损由指端渐向上发展，可累及颈部及躯干上部。面部受损时，皮肤绷紧变薄，鼻变尖，口唇有放射状沟纹及张口困难，表情丧失似假面具面容。

（2）弥漫性硬皮病（diffuse systemic sclerosis）：本型较少见，男女皆可发病。进展较快，常在短期内累及多个系统，出现相应症状。皮肤硬化常自躯干开始，以后逐渐向四肢、面部发展。皮肤发红、紧实光亮，与皮下组织粘连，不易捏起，胸部皮肤硬化紧缩时，呼吸运动受限，四肢皮肤硬化时关节活动受限。面部无表情、张口困难。内脏受累常以食管多见，肺部可有广泛的肺间质纤维化，心脏受累时可发生心肌炎、心包炎、心内膜炎、心律失常、心脏扩大及心力衰竭。肾脏受累可发生硬化性肾小球肾炎。

（3）实验室检查：血沉增快、血清免疫球蛋白增高、RF 多阴性，肾脏受累时可有蛋白尿等。食管、肺组织受累时，X 线检查可有异常，ANA 阳性率达 70% 以上，ENA 检查 Scl-70 抗体阳性，抗着丝点抗体为 CREST 的标志抗体。

（4）组织病理：早期损害为胶原纤维束肿胀和均质化；晚期表皮萎缩，真皮胶原纤维束肥厚硬化。血管壁内膜增生，管壁增厚，管腔变窄，甚至闭塞。胶原纤维间和血管周围淋巴细胞浸润。

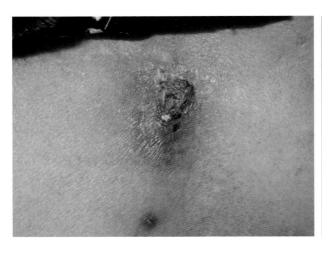
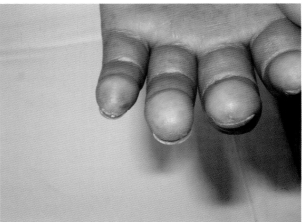

3．CREST 综合征

🔊 诊断

（1）钙质沉积（calcinosis cutis）：40％患者有皮下钙质沉积，最具特征的部位为手指、鹰嘴前区、鹰嘴区、髋骨前滑囊等，可间歇性导致炎症发生，使患者产生不适感，可通过皮肤排出石灰样物。

（2）雷诺现象（Raynaud's phenomenon）。

（3）食管功能障碍（esophageal dysfunction）。

（4）指（趾）硬化（sclerodactyly）：指（趾）皮肤硬化增厚可向近心端发展至肘、膝处，亦可累及面、颈部。

（5）毛细血管扩张（telangiectasia）：常发生于面、颈、上胸、背等部位。

🔊 治疗

（1）去除感染病灶，加强营养，注意保暖和避免剧烈精神刺激。

（2）局限性硬皮病：①皮质激素制剂；②中药以温肾壮阳，活血散结为主。

（3）系统性硬皮病：①青霉胺：可试用于弥漫性硬皮病或迅速发展的肢端硬化型，治疗中应注意本药副作用；②秋水仙碱：能阻止原胶原转化为胶原，抑制胶原的积贮；③皮质激素：仅适用早期肿胀的病例，初始剂量泼尼松每日 40mg，连服数周，渐减量为每日 10～15mg；④中药：以活血化淤为主。

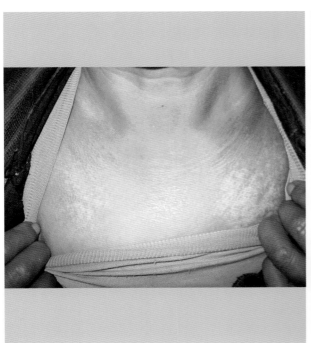
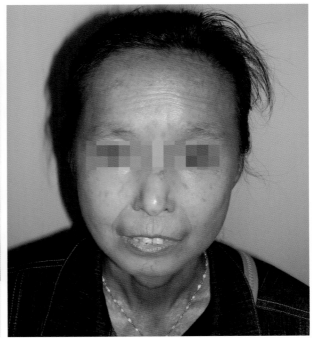

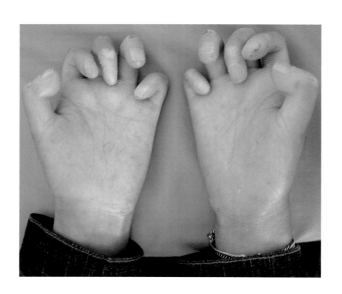

（四）嗜酸性筋膜炎（eosinophilic fasciitis）

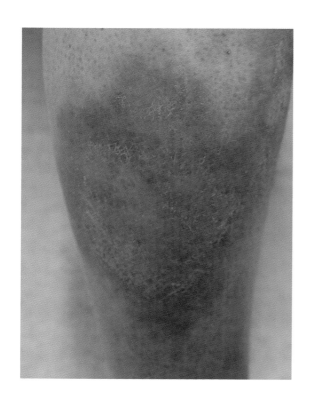

诊断

1. 发病年龄 30～60 岁为多，以男性多见。发病前常有过度劳累史，剧烈运动、外伤、受寒及上呼吸道感染等亦可能诱发本病。

2. 常以肢体皮肤肿胀、绷紧、发硬起病，或兼有皮肤红斑及关节活动受限。病变初发部位以下肢尤以小腿下部为多见，其次为前臂，少数从股部、腰腹部或足背等处起病。

3. 损害特征为皮下深部组织硬肿，边缘局限或弥漫不清。患肢上举时，病损表面凹凸不平，沿浅静脉走向部位可见坑道状凹陷。患区皮肤可捏起，纹理正常，亦可伴不同程度色素沉着。

4. 一般无明显全身症状，少数患者可伴关节或肌肉酸痛、乏力、低热等。

治疗

皮质激素疗效显著，常用泼尼松每日 30～60mg。

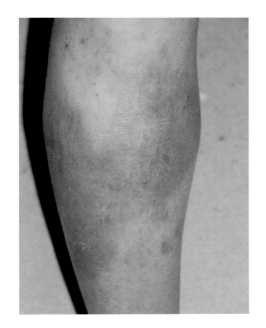
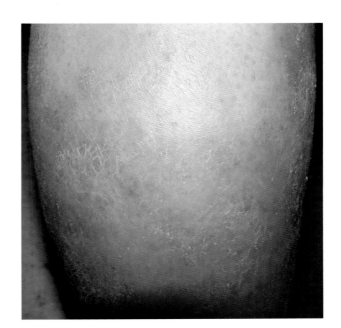

九、神经功能障碍性皮肤病

（一）神经性皮炎（neurodermatitis）

又名慢性单纯性苔藓（lichen simplex chronicus），是一种常见的慢性皮肤神经功能障碍性皮肤病，以皮肤苔藓化和剧烈瘙痒为特征。

诊断

本病多发于20～40岁的青壮年。开始发病时，局部皮肤常仅出现阵发性瘙痒，经过不断搔抓及摩擦后，出现粟粒至绿豆大小扁平丘疹，呈圆形或多角形，散在或群集分布，皮损呈正常肤色或淡红、淡褐色，部分表面有鳞屑，部分表面光滑，质地坚实。随病情发展，丘疹渐增多，并融合、扩大，形成皮沟加深和皮嵴隆起的典型苔藓样变之斑片。斑片边界清楚，大小不等，直径2～6cm或更大，周围可有少许散在的扁平丘疹。好发于颈项部、肘、四肢伸侧、骶尾部、阴部、眼睑等易摩擦和压迫处。

1. 局限性神经性皮炎

（1）皮损常发生于项部和颈部两侧，亦可发生于四肢、腰骶、股内外侧、外阴、肛周、眼睑等处。

（2）初期为患处皮肤瘙痒，经过搔抓出现成片苔藓化扁平丘疹，皮肤肥厚严重者状如皮革样。

2. 播散性神经性皮炎

（1）皮肤损害与局限性神经性皮炎基本相同，但分布较为广泛。

（2）可累及头皮、眼睑、躯干和四肢等。

（3）瘙痒呈阵发性，比局限性者更著。

（4）病程慢性，常因内外刺激而使病情加重。剧烈瘙痒影响睡眠，而致精神烦躁，情绪不稳，疲乏不振，影响生活和工作。

治疗

1. 解除精神过度紧张，调整神经系统功能，避免各种机械性、物理性刺激。忌食各种辛辣刺激性食物。

2. 口服抗组胺药。

3. 外用5%～10%煤焦油或黑豆馏油软膏、不同类型的皮质激素软膏或止痒剂。

4. 瘙痒严重影响睡眠或有神经衰弱和焦虑症状者可口服镇静催眠抗焦虑药及复合维生素B等调节自主神经药物。

5. 泛发性神经性皮炎瘙痒剧烈时，可用普鲁卡因静脉封闭。

6. 局部苔藓化明显的肥厚皮损可用醋酸曲安西龙（去炎松）混悬液局部封闭注射，每次剂量不超过40mg，每10～15天注射一次，连续2～3次。

7. 局部肥厚结节可以使用液氮冷冻、二氧化碳激光治疗或浅层X线照射等。

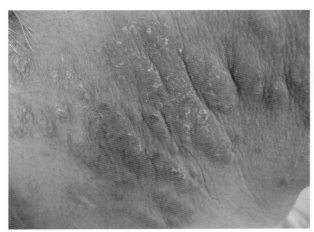

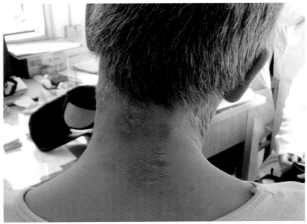

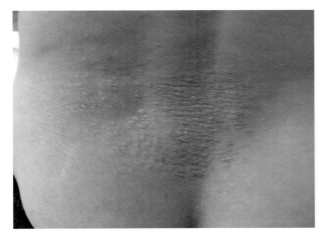

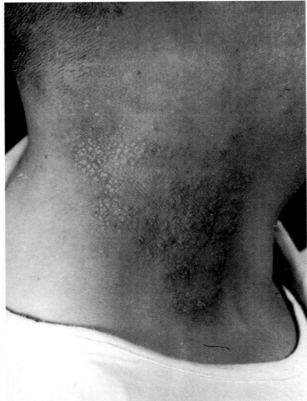

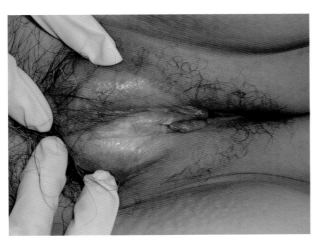

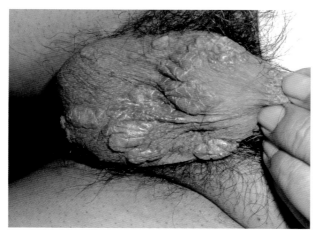
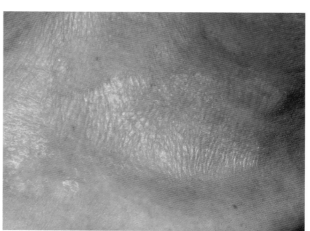

（二）单纯性痒疹（prurigo simplex）

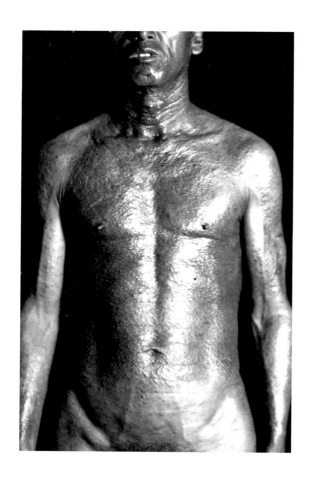

🔊 诊断

1. 多见于中年人，男女均可患病。

2. 皮损好发于躯干及四肢伸侧。常有剧烈瘙痒。

3. 皮损以坚实丘疹为主，间有小水疱和结痂，散在，不融合，分批出现，顶端常抓破，呈点状糜烂结痂，有时出现苔藓样变和色素沉着。

🔊 治疗

1. 抗过敏治疗。

2. 对有神经精神因素的患者，适当应用镇静催眠类药物。

3. 对症状严重、皮疹广泛的患者，可适量给予皮质类固醇激素治疗。

4. 外用炉甘石洗剂、皮质类固醇软膏等。

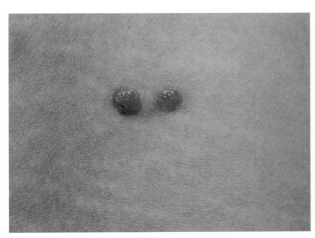
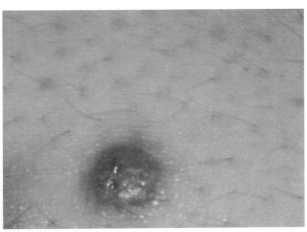

（三）结节性痒疹（prurigo nodularis）

🔊 诊断

1. 好发于四肢伸侧，多发，散在不融合。

2. 初起为淡红色丘疹或风团样丘疹，很快演变为半球形结节，质坚实，5～10mm 大小，由于搔抓角化明显，表面粗糙呈疣状，棕褐色或暗褐色。

3. 剧烈瘙痒，引起剧烈搔抓。常见于成年女性。慢性病程，易复发。

🔊 治疗

1. 口服抗组胺药、镇静安眠药和抗焦虑药。

2. 外用药选用强效皮质激素制剂，可采取封包疗法。

3. 个别顽固性皮损可以试用液氮冷冻和二氧化碳激光治疗。

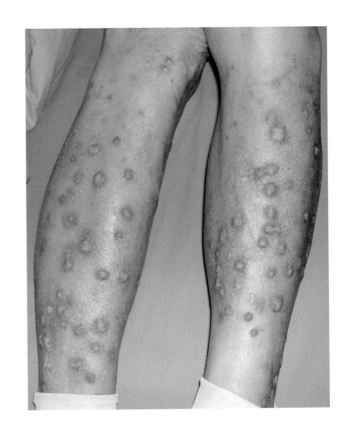

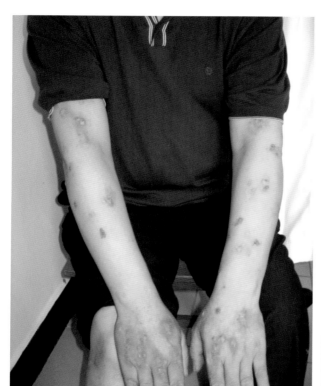

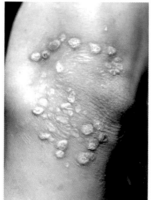

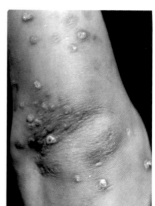

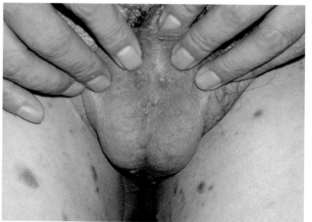

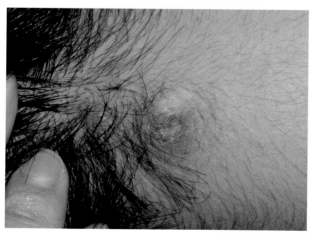

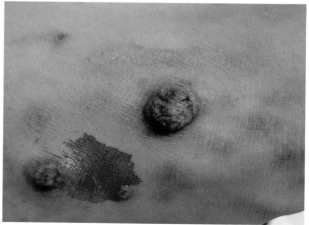

（四）皮肤垢着病（cutaneous dirtadherent disease）

可能与精神刺激，长期不愿意洗脸有关。

🔊 诊断

1. 多见于面部，也可涉及额、颈部、乳晕部，皮疹对称分布。男女均可患病，但女多于男。

2. 先是出现红色小丘疹，继而上覆灰黑色痂皮并逐渐增厚，融合为粘腻的黑褐色污垢样鳞痂，厚 3～4mm，质较软，表面皲裂呈树皮状，易剥离。

3. 可用汽油、酒精等溶剂溶掉，也可用手将痂皮剥脱。去痂后皮肤不出血，仅呈粉红色充血性改变。

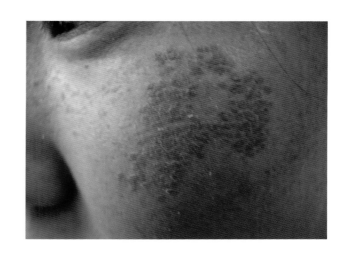

🔊 治疗

1. 外用5%水杨酸软膏或凡士林软膏。

2. 患者经常拒绝治疗，可以请心理医生会诊。

（五）神经症性表皮剥脱（neurotic excoriation）

🔊 诊断

1. 本病属自身强迫性疾病。患者无意识地强迫自己用指甲、木片、铁丝或其他物器去扣、挖、刮、抓自身皮肤。

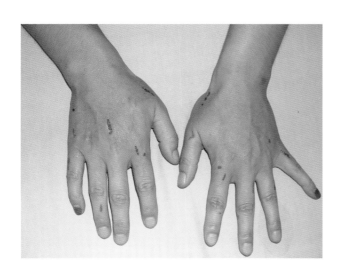

2. 凡手部易达之处，常出现不同形态的表皮剥蚀，多呈线条状，亦可有深浅不等的溃疡，上覆有血痂或浆液性结痂。

3. 本病多见于 30 岁以上的妇女，常在月经来潮前呈周期性发作或症状加重。

🔊 治疗

1. 主要应说服诱导，消除紧张感。

2. 局部可外用含有止痒剂的炉甘石洗剂或皮质类固醇霜剂，适当应用镇静剂。

(六) 人工皮炎 (dermatitis factitia)

诊断

1. 患者以指甲或刀、剪、钉等利器，机械性损伤皮肤，或以高浓度石炭酸及氢氧化钾等化学品灼伤皮肤。

2. 手、面、颈、胸等处常易受累。患者常常隐瞒其损伤皮肤的行为。

3. 局部可发生红斑、水疱、大疱、表皮剥蚀、坏死和溃疡等各种损害，也可出现刺伤和割伤后所形成的创面。

4. 如因液体化学品灼伤，则可见到化学品在皮肤上流滴时造成的条状或点滴状的损害。

5. 自觉症状常随皮肤损害的轻重而有不同程度的烧灼及疼痛感，本病并非持久性的。

治疗

主要应说服诱导，以纠正患者的心理及精神异常状态。

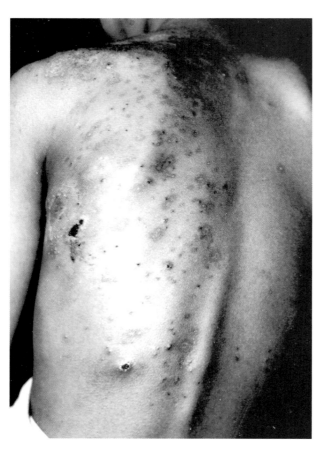
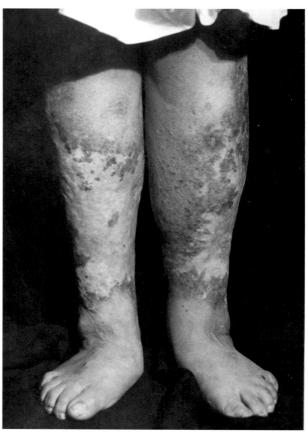

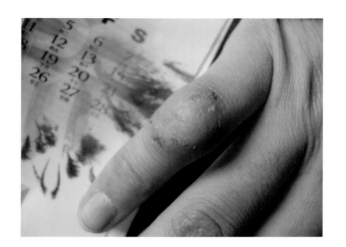

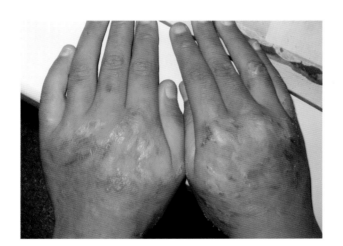

十、角化与萎缩性皮肤病

（一）毛囊角化病（keratosis follicularis）

又称 Darier 病。发病原因与遗传有关。属于常染色体遗传。

 诊断

1. 一般在青春期前起病，病情夏季加重，冬季减轻。

2. 好发于头皮、面、前胸后背等皮脂分泌较多的部位。

3. 最初的皮肤损害是坚实、正常肤色的毛囊性丘疹，表面有油腻性结痂，如将痂剥除，丘疹中央可见漏斗型的小凹窝。当疾病发展时，原发损害即角化性小丘疹互相融合，形成疣状板块或乳头瘤样增生，婴幼儿时期发病者易形成大疱性损害。

4. 病情加重时在腋下、股内侧等多汗摩擦皱褶部位出现糜烂、结痂、疣状增生。

5. 患者无明显不适症状，或仅有轻度瘙痒，皮损破溃时自觉疼痛。

治疗

1. 一般治疗　避免烈日曝晒，保持局部清洁，减少局部摩擦。

2. 全身治疗　维 A 酸，羟氯喹，抗生素。

3. 局部治疗

（1）对炎症皮损的局部治疗：包括外用皮质

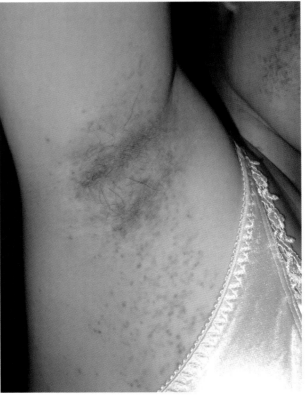

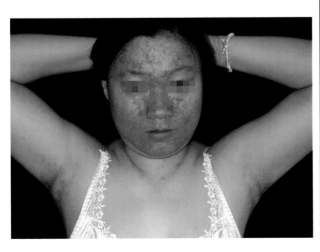

激素霜或软膏，维 A 酸软膏、5%～10% 水杨酸软膏、10% 尿素软膏、5%5-FU 软膏均可选用。

（2）对小斑片损害：曲安西龙（去炎松）悬液皮损内注射可获得迅速但暂时性的缓解。

（3）对肥厚性皮损：激光、冷冻或手术切除后植皮等均可考虑。

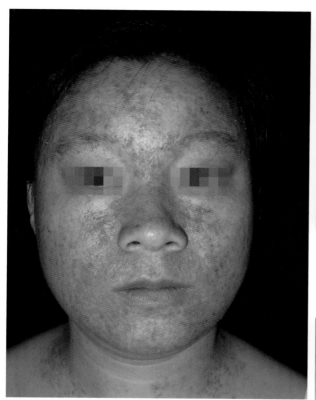

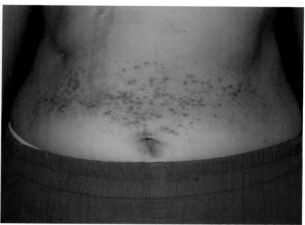

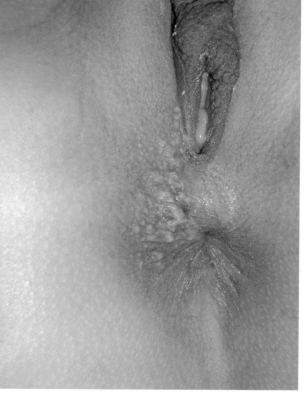

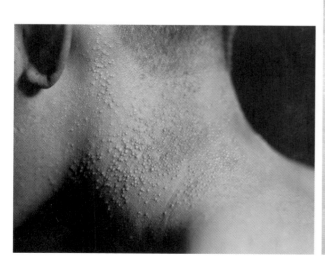

（二）掌跖角化症 （keratosis palmaris et plantaris）

是掌跖角化过度产生弥漫性或局限性掌跖增厚为主要临床表现的一类皮肤病，患者多具有家族史，自幼发病或于儿童至青春期发病。

🔊 诊断

1. 多于出生后不久，1～2 岁开始发病。常有家族史。

2. 在掌跖和指、趾屈侧（获得性者多为局限性角化增厚）对称分布角化过度，可以蔓延达掌跖侧缘及指趾关节伸面。

3. 初起时常有掌跖多汗现象。损害处皮肤角质层增厚，变硬，表面干燥粗糙，呈浅黄色，边缘清楚，无炎症性反应。

4. 一般无自觉症状，但有时可有瘙痒，发生裂隙时有触痛或疼痛，触觉迟钝，症状在寒冷干燥季节加重。

🔊 治疗

外用角质松解剂，如 5%～10% 水杨酸软膏，0.1% 维 A 酸软膏及 15% 尿素软膏等。

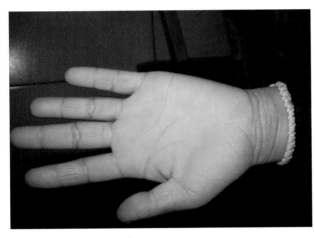
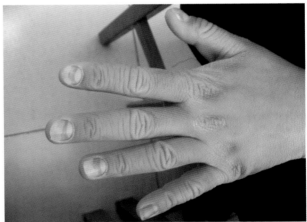
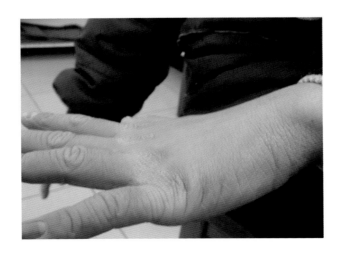

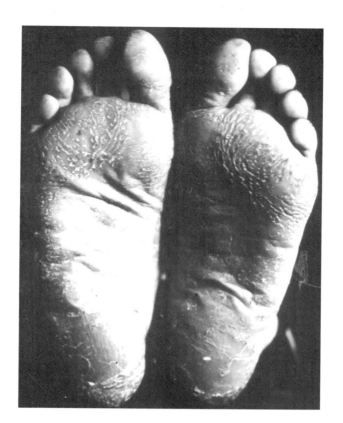

（三）毛周角化症（keratosis pilaris）

🔊 诊断

1. 多见于青年，一般无自觉症状。

2. 皮疹主要好发于上臂与股伸侧，也可见于前臂和臀部。面部、掌跖和小腿一般不发病。损害多时可累及到臀部及前臂，甚至面、眉等处，可引起脱毛和局部萎缩。

3. 皮损为针头大小、尖顶的毛囊性丘疹，无炎性反应。去掉中心角质可见中央有毳毛穿出或卷曲在内。

🔊 治疗

1. 本病预后良好，对健康无影响，一般不需治疗。

2. 5% 水杨酸软膏、10% 尿素软膏或 0.05%~0.1% 维 A 酸软膏外用。

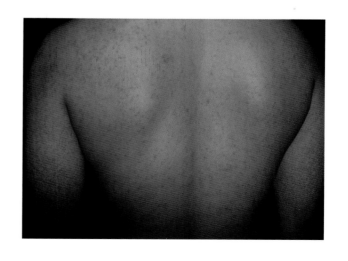

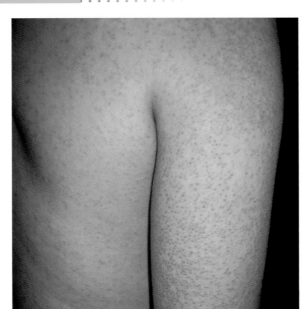

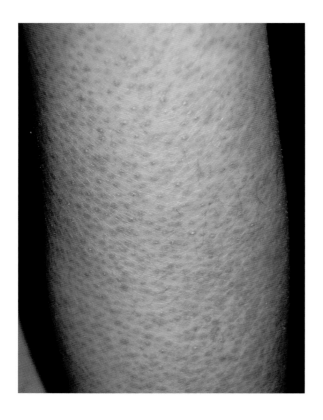

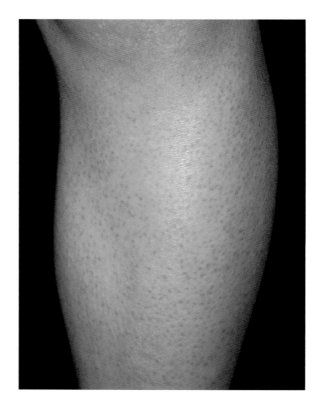

（四）剥脱性角质松解症（keratolysis exfoliativa）

诊断

1. 多见于青少年，两性相等。

2. 发病有季节性，每于季节交替时发病，如入春或入秋时发病。

3. 患者平素多汗，以双手发病最常见，双足较少被侵犯。本病主要累及掌跖部。尤以指腹、大小鱼际处皮肤剥脱较重。开始发病时患者有手部发痒，皮损初起为针头大白点，随之发生小水疱，呈领圈状脱皮，层层剥脱，可显出嫩肉来，每次剥脱 1～2 周后即能自愈。

治疗

1. 平时注意清洁卫生，保持手部干燥，对多汗症进行适当的治疗。当剥脱时要注意保护，不要去撕、剥。

2. 外用 10% 尿素软膏。

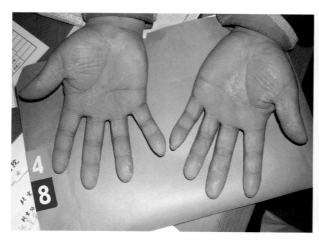 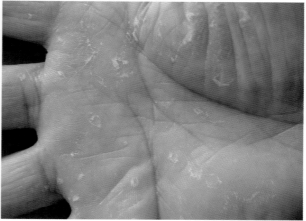

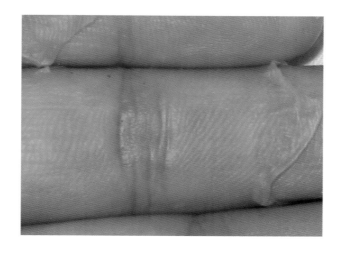

（五）进行性对称性红斑角皮病
（progressive symmetric erythrokera-todermia）

📢 诊断

1. 属常染色体显性遗传病。多于出生后不久或 3 岁以内开始发病。

2. 皮损可发于任何部位，以两手掌和足底为多见。

3. 皮损特点为角化过度性红斑，对称分布，浸润，边界清楚或不太清楚，皮疹表面干硬不易剥离之鳞屑。

📢 治疗

口服或外用维 A 酸类药物。

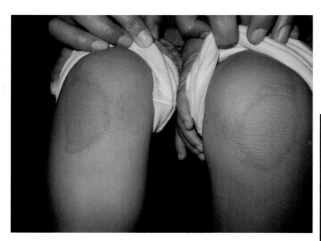

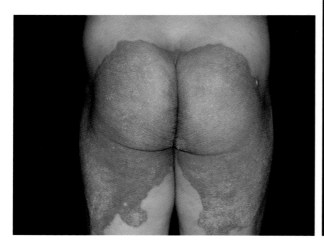

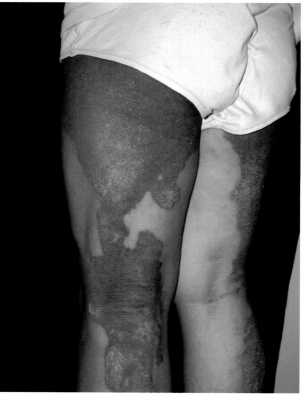

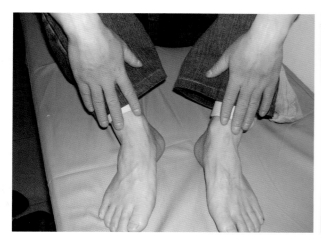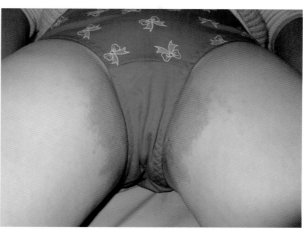

（六）Mibelli 汗孔角化症（porokeratosis of mibelli）

🔊 诊断

1. 多于青春期前后发病。一个家族中几代、多个成员患病。可发生于面部、头皮、躯干、四肢任何部位，对称性分布。可以累及黏膜、甲、毛发等。最常见的皮损表现为斑块型和单侧线状型，其他类型包括浅表播散、角化过度、掌跖泛发、点状等。

2. 发生初期为小角化性丘疹，逐渐缓慢向周围扩大，形成环形、地图形的皮损，境界清楚。皮损边缘堤状隆起，有沟槽状角化物质，颜色灰色或棕色，中央区皮肤光滑、干燥并有轻度萎缩，缺乏毳毛。皮损大小不一致，由数毫米至数厘米大小。数目数个到上百个不等。

3. 重者全身皮肤大片褐色角化斑片，环形或地图状，有的呈列序状排列，发生在眼睑处可导致睑外翻，少数患者可在汗孔角化损害上发生鳞癌。

4. 一般无自觉症状，部分患者可有皮损处瘙痒。

5. 组织病理　从皮损周边角化过度隆起处取材，可见在充满角蛋白的凹窝部中央有一个角化不全柱。

🔊 治疗

1. 无有效的治疗方法，口服维生素 A、E 或维 A 酸类制剂。

2. 外用角质剥脱剂如 5%~10% 水杨酸、0.05%~0.1% 维 A 酸软膏，他扎罗汀软膏或阿达帕林（达芙文）软膏。

3. 日晒病情加重的患者可口服氯喹或羟基氯喹。

4. 皮损少而范围小的可以适用 CO_2 激光、电灼、液氮冷冻或手术切除。

5. 定期随访，必要时重复活检，有恶变迹象应手术切除。

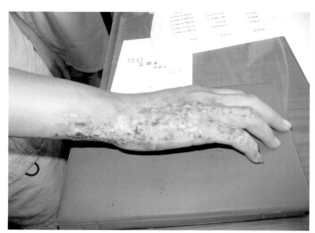 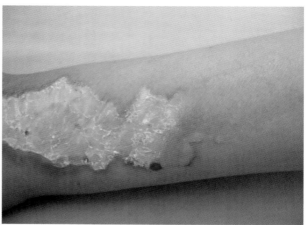

（七）播散浅表性光线性汗孔角化症
（disseminated superficial actinic porokeratosis）

是一种常染色体显性遗传性疾病，是汗孔角化症中最常见的类型。

🔊 诊断

1. 发病年龄较晚，常在 20～40 岁间，随年龄增加皮损逐渐增多、增大、颜色加深。主要发生在日光暴露部位，如面颊部、颈部、手臂、上胸背部等。

2. 在暴露部位逐渐形成直径 0.5～1cm 大小的褐红色斑，外周边缘锐利隆起，形成角化脊。中间有毛囊性的角化丘疹，脱落后留下小凹陷。数目数个到上百个不等。一般无自觉症状。

🔊 治疗

1. 对症治疗　外用 5%～10% 水杨酸软膏，或 0.05%～0.1% 维 A 酸软膏、他扎罗汀软膏或阿达帕林（达芙文）软膏。

2. 液氮冷冻治疗。皮损数目较少者可 CO_2 激光治疗。

3. 皮疹泛发患者可口服阿维 A 酯（etretinate）、阿维 A（acitretin）或异维 A 酸（isotretinoin，保肤林）。

4. 皮损日光敏感显著且广泛者可口服氯喹或羟基氯喹。

5. 尽量减少或避免日光照射。

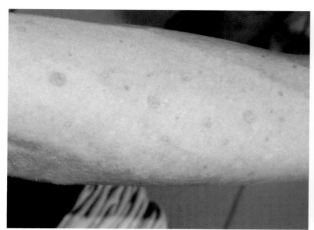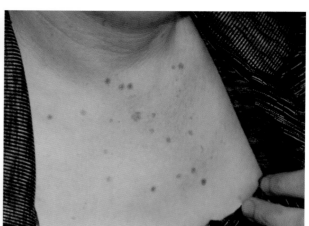

（八）砷角化症 （arsenical keratosis）

由于服用砷剂药物治疗或长期饮用含砷量高的水，造成体内砷剂过多而发病。

🔊 诊断

1. 患者有服用砷剂治疾病史。

2. 患者居住地饮水中含砷量过多，长期饮用引起体内砷剂过多，此种情况为地区性，有较多患者发病。

3. 一般先发生掌跖角化，对称分布，可以表现为点状、鸡眼状、疣状角化。躯干、四肢色素沉着，杂有色素脱失，称为砷黑变病。可以癌变，多为鳞癌。

4. 尿砷、发砷、皮肤组织内含砷量均高。

🔊 治疗

1. 二巯基丙磺酸钠 0.25g/d，肌注，或二巯基丙醇 2.5mg/kg。

2. 局部对症治疗，外用 2.5% 二巯基丙醇或皮质激素霜。

3. 对已发生鳞癌者应予手术切除。

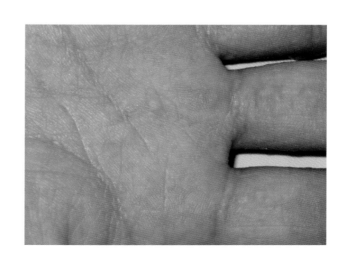

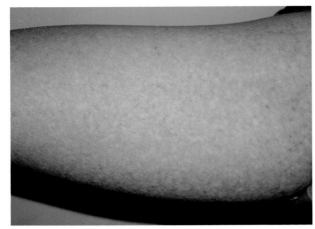
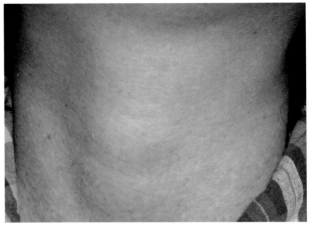
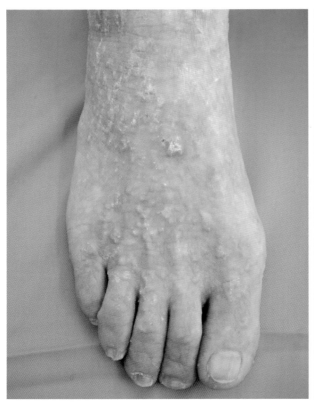
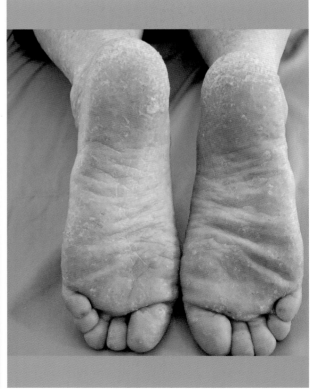

（九）疣状肢端角化症（acrokeratosis verruciformis）

🔊 诊断

1. 多在幼年时发病，男女均可发生。

2. 对称发生于手足背部，也可蔓延至手指屈侧、腕、前臂、肘、膝、掌、跖等部位。

3. 皮损为多发性角化过度性扁平疣状丘疹，质地坚实，直径 1 至数毫米，暗红褐色或正常肤色，常密集成群，颇似扁平疣，但较之更扁平。

4. 患者可有掌跖部皮肤弥漫性增厚及甲板增厚、浑浊。发病后皮损逐渐增多，持续终生不消退，一般不发生恶变。

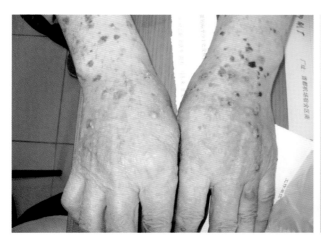 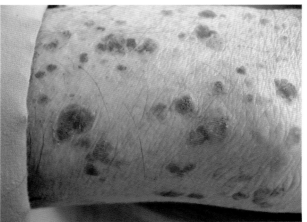

（十）点状掌跖角皮症（punctate palmoplantar keratoderma）

本病是掌跖角皮症的一个特殊类型，属常染色体显性遗传，常有家族史。

🔊 诊断

1. 通常首发于 10～30 岁。一般位于足跖者较手掌者为大，且前者可有明显触痛而后者一般无症状。有少数患者皮损同时可累及手足背、肘、膝等部，甚至其他部位。

2. 皮损分布于双手掌和双足跖部，为高出正常皮面的圆形或椭圆形角质丘疹，数目多而分散，一般直径 0.2～0.3cm，但大者可达 1cm，色泽暗黄，质地坚硬，部分皮损中心呈喷火口形凹陷，在足跟及其他压力部位损害较多。

4. 本病不伴发多汗症，而可并发类似银屑病的指（趾）甲营养不良改变，表现为纵裂、弯甲或缺甲。

🔊 治疗

同弥漫性掌跖角皮症，阿维 A 酯和阿维 A 对此型患者有较显著的疗效。

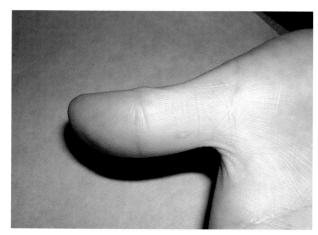
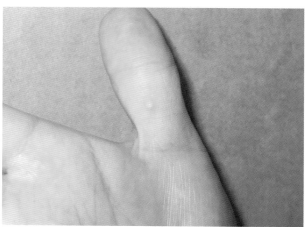

（十一） 萎缩纹 (striae atrophicae)

🔊 诊断

1. 可见于任何年龄，多见于青春期发育者、青年人体重增加过快及妊娠妇女。好发部位除股内侧面、肘与膝的上方以外，在男性常见于股外侧及腰骶部，在女性则股、臀、腹壁及乳房多见。

2. 皮损为境界清楚的条纹，初期淡红色或紫红色，逐渐转变为苍白色。局部柔软、稍微凹陷，表面有光泽。无自觉症状，长期存在，不会消退。

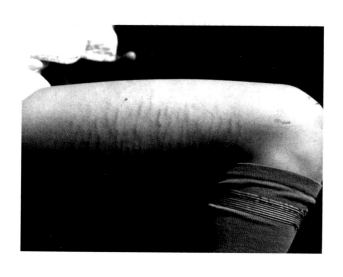
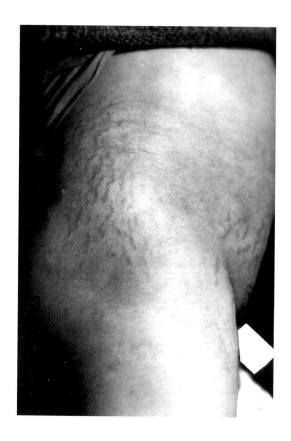

治疗

1. 应尽可能明确发病原因，对原因不明患者，可进一步作内分泌功能检查，争取作病因治疗。

2. 控制体重增长可以减少萎缩纹增多。

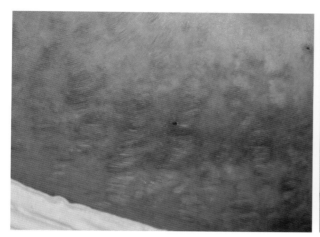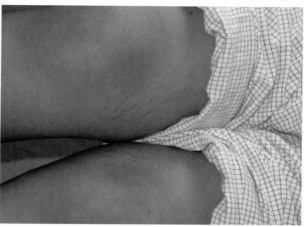

（十二）斑状萎缩（macular atrophy）

📢 诊断

1. Jadassohn 型皮肤松弛症　本型特点为斑状萎缩前局部先有炎症反应。多见于女性，青年时期发病约占半数。损害初起为扁平至指甲大或更大的淡红斑，呈圆形、卵圆形或不规则形，境界清楚。经几周或几个月，因浸润吸收形成表面光滑、干燥、微凹的萎缩斑片，呈皱纹状，继而变为淡白色或珍珠白色、柔软与松弛的扁平隆起或呈囊状膨起，指压易陷入，放开手指则又膨起而极似腹疝。皮损数目不定，数个至数十个不等，常对称发生于腰背、侧腹、四肢伸侧，特别是肩部。

2. Schweninger-Buzzi 型皮肤松弛症　本型特点为临床与组织病理变化自始至终无炎症反应。主要见于 30～50 岁的妇女。大多对称分布于手背、肩和上臂伸侧。皮损初起常为突然发生多数正常肤色的圆形或卵圆形丘疹，逐渐增大呈淡褐色或苍白色、柔软而呈疝样隆起的瘤样损害，按压时有空虚感，损害数目众多，数十至数百个不等。

📢 治疗

Jadassohn 型在早期有炎症的阶段可试用青霉素治疗，萎缩期则治疗困难。Schweninger-Buzzi 型尚无有效治疗。

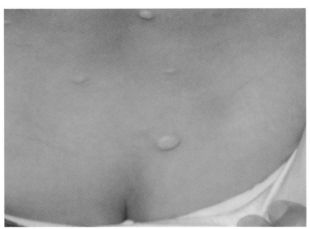
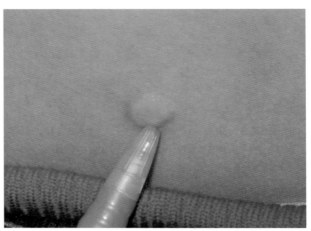

（十三）皮肤痘疮样斑状萎缩
（atrophia maculosa varioliformis cutis）

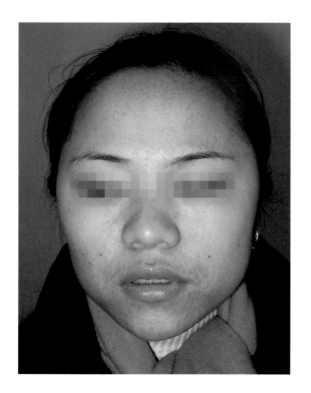

🔊 诊断

1. 病因不明，往往有家族史。症状始于儿童期。随年龄增长有增大和增多的趋势。

2. 好发于面部、胸部和腹部。皮损为凹点状皮肤萎缩，呈圆形或卵圆形，孤立存在，分布不对称。多为肤色，少数呈淡褐色。

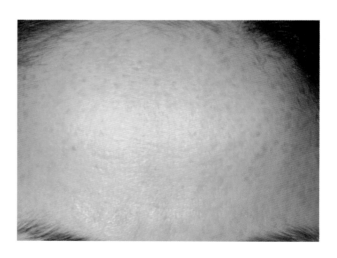

（十四）婴儿腹部离心性脂肪营养不良
（lipodystrophia centrifugalis abdominalis infantilis）

🔊 诊断

1. 发病年龄不限于婴儿，半数以上2岁后发病。

2. 初起于腹部，为淡蓝色，境界清楚，以后转为暗红色，并发生萎缩凹陷，周边呈淡红色皮下血管清楚可见。皮损缓慢地离心性向周围扩展，可累及腹部大部分区域，甚至累及腹股沟以及背部皮肤，但面、颈、上下肢和臀部不受侵犯，无家族史。

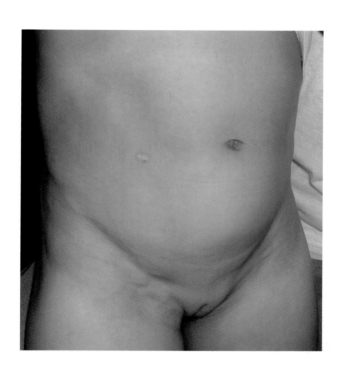

（十五）手足胶原斑
（collagenous plaques of the hands and feet）

🔊 诊断

1. 经常日晒者易患。好发于手足的掌跖和背面的结合部位，从拇指尖，绕指根到第二指的桡侧面为常见。

3. 为小的疣状斑块、半透明丘疹，质硬，黄色或肉色。局部皮肤干燥、增厚。可伴有毛细血管扩张。

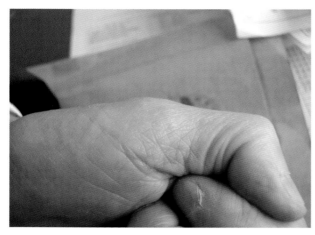
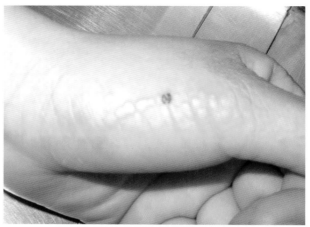

（十六）阿洪病（ainhum）

诊断

1. 主要发生在非洲黑人，乡村发病较多，多见于成人，30～50岁发病较多，偶见于儿童。

2. 皮损好发于小趾，通常为单侧性，起病常在跖趾（掌指）关节屈面，出现一疼痛的横裂，继以炎症、溃疡，逐渐纤维化而形成线形缩窄，渐向两侧与背面扩展，终于形成圈环深沟，此过程长短不一，可3月至20年。缩窄环远端趾（指）部水肿、发绀、肿胀呈球状，骨质吸收，可发生溃疡、坏疽，有恶臭。缩窄环逐渐缩小，最后远端的趾（指）节自然脱落，伴少量出血或不出血。

治疗

1. 避免局部外伤。

2. 预防继发感染。

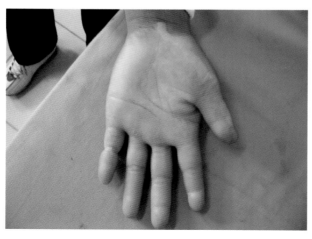
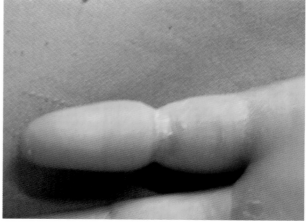

（十七）指节垫（knuckle pads）

🔊 诊断

1. 可发生在任何年龄，慢性病程，无自觉症状。

2. 好发于近端指（趾）间关节背侧面，少数也出现在远端指间关节背侧面，偶尔可在足背及膝部等处。

3. 皮疹是限局的肥厚性斑块，质硬，伴有角化，大小不等，直径 0.5～1 厘米，圆形或椭圆形，淡黄色至淡褐色；表面角化不平似乳头状，也有表面光滑的。皮疹与皮肤粘连，与深部组织及关节囊不粘连，因此，可随皮肤活动。

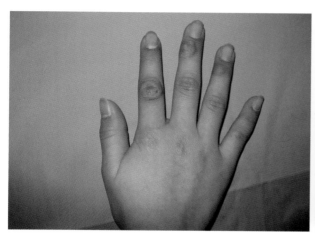
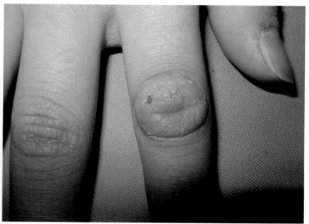

（十八）小棘状毛壅病（trichostasis spinulosa）

🔊 诊断

1. 该病特点是毛囊性角质栓塞物内含有很多根细毳毛。皮疹为一种毛囊性突起，该突起是一个漏斗状角质栓镶嵌在扩大的毛囊口内，顶部为黑色小点，颇似黑头粉刺样，或者像毛发角化病样，皮疹周围无炎症表现，也无自觉症状。

2. 多见于青年男性背部、肩、上臂外侧。呈弥漫性对称分布。当挤出角质栓塞物，可发现每一个栓内，含有 6～50 根不等的细毳毛，毳毛常是一端尖（根部），一端圆，缺乏色素。药物治疗效果不理想。

3. 以毛囊性角栓内岔有很多细毳毛为特点，经显微镜检查后，不难确诊。

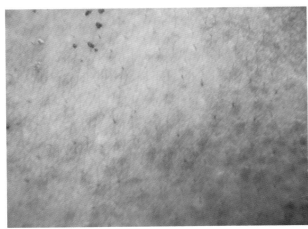
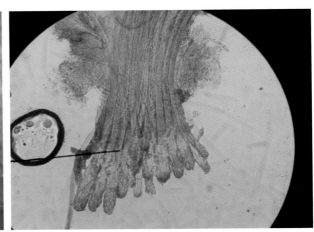

（十九）黑棘皮病（acanthosis nigricans）

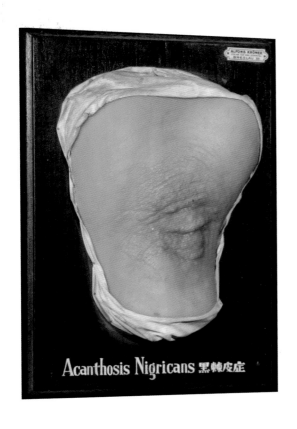

🔊 诊断

1. 多对称发生于腋窝、腹股沟、乳晕、外阴、颈、肘、膝、脐及肛周等皱褶部位。

2. 初起为灰褐色至黑色弥漫性色素沉着，皮损逐渐增生，产生多数密集的乳头样增生，病变处皮肤增厚，皮嵴突起，皮沟加深；常平行排列，触之柔软，呈天鹅绒样外观。

3. 本病分为多型，皮损基本相同，但严重程度、范围有所区别。

（1）肥胖型：本病最常见的一型，男女均可发病，肥胖者好发，多见于 25～60 岁，皱褶处可伴发皮赘。

（2）良性型：可能为不规则的显性遗传病，见于肾上腺功能减退、结核病、婴幼儿畸胎瘤、体型肥胖的儿童等，青春期症状可加重，以后可长期处于静止状态。

（3）恶性型：好发于壮年或老年，约 80% 病例伴发内脏癌症，以腺癌居多。

（4）症状型：见于某些综合征患者，如 Bloom 综合征、Rud 综合征。

🔊 治疗

1. 查找恶性肿瘤、内分泌疾病，尽量做到早期诊断，早期治疗，儿童患者控制体重，停服特殊药物等。

2. 局部外用水杨酸软膏、0.1% 维 A 酸软膏，中药化毒散软膏等。

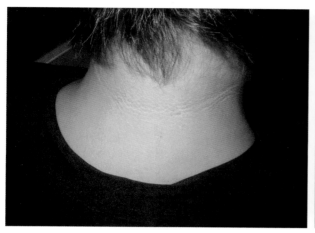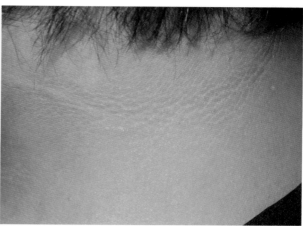

（二十）结节性类弹性纤维病（nodular elastoidosis）

诊断

主要患病部位为面、颈部，有时累及躯干和四肢。病变部皮肤呈黄色，弹性减少，多皱而呈橘皮样外观。可见小的黑头粉刺，呈蓝黑色，散在分布，内为软球形黑色小体，难以除去。

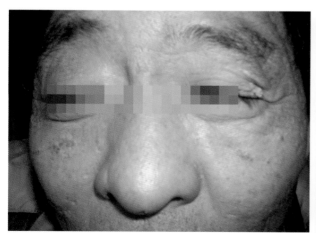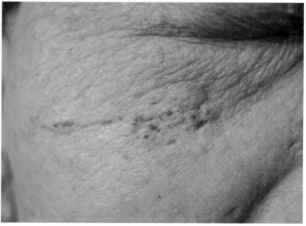

（二十一）回状颅皮（cutis verticis gyrata）

诊断

头皮发生皱褶及凹陷呈沟状，2~20个皱褶，约1cm宽。外观如脑回状，其上头发正常。本病只见于男性，较少是家族性的。

治疗

面积不大或有恶性肿瘤引起者手术切除。

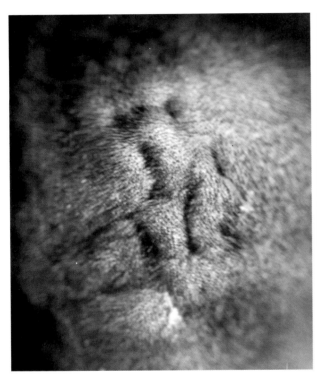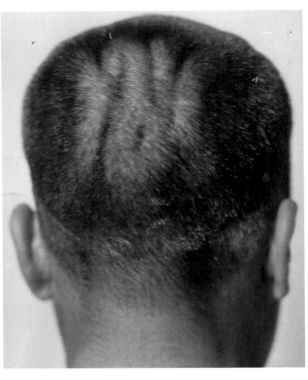

十一、红斑鳞屑性皮肤病

（一）多形红斑（erythema multiforme）

 诊断

本病多见于 20~40 岁的青壮年，男女均可发病。起病较急，轻重不等，皮损对称分布。皮疹多形性，有红斑、丘疹、水疱、大疱、风团、紫癜等。特征性皮损是虹膜样或靶样损害。

1. 红斑 – 丘疹型　以红斑和丘疹为主要皮疹。初起为水肿性红斑或淡红色扁平丘疹，圆形、稍隆起，境界清楚，损害好发于四肢远端和面部等处，呈离心性扩大，1~2 天内可达 1~2cm 直径。充分发展后的红斑，中央部位略凹陷，其色较边缘略深，呈暗红色或紫红色，有时中央为一水疱或紫癜，形成虹膜状损害，即所谓靶形损害。自觉轻度瘙痒。

2. 水疱 – 大疱型　在红斑基础上出现水疱、大疱，可有血疱。此型常有黏膜损害和显著的全身症状，全身症状有发热、关节痛等。

3. 重症型　即 Stevens-Johnson 综合征，是多形红斑中的严重型，突然起病，全身症状较重，如高热、头痛、乏力、关节痛、肌肉痛等。皮损泛发，为水肿性红斑、水疱、大疱、血疱和淤斑等，广泛地分布于身体各处。有时皮疹数目不多，但黏膜损害广泛而严重，口腔、鼻、咽、眼、尿道、肛门和呼吸道黏膜广泛累及，出现水疱、糜烂、出血或形成浅溃疡。口唇糜烂，常形成血性厚痂，自觉疼痛，影响张口和进食。本型的眼损害常严重，还可并发中耳炎、支气管肺炎、关节炎、心肌炎、心包炎、消化道出血、肝功能障碍、肾衰竭、脑水肿等。

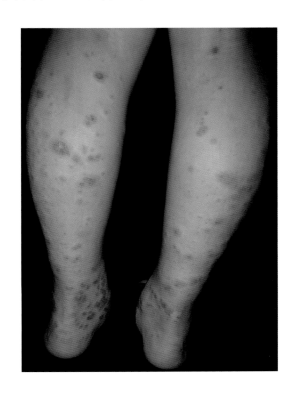

 治疗

1. 口服抗组胺药物，找出并尽可能去除可能的病因。

2. 重症病例给以皮质激素合并抗生素治疗，需要时考虑输血，并给予高蛋白饮食等支持疗法。

3. 外用药物主要采用止痒和干燥作用的温和保护剂，如炉甘石洗剂。对糜烂渗液损害需应用 3% 硼酸溶液冷湿敷。

4. 口腔黏膜糜烂可用 2% 碳酸氢钠溶液漱口，再涂保护性药物。眼部损害用生理盐水冲洗后，涂硼酸眼膏或可的松眼药水等，需防止粘连、继发感染以及角膜溃疡穿孔等。

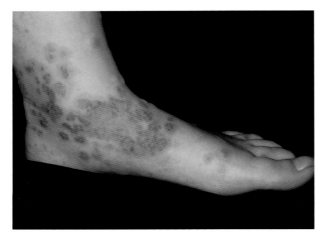
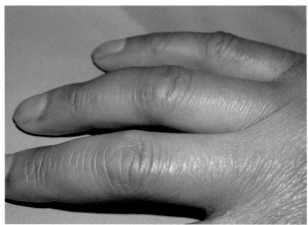

（二）离心性环状红斑（erythema annulare centrifugum）

🔊 诊断

1. 可发生于任何年龄，以中青年多见，无性别差异，夏季多发，一般没有症状或仅有轻度瘙痒，部分病例可伴有关节痛或咽喉痛。

2. 好发于躯干、四肢近端，一般不累及面部及掌跖，可持续数月至数年，消退后留有色素沉着，易复发。

3. 初发损害为单个或多个水肿性丘疹，中央消退，向周围扩大形成环状弧形或融合成多环状。扩张性边缘隆起如堤状，内缘有黄色鳞屑附着，偶见小水疱。

🔊 治疗

1. 寻找并去除可疑的病因。

2. 抗组胺药物，非激素类抗炎药，可选用雷公藤、氨苯砜、氯喹等。

3. 外用炉甘石洗剂。

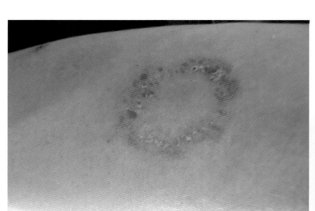

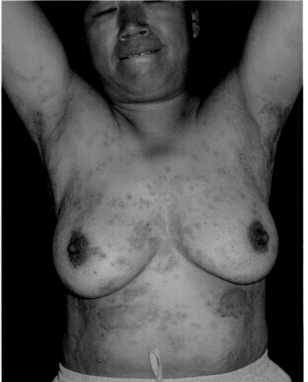

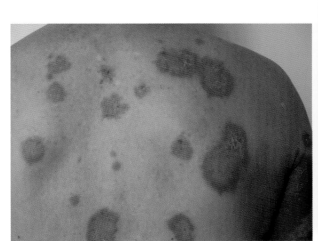

（三）慢性游走性红斑（erythema chronicum migrans）

🔊 诊断

1. 好发于四肢、躯干，特别在下肢。

2. 除轻度瘙痒外，无全身症状，病程数月至年余。若为 Lyme 病的皮肤表现时，可出现关节、神经系统和心脏等多系统症状。

3. 皮疹常单发，开始为圆形、椭圆形小红斑，仅数毫米直径，缓慢地离心性扩展，经数周至数月后，红斑直径可达 50cm 以上，皮损中央区消退后呈正常皮色，环的边缘较宽，稍隆起皮面，无鳞屑、水疱。

🔊 治疗

青霉素、四环素等抗生素治疗有效。

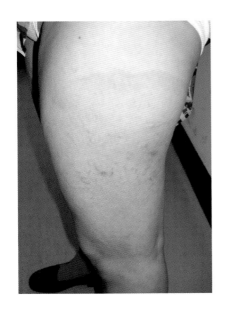
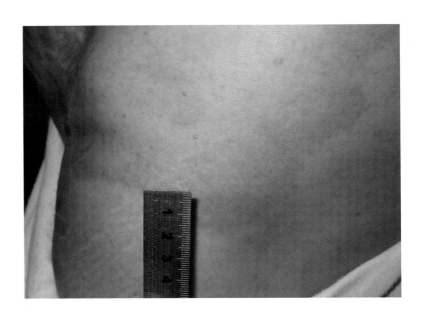

（四）寻常型银屑病（psoriasis vulgaris）

诊断

1. 皮疹可以发生在身体任何部位，头皮，肘、膝伸面和臀部等伸侧部位皮肤更为多见，可泛发，也可局限于某一部位。

2. 皮损特点为初期炎性红色、淡红色粟粒至黄豆大的丘疹或斑丘疹，以后渐扩大或融合成斑片，边界清楚，周围有炎性红晕，基底浸润明显，表面覆盖多层干燥银白色鳞屑，刮除鳞屑后露出一层淡红发亮的薄膜，称薄膜现象，刮除薄膜即见点状出血，称为 Auspitz 征。部分患者可有指趾甲病变。初期甲板呈点状下凹，以后甲板增厚，失去光泽，甲板与甲床分离等。发生于头皮者，头发呈束状。

3. 病程慢性，可持续数年或数十年。在局部外伤部位，或针刺部位等处发生银屑病损害，称为同形反应。常发生于急性期、进行期。

4. 可分为进行期、静止期和消退期。疹形可为点滴状、慢性斑块状、地图状或蛎壳状。

5. 组织病理特点　表皮角化不全，角质层内可有微脓疡，棘层肥厚，表皮突规则地下伸。乳头呈棒状，内有弯曲而扩张的毛细血管。

治疗

本病尚无根治的特效疗法

1. 系统治疗　因细菌感染引起者应用抗生素清除感染灶。严重病例，用其他方法无效者，可试用芳香维 A 酸、环孢菌素或 MTX 等。

2. 物理治疗　PUVA、UVA + UVB 等。

3. 局部治疗　外用药物治疗：钙泊三醇、5% 水杨酸软膏、0.1%～0.5% 蒽林软膏、0.025%～0.1% 维 A 酸软膏。

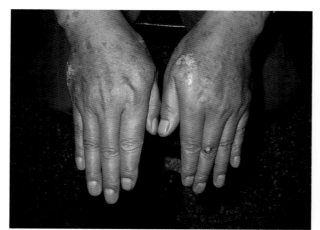

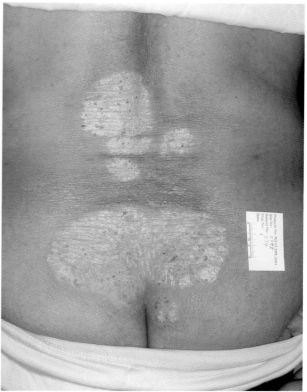

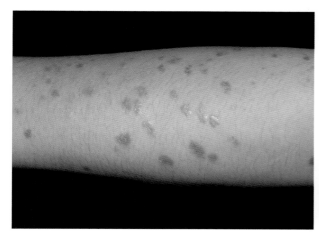

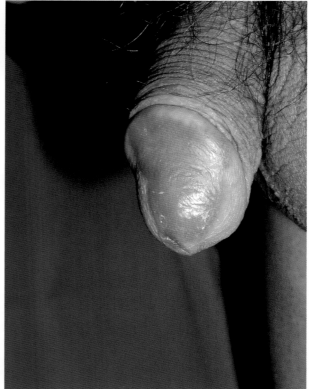

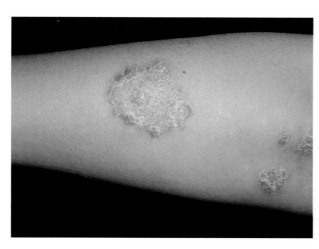

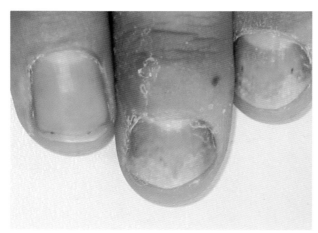 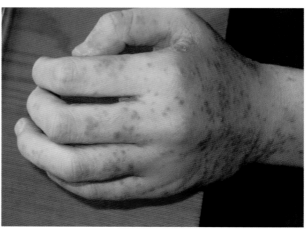

（五）掌跖脓疱型银屑病
（pustular psoriasis palmaris et plantaris）

🔊 诊断

1. 以掌跖多见，损害常见于手掌的大小鱼际及跖弓部位。也可以发展到指（趾）背侧。

2. 损害为对称型红斑，上有许多针头至粟粒大的深在脓疱，不易破溃，可自行干涸，结褐色痂，痂脱后出现小片鳞屑，鳞屑下又有新疱形成。

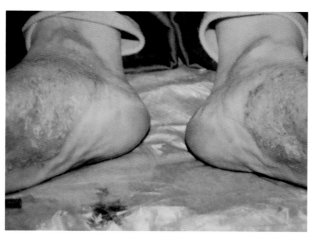 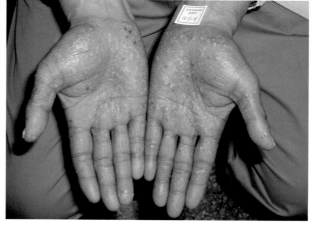

（六）泛发性脓疱型银屑病
（generalized pustular psoriasis）

1. 多首先表现为寻常型银屑病，因感染、外用药物刺激、光疗、应用皮质类固醇激素突然撤药等因素影响而发病。

2. 大多急性起病，发病前 1～2 天及发病期有高热、关节痛、乏力、白细胞增多等全身症状。

3. 原有寻常型银屑病斑片发红，绕有红晕，其上出现密集的针头至粟粒大的浅表性无菌性小脓疱。原正常皮肤也发红，起脓疱。全身皮肤可迅速被累及。脓疱可融合成 1～2cm 直径的"脓湖"。脓疱可数日后干涸、脱屑，但其下又起脓疱。

4. 皮损周期性反复发作并呈进行性加剧，一般治疗效果不佳。

🔊 治疗

1. 患者应卧床休息，可静脉点滴皮质类固醇激素，停药后容易复发。可口服环孢菌素、维 A 酸类药物，或用雷公藤多苷治疗，或氨甲蝶呤：每 12 小时服 2.5mg，每周连服 3 次，或采用静脉给药 10～25mg/周。注意本药的毒性作用。

2. 局部外用皮质激素制剂。

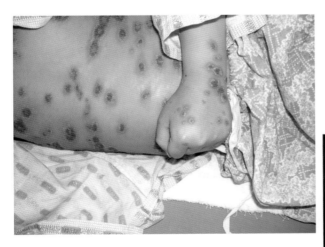

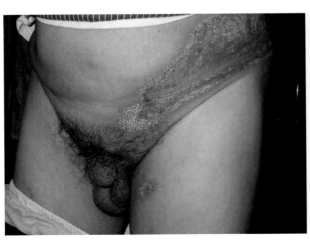

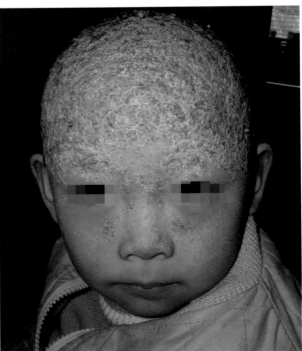

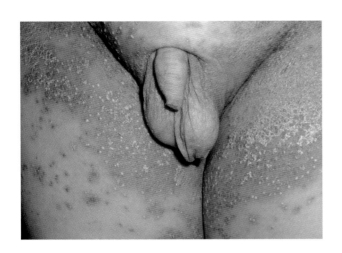

（七）关节病型银屑病（psoriasis arthropathica）

诊断

1. 与银屑病皮损呈平行关系，主要为非对称性外周多关节炎，以手、腕、足等小关节特别是指趾末端关节多见，可累及脊柱。受累关节红肿疼痛，晨僵，活动受限及畸形，常伴有甲营养不良。

2. X线显示，部分患者关节的变化和类风湿性关节炎相同，骨质可有局部的脱钙，关节腔狭窄，有不同程度的关节侵蚀与软组织肿胀。

3. 血清中类风湿因子常阴性。

4. 伴有寻常型银屑病皮损，或有寻常型银屑病历史。

治疗

1. 服用阿司匹林与非甾体类抗炎药。

2. 内服皮质激素、甲氨蝶呤，但长期用药有副作用。

3. 物理治疗。

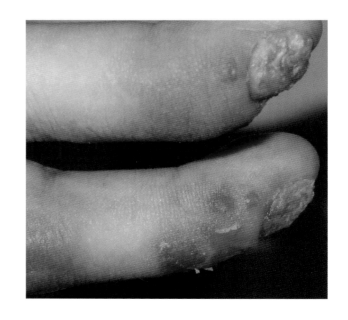

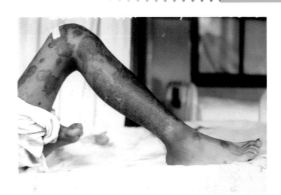

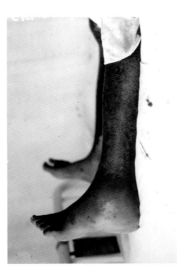
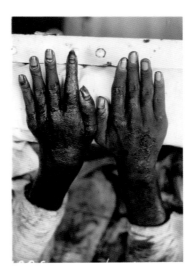

(八) 红皮病型银屑病 (erythrodermic psoriasis)

🔊 诊断

1. 经常由寻常型银屑病发展而来，诱发原因包括：治疗不当，在寻常型银屑病急性期使用了强刺激性药物等，或全身使用糖皮质激素并突然停药等。

2. 关节病型和全身泛发性脓疱型银屑病易转变为本型，极少数患者初发即可为红皮病型。

3. 皮损特点为全身皮肤弥漫性潮红肿胀，炎症浸润明显，表面附有大量糠状脱屑，不断脱落，其间可有片状正常"皮岛"，部分患者在残余正常皮岛上可见寻常型银屑病皮损，或患者有寻常型银屑病历史

4. 急性期鲜红色、水肿渗出较为明显，慢性期深暗红色，脱屑较著。鳞屑可呈糠状或大片形，特别在掌、跖部位，鳞屑大片脱落。

5. 本病可有发热，全身不适，浅表淋巴

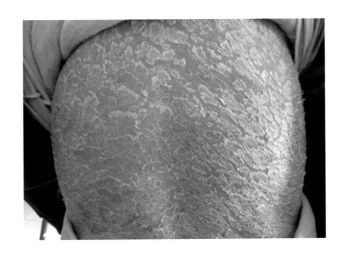

结肿大，白细胞计数增多，可有全身消耗相关症状与体征。

🔊 治疗

1. 内服皮质激素、雷公藤多苷片、免疫抑制剂治疗。
2. 皮损外用软膏制剂。
3. 加强支持治疗和皮肤、黏膜的护理。
4. PUVA 治疗。

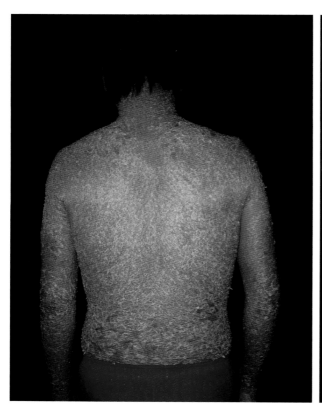
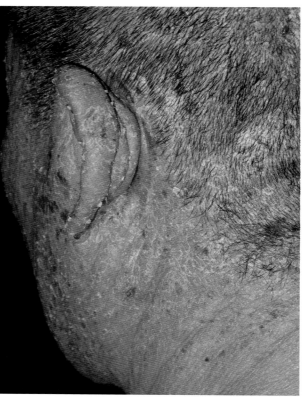

（九）副银屑病（parapsoriasis）

🔊 诊断

1. 点滴状副银屑病（parapsoriasis guttata）　针头至米粒大小红色斑丘疹，表面有细薄鳞屑，不易刮除，无点状出血现象。皮损消退后可留暂时性色素消退斑，皮损主要发生在躯干两侧、四肢屈侧，头面、掌跖及黏膜多不受累。经数月或一年左右自愈。

2. 苔藓样副银屑病（parapsoriasis lichenoides）　为红色或红褐色针头到粟粒大小，覆有细薄鳞屑的扁平苔藓样丘疹，多见于躯干、颈部两侧。

3. 斑块状副银屑病（parapsoriasis en plaques）　单个或数个红色，有少许鳞屑的斑块，硬币至手掌大小，数目不定，边缘清楚，轻度浸润，圆形或椭圆形，有时可呈新月形或马蹄形，散在分布于躯干及四肢近端，无明显自觉症状，部分患者病情经过长期演变可能发生皮肤 T 细胞淋巴瘤，最常见为蕈样肉芽肿（MF）。

4. 痘疮样副银屑病（parapsoriasis varioliformis） 急性发病，初起为淡红色针头到豌豆大小、圆形、蜡样、有鳞屑的丘疹，不久丘疹中央出现浅表性坏死、结痂，好发于躯干、上肢屈侧和腕部，预后留光滑而微凹的瘢痕，有的可达数年。

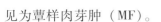 治疗

1. 无特效治疗，可以口服抗组胺药、维生素 C、氨苯砜。

2. 局部外用 10% 尿素软膏或 0.1% 维 A 酸软膏。

3. PUVA 治疗。

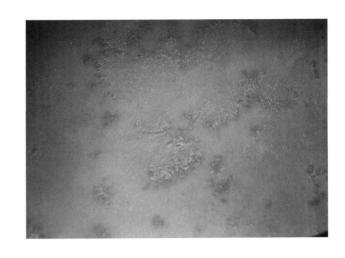

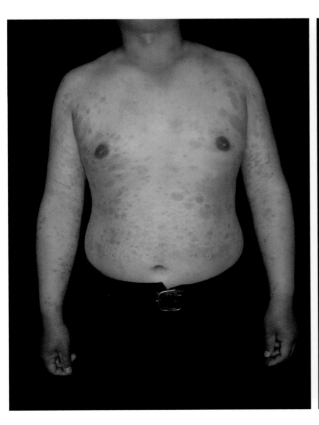

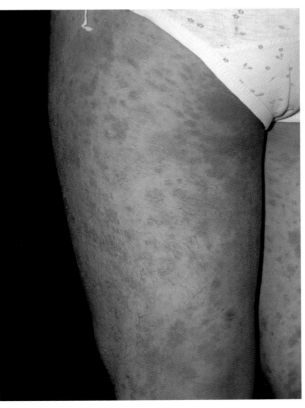

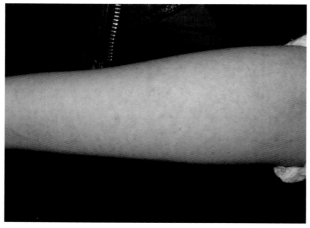

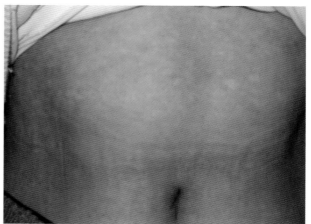

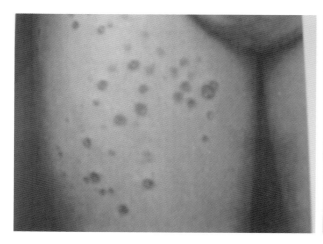

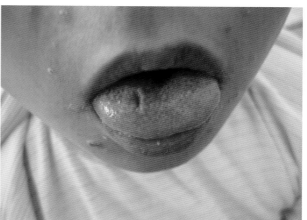

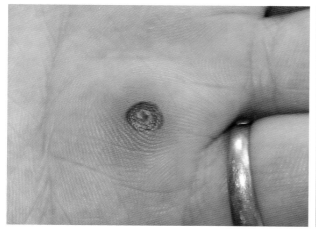

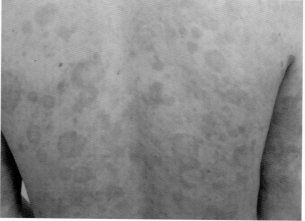

（十）玫瑰糠疹（pityriasis rosea）

病因不清楚，可能与病毒或细菌感染后产生的自身免疫反应有关。

诊断

1. 初起时常于躯干、颈、四肢等处出现一个圆形斑片，淡红或黄褐色，境界清楚，直径 2 ~ 5cm 或更大，被覆糠秕状鳞屑，即为母斑。继而在躯干及四肢近端出现暗红色丘疹或圆形、椭圆形的玫瑰色斑疹，逐渐扩大，表面附有少许糠秕状鳞屑。皮损通常泛发、对称，躯干部的皮损长轴与肋骨平行。

2. 本病可无自觉症状，也可轻度到中度瘙痒。偶可有轻度发热、头痛、全身不适、关节痛及淋巴结肿大。

3. 病程有自限性，一般在 4 ~ 6 周自愈。仅有 2% 可复发。

治疗

1. 本病有自限性，一般不必过分治疗。

2. 外用炉甘石洗剂，弱效的皮质激素霜。

3. 抗组胺类药物。

4. 亚红斑量紫外线照射。

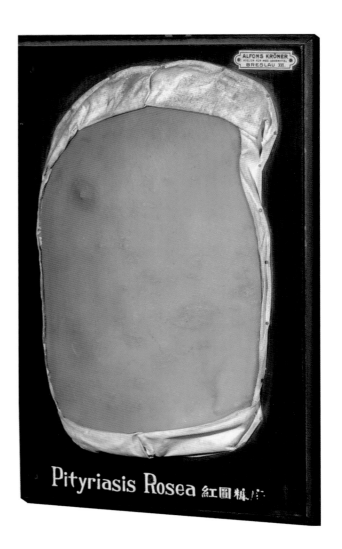

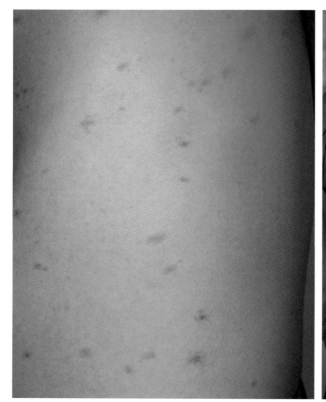
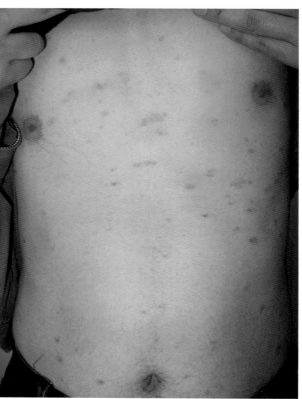

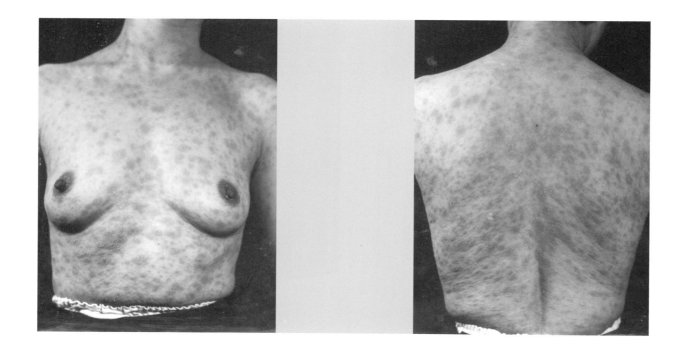

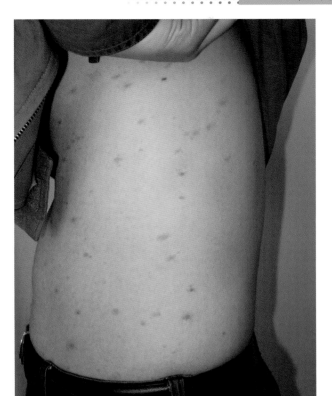

（十一）扁平苔藓（lichen planus）

📢 诊断

1. 为大小不一的扁平丘疹，紫色或紫红色，有蜡样光泽，边缘清楚。表面可有灰白色小点或网状纹，称为 Wickham 纹。丘疹可散在或密集，或融成较大斑块。

2. 好发于口唇、口腔颊黏膜及外生殖器黏膜，常侵犯指趾甲，严重时可破坏甲，呈翼状胬肉样。

3. 病理示表皮角化过度，颗粒层增厚，基底层液化变性。真皮上部带状细胞浸润、以淋巴细胞为主。

📢 治疗

1. 在舌、颊和外生殖器黏膜处损害应避免局部刺激。

2. 局部治疗

（1）外用中效皮质类固醇激素制剂。

（2）维 A 酸软膏外用。

（3）角化促成剂或角质剥离剂

3. 光化学疗法　PUVA 照射。

4. 内用疗法　急性泛发者服用泼尼松治疗有效，还可服用氯喹、氨苯砜、反应停等。

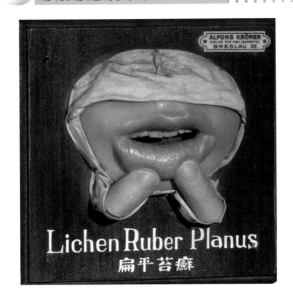

Lichen Ruber Planus
扁平苔癣

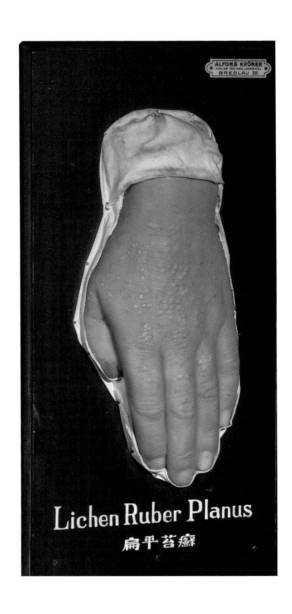

Lichen Ruber Planus
扁平苔癣

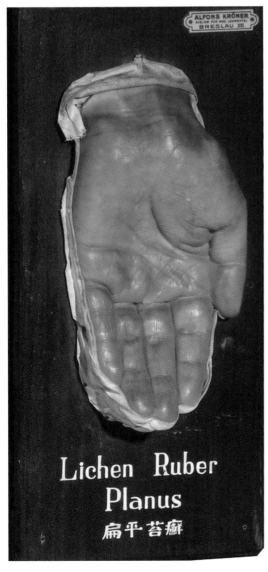

Lichen Ruber Planus
扁平苔癣

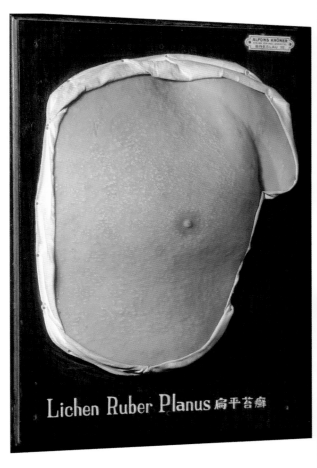

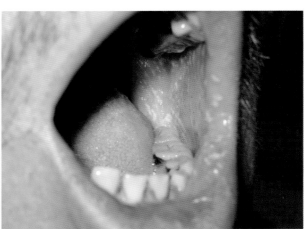

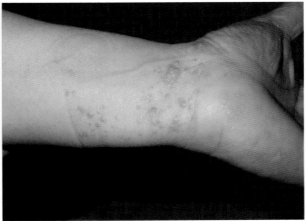

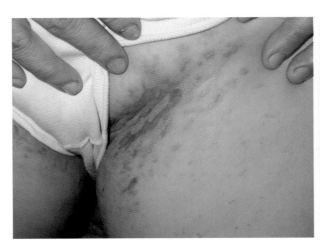

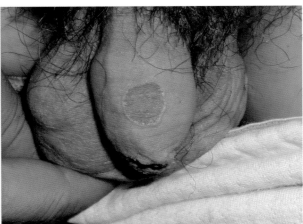

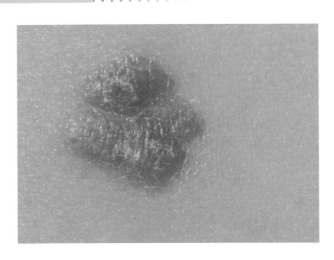

（十二）小棘苔藓（lichen spinulosus）

🔊 诊断

1. 为一种以毛囊棘状突出为特点的皮肤病，病因不清楚。多见于成年人，男性多见。

2. 皮损主要见于颈和臂部外侧，针头大的毛囊性丘疹，密集成片，每个丘疹顶端有一根丝状角质小棘。约经一年可自行消退。

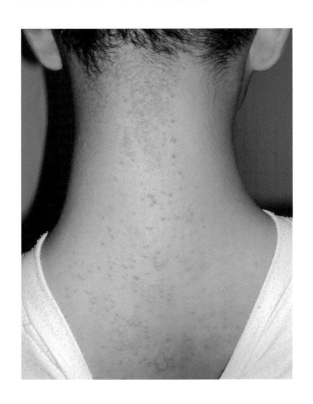

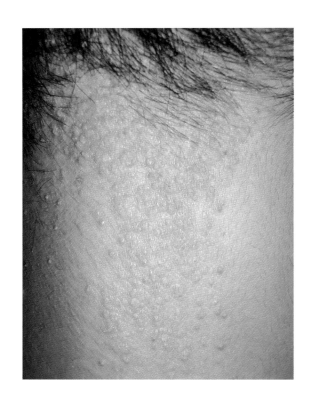

🔊 治疗

维生素 A 口服或维甲酸软膏外用。

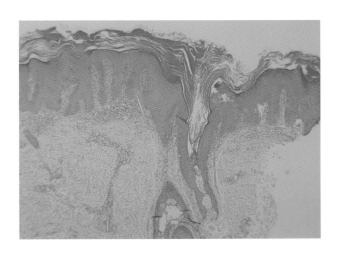

（十三）金黄色苔藓（lichen aureus）

🔊 诊断

1．见于成人，也可发于儿童。可发于身体任何部位，无自觉症状。

2．皮损通常由多数簇集的扁平丘疹形成的苔藓样斑片，呈金黄色或铁锈色，2～3cm 大小，境界清楚。

3．病程慢性，可长期无变化。

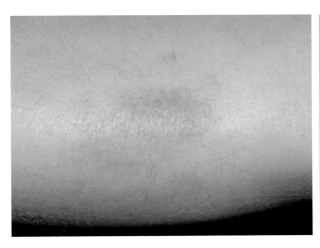 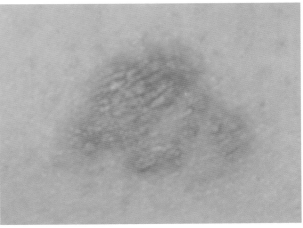

（十四）鳞状毛囊角化病
(keratosis follicularis squamosa)

🔊 诊断

1. 起病于青壮年。好发于腹壁、腰臀、股外侧等，皮损孤立散在，也可群聚。

2. 皮损为略呈圆形的片状鳞屑，污褐色，直径数 mm 至 1cm，境界清楚，在片状鳞屑中有一与毛囊一致的小黑点，鳞屑中央附着，边缘稍有游离，其周围绕以色素减退晕。

🔊 治疗

口服维生素，外用维 A 酸或润肤剂。

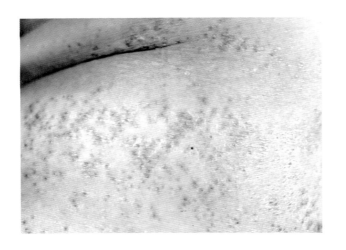

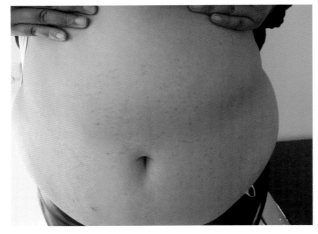
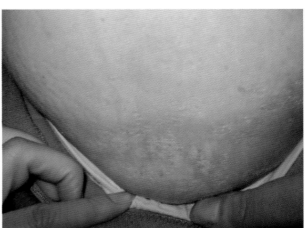

（十五）毛发红糠疹（pityriasis rubra pilaris）

🔊 诊断

1. 病因不清楚，可能与遗传、维生素 A 缺乏、内分泌功能障碍、神经功能失调有关。

2. 好发于青春期，男多于女。皮损好发于头皮、颈、掌、膝部及面部、躯干，可泛发全身。

3. 特征性丘疹为毛囊角化性丘疹和散在鳞屑性淡红色斑块。丘疹为针头大或粟粒大，干而硬，顶部尖锐呈圆锥形，淡红或棕红色。顶端中心有一角质小栓。毛囊性丘疹初发于四肢伸侧、颈旁、臀部，特别在手指的第一和第二指节的背面最清楚。多数丘疹粗糙，呈鸡皮样外观。丘疹融合呈斑块，边界清楚，表面糠状鳞屑，好发于两肘，膝伸侧。可以泛发全身及面部。

4. 大多数患者有掌跖角化过度，表现干燥及皲裂、发红、甲失去光泽、粗糙增厚发生纵嵴或横沟纹、质脆。

5. 严重时可发展成脱屑性红皮病，呈暗红色或橘黄色。脱屑呈糠秕样。毛发稀疏，口唇干裂，下眼睑外翻。

🔊 治疗

1. 维 A 酸，常用的有阿维 A 酯和异维 A 酸。

2. 局部外用润肤剂，维 A 酸软膏，水杨酸软膏或尿素软膏。

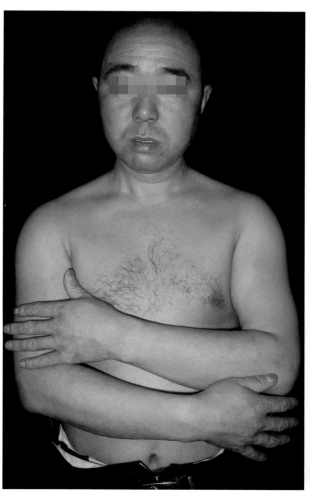

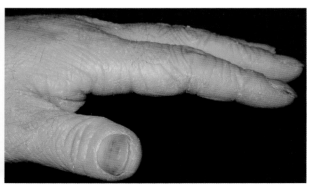

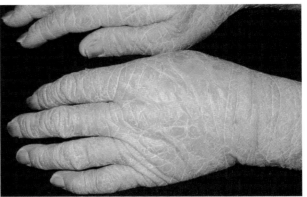

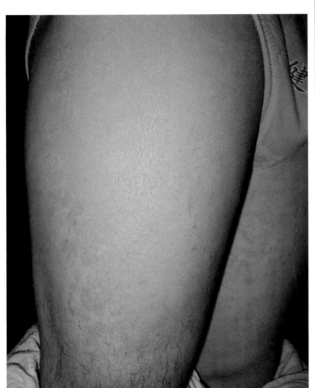

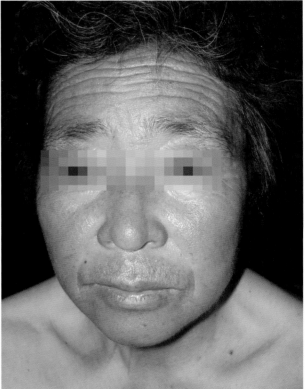

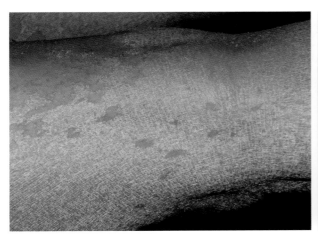
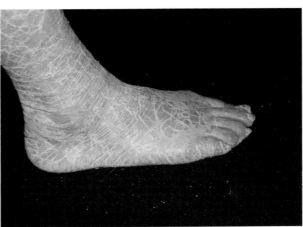

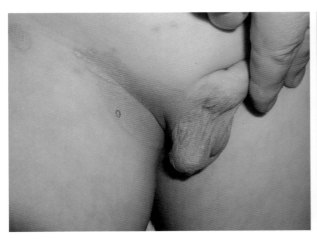
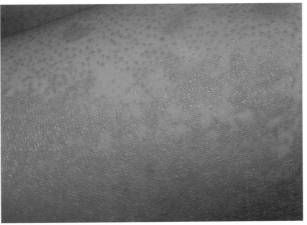

（十六）光泽苔藓（lichen nitidus）

诊断

1. 可以发生于任何年龄，男性及小儿多见，病程缓慢，损害可持续多年，最终消退。一般无自觉症状。

2. 皮损为针头大小、平顶丘疹或圆顶坚实发亮的丘疹，大小一致，正常皮色，淡白色，粉红色，散在而不融合。好发于阴茎、龟头、下腹部、前臂、胸部、股内侧、肩胛部。

治疗

1. 病程有自限性，无自觉症状，可以不治疗。
2. 可以试用皮质激素。
3. 对皮疹泛发者可使用 PUVA 治疗。

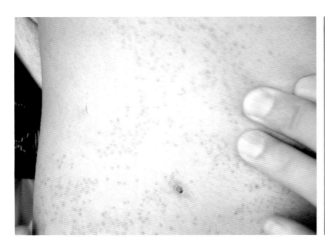 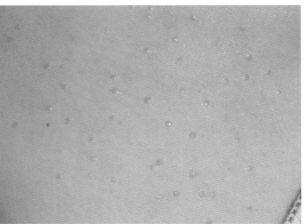

（十七）硬化萎缩性苔藓
（lichen sclerosus et atrophicus）

诊断

1. 病因不清楚。可能与感染、免疫、遗传有关。
2. 好发于男女生殖器、肛门、躯干上部、颈部、腋部及前臂。除肛门、外生殖器的损害有显著瘙痒外，一般无自觉症状或有轻度痒感。
3. 皮损为多角形平顶丘疹，象牙色或瓷白色，表面光滑发亮，质地坚实，上有毛囊、皮脂腺及汗腺的明显开口，或覆有角质栓，丘疹周围有玫瑰色或轻度色素晕，偶有大疱、毛细血管扩张和紫癜。皮疹表面可以萎缩、下陷。
4. 组织病理 表皮角化过度，毛囊或汗孔角质栓塞，棘层萎缩，基底层液化变性。真皮浅层胶原纤维水肿和均质化，弹力纤维稀少，并有淋巴细胞及少数组织细胞浸润。

治疗

1. 一般对症处理，避免各种刺激。瘙痒剧烈者，可以口服抗组胺类药物。
2. 阿维 A，0.5～1mg/kg，可取得满意疗效。
3. 对女性外阴萎缩性皮损使用雌激素；对男性龟头皮损可使用丙酸睾酮软膏。
4. 皮质激素、维 A 酸软膏外用。

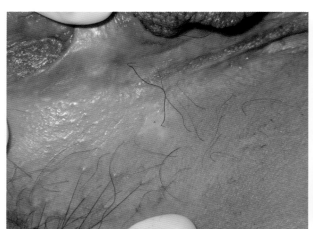

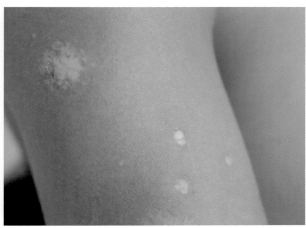

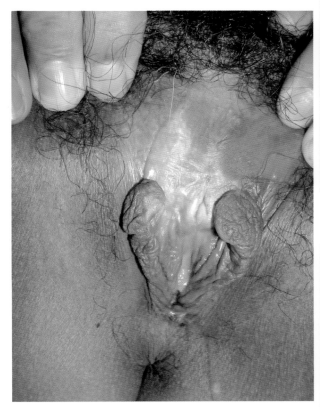

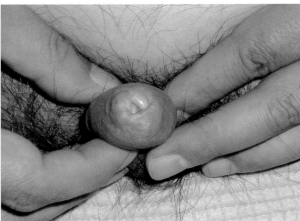

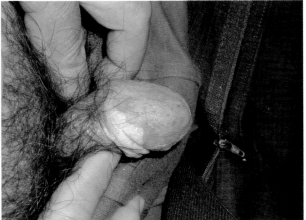

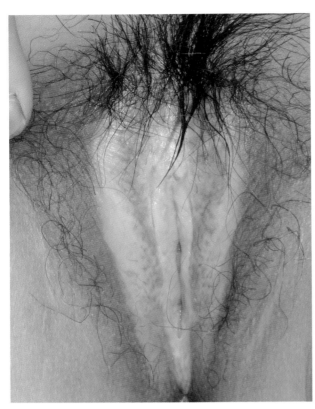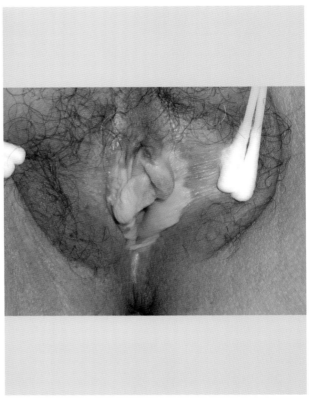

（十八）线状苔藓（lichen striatus）

🔊 诊断

1. 主要发生于 5～15 岁儿童，但可出现于成人。损害常沿着血管或神经分布于四肢或颈旁，多为单侧性。

2. 皮损表现为　苔藓样扁平小丘疹，多角形或圆形，呈线状排列。肤色或呈粉红色，上覆淡灰色鳞屑。数周到数月后可自行消退，不留痕迹，个别可复发。

🔊 治疗

维 A 酸软膏或皮质激素局部外用有效。

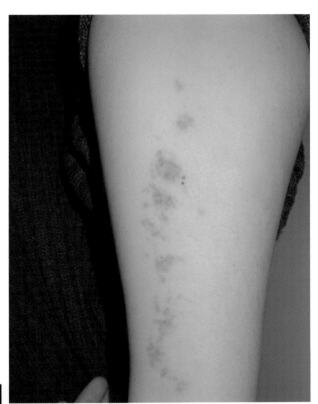

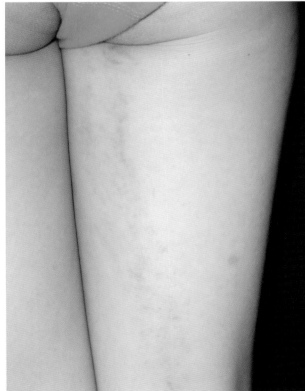

十二、大疱与疱疹性皮肤病

（一）天疱疮（pemphigus）

诊断

1. 在正常皮肤黏膜或红斑基础上出现大疱，疱壁松弛，容易破溃结痂，尼氏征（Nikolsky sign）阳性，皮损愈合后不留瘢痕。

2. 躯干、头面部与四肢近端常受累，还可以累及口、鼻、眼、外生殖器、肛门等部位。

3. 病理组织学检查 表皮内棘细胞间水肿，形成裂隙与水疱，水疱内见棘层松解细胞及少量嗜酸性粒细胞。

4. 直接免疫荧光检查 早期皮损棘细胞之间可见补体和免疫球蛋白沉积，主要是 IgG。

5. 血液循环中可检测到免疫球蛋白，主要是 IgG。

治疗

1. 一般治疗 寻常性天疱疮患者由于大片糜烂体液丢失或大量脱屑，消耗极大，一定要加强支持疗法。

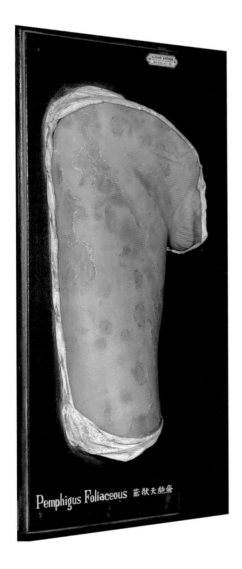

Pemphigus Foliaceous 落状天疱疮

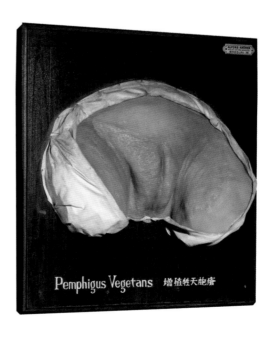

Pemphigus Vegetans 增殖性天疱疮

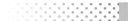

2. 皮质激素　是目前治疗天疱疮的最有效药物，常选用泼尼松，按照皮损范围、严重程度决定最初剂量。

3. 免疫抑制剂　对服用皮质激素有禁忌证、服用了大剂量皮质激素仍不能控制皮损或皮质激素减量困难时可加用免疫抑制剂。

4. 血浆交换疗法　皮疹广泛严重、血中天疱疮抗体效价高且大剂量皮质激素仍未能控制时使用。

5. 局部治疗　使用扑粉、膏剂、油剂等保护皮肤和口腔、眼睛、外阴等黏膜，防治感染。

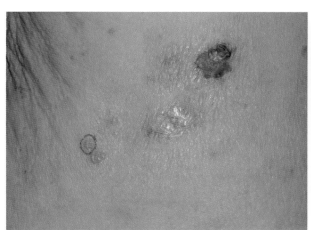
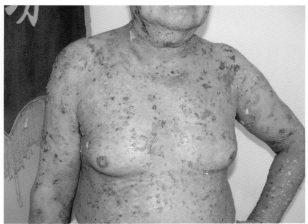
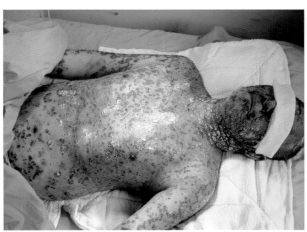
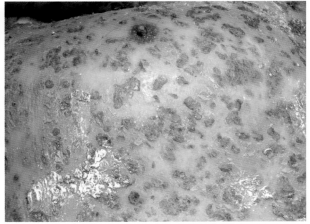

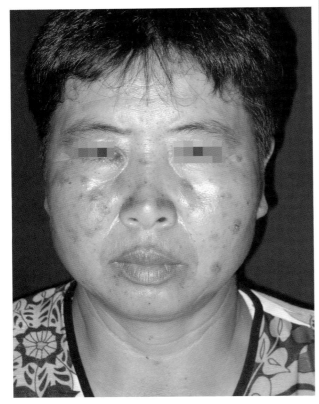

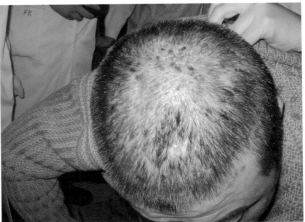

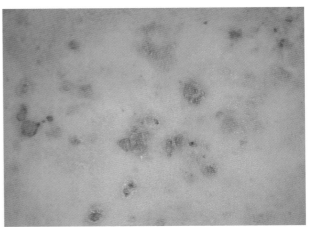

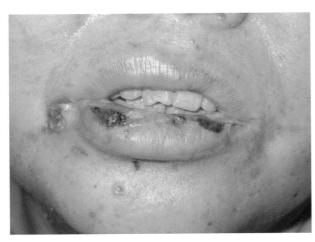

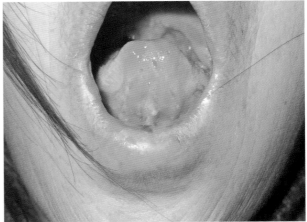

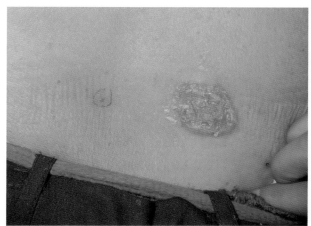

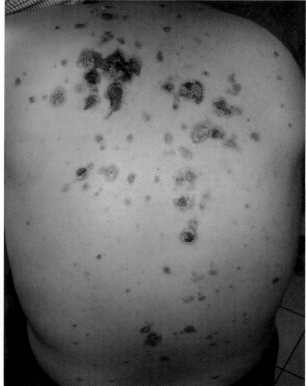

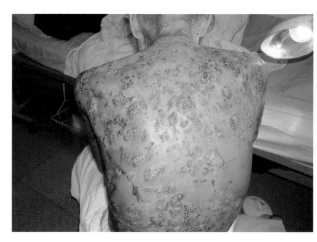

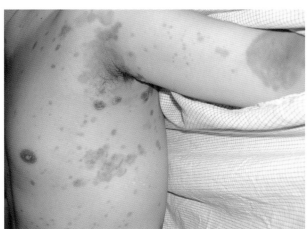

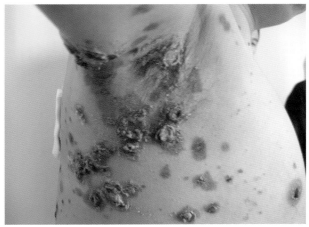

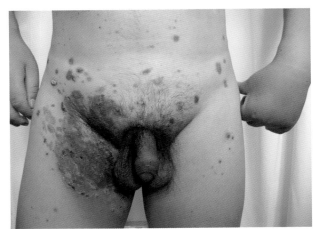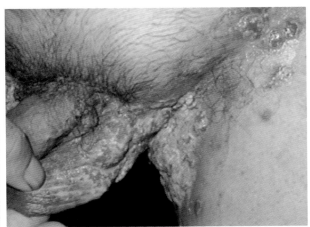

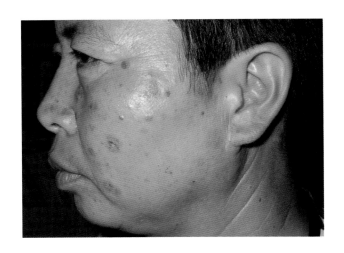

（二）类天疱疮（pemphigoid）

诊断

1. 本病多见于 60 岁以上老人，偶见于儿童。皮损好发于躯干、腋下、腹股沟和四肢屈侧。

2. 在正常皮肤黏膜或红斑基础上出现大疱，水疱自樱桃大至核桃大，水疱内容物大多清亮，疱壁紧张，尼氏征（Nikolsky sign）阴性。水疱破溃后成为糜烂面，表面结痂，较易愈合。愈后可留有暂时性的色素减退或色素沉着斑，有时可有粟丘疹，但不留瘢痕。

3. 部分患者自觉皮损部位瘙痒，个别人伴有发热、不适等全身症状。

4. 病理组织学检查 表皮下大疱形成，疱内主要为嗜酸性粒细胞。

5. 直接免疫荧光检查　IgG 或 C3 沿皮肤基底带沉积。

6. 间接免疫荧光检查　部分患者循环中检测到抗基底膜 IgG 抗体。

🔊 治疗

1. 皮质激素　为首选药物，根据病情的严重程度选择剂量。

2. 免疫抑制剂　环磷酰胺、硫唑嘌呤或甲氨蝶呤等。根据具体情况单独或与皮质激素合并应用。

3. 氨苯砜（DDS）　50mg，每日 2 ～ 3 次。

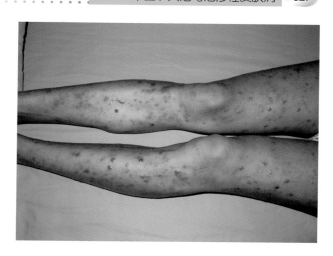

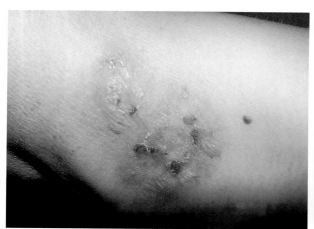

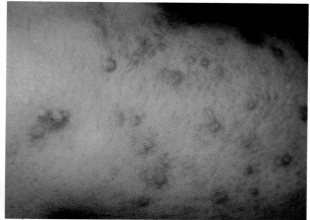

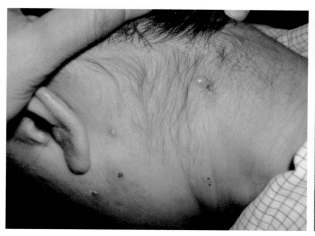

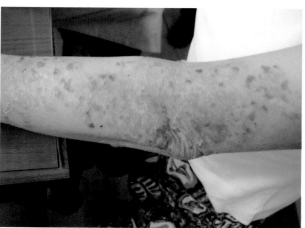

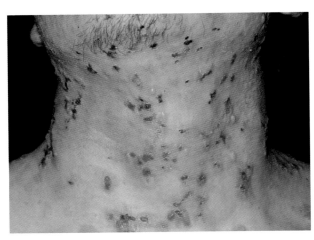
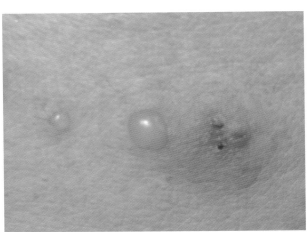

（三）疱疹样脓疱病 （impetigo herpetiformis）

诊断

1. 多发于妊娠妇女（60%以上），尤其妊娠中期前后，少见于非孕妇、男性及幼儿。好发于腹股沟、腋下、乳房下、脐周等处。自觉皮损瘙痒、烧灼感。全身症状严重，可有高热、畏寒、呕吐、腹泻。严重时可伴肾炎、昏迷、呼吸困难。

2. 皮损为红斑基础上针头大小或绿豆大小的脓疱，向外周扩展，形成环状。脓疱融合形成脓湖。数日后干燥结痂。成批反复发生。

3. 起病急，数周或数月后可缓解，以后呈慢性经过，反复发作。

4. 血液、脓疱液细菌检查无菌。低血钙。组织病理：表皮内海绵形成与脓疱（Kogoj脓疡）。

治疗

1. 抗生素治疗　甲砜霉素、红霉素等。

2. 皮质类固醇激素　每日30～60mg，病情控制后减量。

3. 氨苯砜（DDS）　100～150mg/d，分2～3次口服。

4. 雷公藤多苷及甲氨蝶呤（MTX）也可应用。

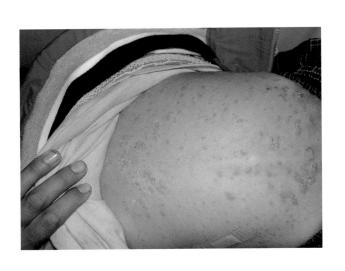

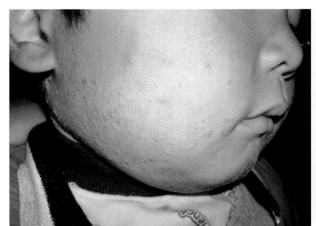
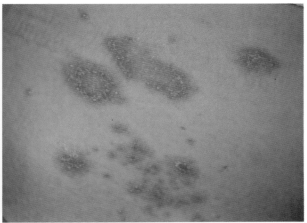

（四）家族性良性慢性天疱疮
（familial benign chronic pemphigus）

🔊 诊断

1. 又名 Hailey-Hailey 病，为一种遗传性大疱性皮肤病。男性多见，多于青春期后开始发病。多见于夏季，冬季可缓解。

2. 皮损好发于颈旁、颈后、腋窝和其他皱褶部位，对称分布。

3. 基本损害为成群小疱或大疱，外观正常皮肤或红斑上发生。水疱破裂后留下糜烂和结痂，中心逐渐愈合，周边又出现新皮疹，呈环状，也可呈扁平柔软、湿润增生面，有腥臭。水疱尼氏征阳性。

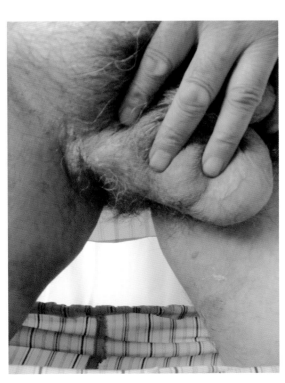
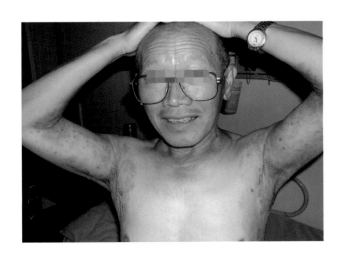

4. 组织病理示表皮基底细胞层上裂隙或水疱，表皮细胞大片松解，似倒塌的砖墙。

治疗

1. 多数患者抗生素有效，可选用四环素、米诺环素（美满霉素）。
2. 皮质激素口服仅限于严重病例，可局部使用。

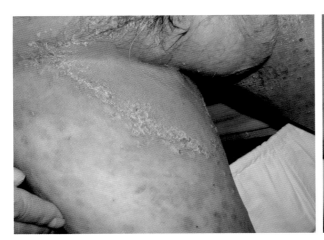
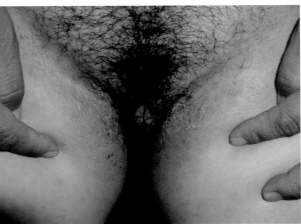

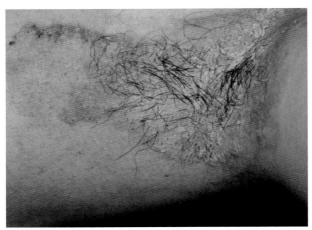
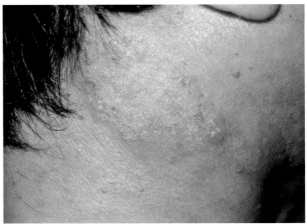

（五）儿童慢性大疱性皮病
（chronic bullous disease of childhood，CBDC）

🔊 诊断

1. 多于 12 岁之前发病。突然发生，全身症状轻或无。皮疹好发于口周、躯干下部、生殖器、会阴部。

2. 水疱、血疱出现在正常或红斑基础上，损害特点为环状排列的宝石样或腊肠样水疱，围绕着结痂性糜烂面，新损害成批出现在正消失的损害周围。病程慢性，加剧、缓解交替出现。

3. 组织病理　表皮下水疱，无特征性。

4. DIF　IgA、C3 呈线状沉积在基底膜区；IIF：部分患者有循环 IgA 类抗基底膜区抗体。

🔊 治疗

1. 氨苯砜 20~50mg，分 3 次口服。

2. 磺胺吡啶口服。

3. 严重患者用泼尼松 0.5~1mg/kg。

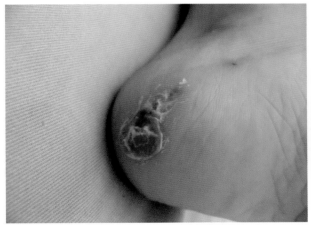

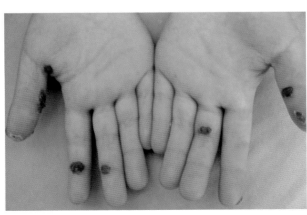

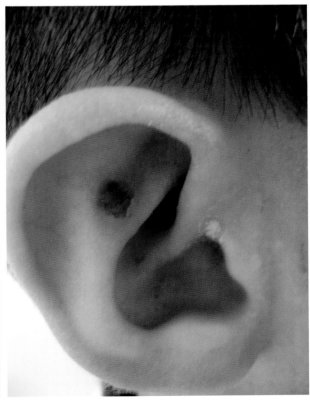

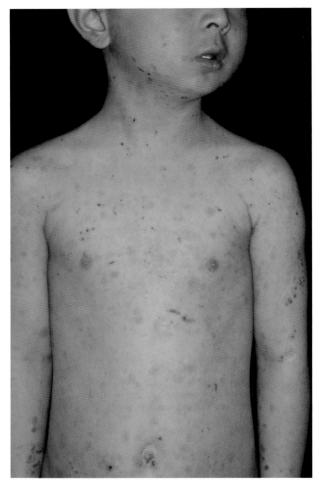

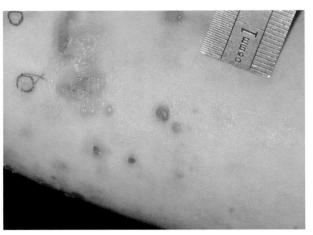

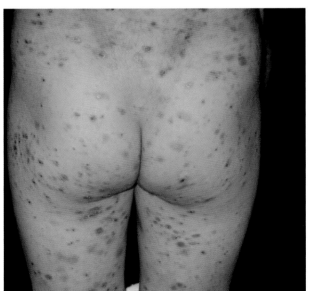

（六）角层下脓疱性皮病
(subcorneal pustular dermatosis)

🔊 诊断

1. 多见于 40 ~ 50 岁女性。急性发作，慢性过程。常无发热等全身症状，只有轻度瘙痒。

2. 好发于腹股沟、腋窝、乳房下和四肢屈侧面处。皮损为针头至绿豆大小的浅在性水疱或脓疱，呈群聚性及网状、环状分布。脓疱下部混浊呈半月形，周围有红晕，向外周环状扩大。数日后水疱吸收干燥，形成浅表结痂与鳞屑，消退后遗留色素沉着。反复成批发生。疱周围有红晕，数日脓疱干涸，遗留浅表脱屑，色素沉着。

3. 血液、脓疱液细菌检查无菌，组织病理：表皮角层下水疱，疱内主要为中性粒细胞。

治疗

1. 氨苯砜（DDS）　50mg，每日 2～3 次。

2. 磺胺类药物　长效磺胺或磺胺吡啶口服。

3. 皮质激素。

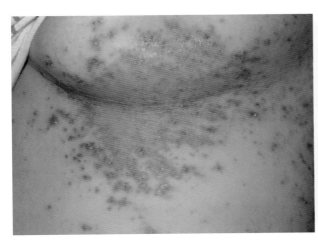 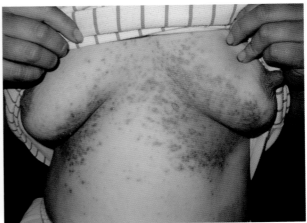

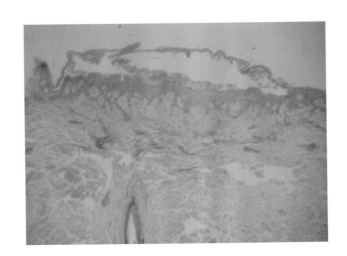

（七）副肿瘤天疱疮（paraneoplastic pemphigus）

诊断

1. 临床表现为躯干、四肢、掌跖部红斑、水疱、血疱和糜烂的多形皮损。广泛且严重的口腔黏膜溃疡，自觉疼痛。经常有出血性损害。黏膜损害可累及口唇、口腔、咽喉部以及眼睛结合膜、外阴等处。

2. 合并的肿瘤主要为淋巴网状系统肿瘤。

3. 直接免疫荧光 可检测到棘细胞间 IgG 沉积，以及沿基底膜带 IgG 沉积的补体沉积。

4. 间接免疫荧光 以猴食管或大鼠膀胱上皮为底物，可检测出抗棘细胞间抗体。

治疗

1. 对原发病的治疗 实体瘤患者手术切除肿瘤后皮肤损害可以好转。

2. 糖皮质激素或免疫抑制剂 选择适应证以及使用方法和治疗天疱疮基本一致。

3. 对症治疗 治疗皮肤与黏膜水疱和糜烂，防止并发症。

4. IVIG 部分病情严重、顽固的患者可试用。

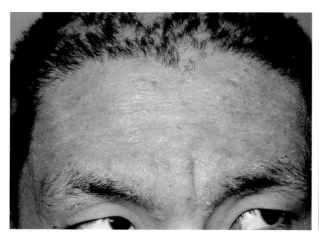
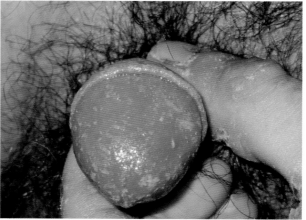
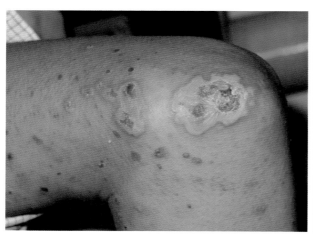
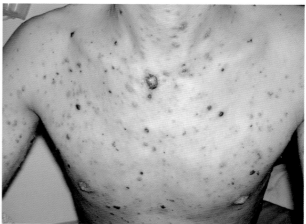

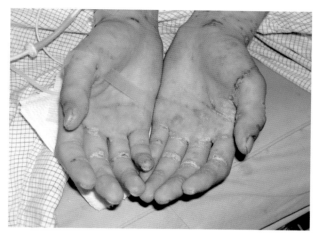 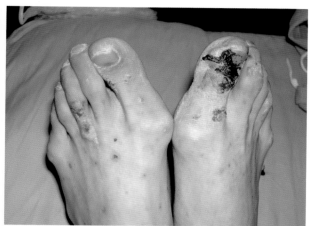

（八）连续性肢端皮炎（acrodermatitis continua）

诊断

1. 发病原因不明，可能与外伤、感染、或自身免疫等因素有关。

2. 皮损从单个指（趾）顶尖发病，初期为在红斑上出现无菌性小脓疱，发展加重引起甲脱落和瘢痕。皮损发展严重可累及整个手臂或足踝与小腿。后期皮肤发生萎缩，影响手、足功能。

3. 常此起彼伏，病程长久，可致皮下组织萎缩，指趾甲变细。

治疗

1. 全身用药治疗

（1）口服芳香维 A 酸类药物。

（2）氨苯砜（DDS）：50mg，每日 2～3 次。

（3）严重且病情顽固病例可试用甲氨蝶呤、环孢素，或糖皮质激素。

2. 外用药治疗

（1）局部外用皮质激素制剂、煤焦油软膏、维 A 酸软膏。

（2）个别顽固病例可试用曲安西龙（去炎松）皮损内注射治疗。

3. 物理治疗

（1）严重病例或病情顽固者可试用浅部 X 线照射治疗。

（2）PUVA 治疗。

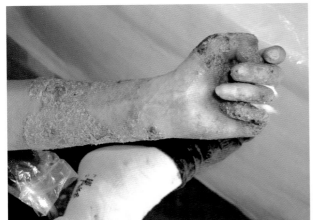
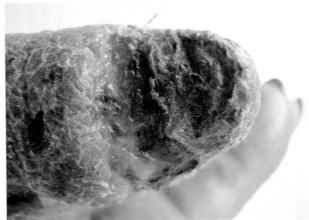

十三、血管性皮肤病

（一）过敏性紫癜 （anaphylactoid purpura）

◀》 诊断

1. 好发生在儿童和青少年人。多数在起病前有上呼吸道感染与全身不适等症状。

2. 好发于双下肢特别是双小腿伸侧，分布对称。双上肢及臀部亦可发生。皮损表现为出血性淤点、淤斑，可以相互融合。亦可有红斑、水疱或风团损害。经过 2～3 周后皮疹颜色转暗、消退，可以有新发皮疹反复成批发生。

3. 皮疹较轻者可以无自觉症状。累及内脏时出现相应的表现，如关节肿痛、腹痛、便血、血尿与蛋白尿等。

◀》 治疗

1. 注意休息，尽可能去除致敏因素。

2. 口服抗组胺药、维生素 C、钙剂、路丁等。

3. 对病情较重、伴有全身症状的肾型、关节型、胃肠型紫癜可应用皮质激素。

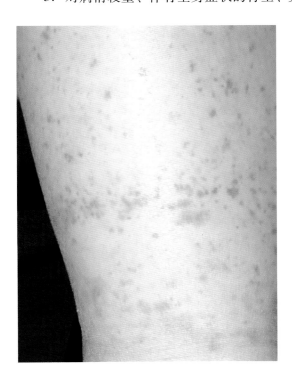
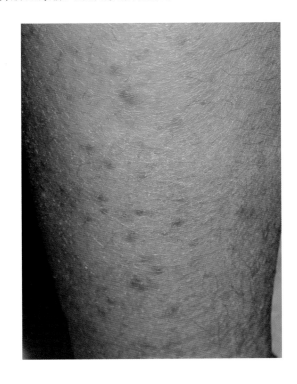

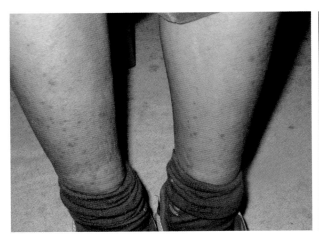 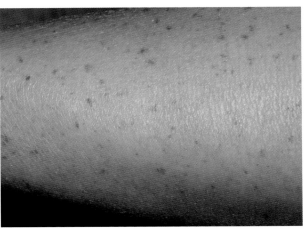

（二）变应性皮肤血管炎 （allergic cutaneous vasculitis）

诊断

1. 可能为细菌、病毒、食物、药物或化学品等引起的Ⅲ型变态反应。多发生于青壮年，常有关节痛、肌痛以及不规则发热。可有皮损局部瘙痒和疼痛。

2. 皮损好发于两下肢特别是小腿和足背。有时发生在股、臀部等处。皮损为多形性：包括红斑、水疱、血疱、脓疱、大小不等的结节、溃疡，特征性损害为高起性紫癜及淤斑。本病可急性发作。也有慢性病程不定期地反复发作，持续多年。

治疗

1. 查找并治疗感染灶，用适当的抗生素，适当休息，抬高患肢。

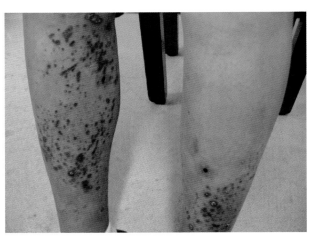 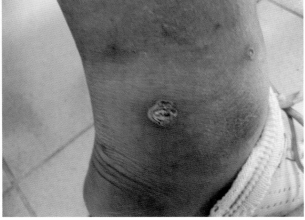

2. 口服抗组胺药，阿司匹林、吲哚美辛（消炎痛）等。

4. 氨苯砜、雷公藤多苷、糖皮质激素对病情严重者都可以选用。

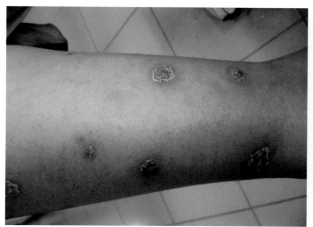 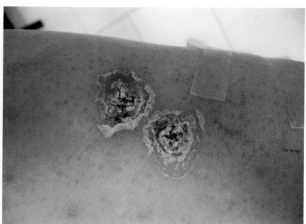

（三）结节性红斑（erythema nodosum）

诊断

1. 发疹前可有前驱症状，如低热、乏力、咽痛、关节痛或肌肉疼痛等症状。

2. 多发于小腿伸侧，少数亦可见于小腿屈侧、股、上肢及臀部。皮损为鲜红色、疼痛性黄豆至鸽蛋大结节，常对称性发生，稍高出皮面，境界不太清楚，中等硬度，有自觉痛及压痛，皮温高。皮损由鲜红色到紫红，渐渐变为黄色，逐渐消退，不留痕迹。结节多时患部往往水肿但不化脓、不溃破。

3. 病程不等，急性发病，经过迅速，持续几天至几周，可慢慢消退，但也有长达数月者，易在妇女行经期、工作劳累或感冒后复发。

4. 实验室检查可有白细胞增高、血沉增快、抗溶血性链球菌"O"升高。组织病理示间隔性脂膜炎。

治疗

1. 注意查找病因并予以相应处理。急性期应注意卧床休息，抬高患肢。

2. 初发有发热、关节痛等全身不适者或伴有感染灶者，常同时给予抗生素治疗。

3. 内服非激素类抗炎药物如吲哚美辛（消炎痛）、阿司匹林、保泰松等。

4. 10%的碘化钾合剂，必要时可应用皮质激素。

6. 皮损处外涂皮质激素软膏或鱼石脂软膏，亦可选用曲安西龙（去炎松）混悬液 0.3ml 局部注射。

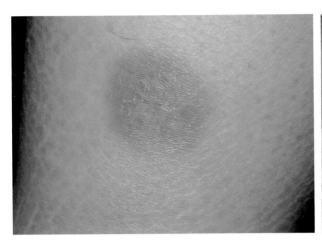
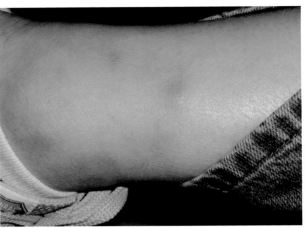

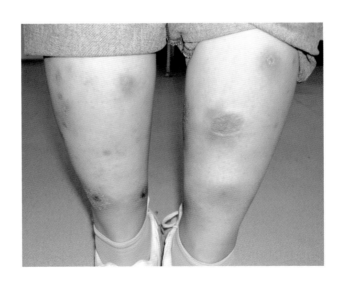

（四）急性发热性嗜中性皮病
（acute febrile neutrophilic dermatosis）

◀)) 诊断

1. 好发生在中年女性，多为急性发病。病变主要见于面、颈、四肢，常不对称，躯干少见，偶有黏膜受累。自觉皮损部位疼痛、灼热感。大部分患者伴有发热、不适、关节痛等症状。

2. 皮肤损害为水肿性红色斑块与结节，逐渐增大，周边形成假性水疱、结痂与鳞屑，皮损形成环形或半环形。持续 1～2 月可自行消退。

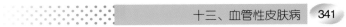

3. 组织病理　真皮乳头层水肿，真皮中性粒细胞浸润，可有核碎裂。实验室检查：外周血白细胞总数增高，中性白细胞数升高，可以有血沉加快。

🔊 治疗

小剂量糖皮质激素、氨苯砜、雷公藤多苷、10%碘化钾都可以选用。

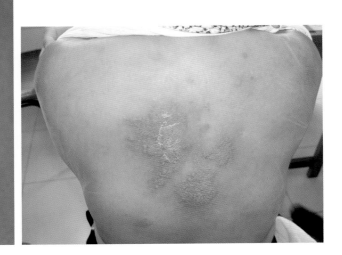

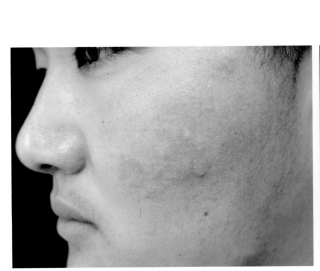

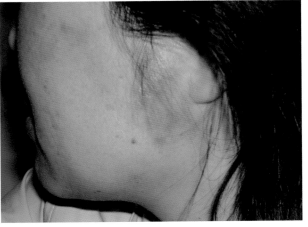

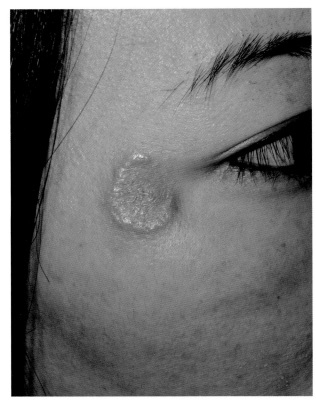

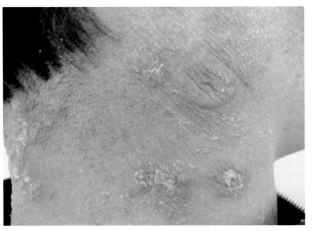

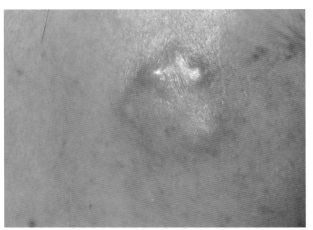

（五）贝赫切特病（behcet disease，白塞病）

诊断

1. 一般症状　轻者无全身症状，或偶感疲劳无力、关节酸痛、头晕头痛等。
2. 皮肤症状　常见的为结节性红斑、痤疮、毛囊炎样丘疹脓疱性损害。
3. 口腔溃疡　主要在颊黏膜、舌部，亦可累及咽、硬腭、扁桃体、喉、鼻腔和食管。
4. 眼部病变　一般发生较晚，常见为虹膜炎、视网膜血管炎。
5. 生殖器溃疡　其局部表现及病程和口腔溃疡很相似，单发或多发，伴疼痛，易反复发作。
6. 皮肤针刺同形反应阳性。

治疗

1. 皮质激素、硫唑嘌呤都可以选用。
2. 非甾体抗炎药物。
3. 对症治疗　包括局部用药。

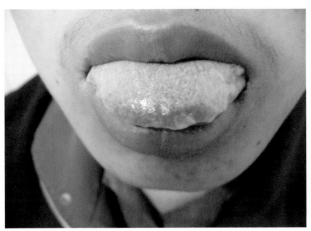

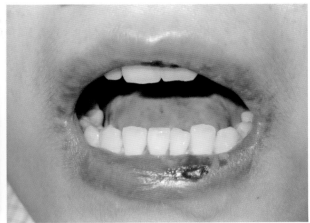

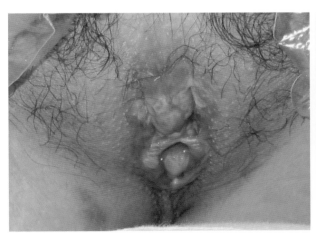

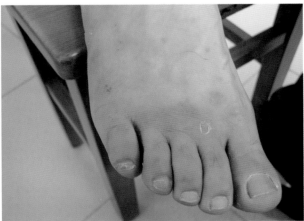

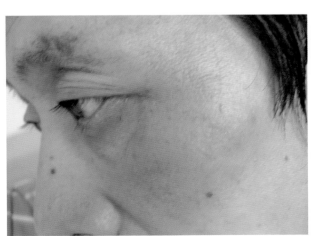

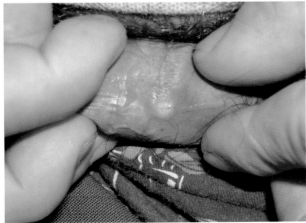

（六）持久性隆起性红斑 （erythema elevatum diutinum）

🔊 诊断

1. 皮损对称发生，多见于四肢伸侧，特别是肘、膝、手、足等肢端。
2. 皮损为大小不等的结节状扁平隆起，色淡红至紫红，表面光滑，坚硬，自觉症状轻微或有轻度疼痛。

🔊 治疗

1. 氨苯砜（DDS）　100～150mg/d。
2. 其他药物治疗　可以试用雷公藤多苷，或外用皮质激素。

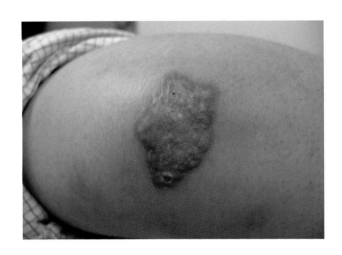

（七）坏疽性脓皮病 （pyoderma gangrenosum）

🔊 诊断

1. 皮损好发于下肢、臀部、躯干。初发皮损多种多样，可为红色丘疹、水疱、脓疱或结节。初发皮损短期内迅速坏死形成溃疡，溃疡边缘皮肤呈紫红色，其下方组织有潜行破坏，基底呈潮红颗粒状，表面附有恶臭的黄绿色脓液。溃疡中心不断愈合，同时又向四周呈远心性扩大，溃疡巨大者可深达筋膜，愈合后遗留肥厚性瘢痕及筛状萎缩性瘢痕。
2. 自觉疼痛。可有发热等全身症状。病程慢性。反复发作。
3. 常并发溃疡性结肠炎、类风湿性关节炎、血液病及肝炎等疾病。

🔊 治疗

1. 首选皮质类固醇激素，泼尼松40～60mg/d，溃疡愈合后渐减量维持。
2. 免疫抑制剂、抗菌药物及柳氮磺胺吡啶等。
3. 全身支持疗法　应用高蛋白饮食、转移因子等。
4. 局部治疗　溃疡局部应注意清洁换药，以生理盐水湿敷后，外用抗生素制剂。

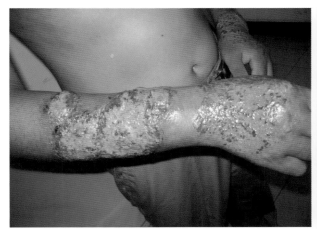

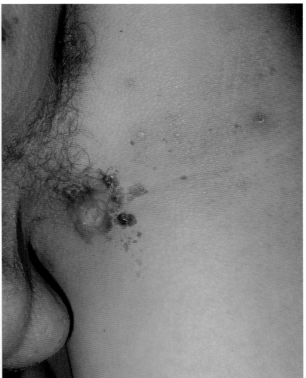

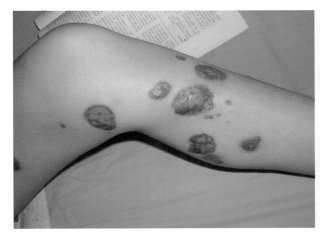

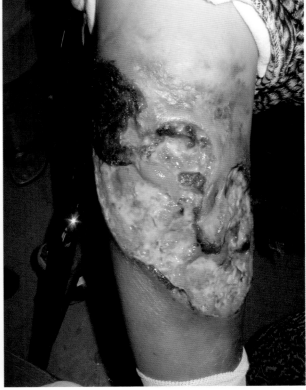

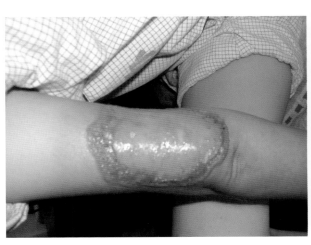

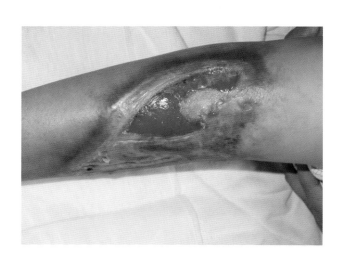

（八）色素性紫癜性皮肤病
（pigmentary purpuric dermatosis）

诊断

1. 进行性色素性紫癜性皮肤病（progressive pigmented purpuric dermatosis） 成年男性多见，好发于小腿及踝部周围。初为针头大淡红色淤点，渐密集成片，呈棕红色，中央渐变为棕褐色，其边缘如同辣椒样新淤点不断出现。皮损数目多少不等，后可自愈。

2. 色素性紫癜性苔藓样皮肤病（pigmented purpuric lichenoid dermatosis） 好发于小腿，初为散在性细小的鲜红色至棕红色苔藓样丘疹，后变为黄褐色，伴有紫癜性损害。可成簇排列，亦可融合成境界不清的斑块。

3. 毛细血管扩张性环状紫癜（purpura annularis telangiectsis） 对称发生在双下肢，也可波及臀部及躯干。初为针帽大出血性斑点，离心性向外增大，成为红色环状斑片，直径 1～3cm，中心为含铁血黄素沉积的淡褐斑，边缘则可见活动性的出血性淤点及毛细血管扩张，皮疹常成批出现，病程可达数年，迁延难愈，有复发倾向。

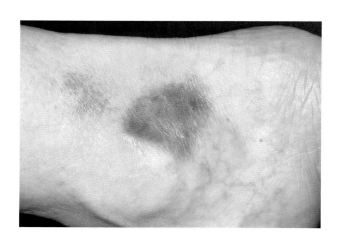

治疗

1. 适当休息。避免持重物及长久站立。治疗静脉曲张。

2. 维生素 C、K 口服，芦丁口服。

3. 局部瘙痒可外用皮质激素霜。

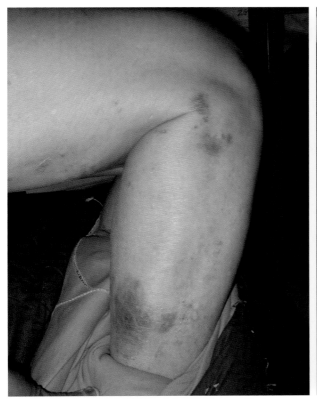

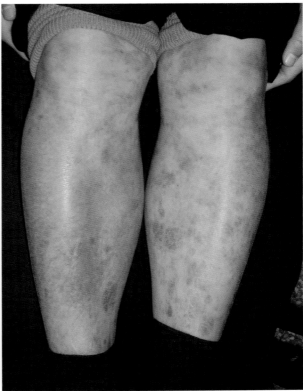

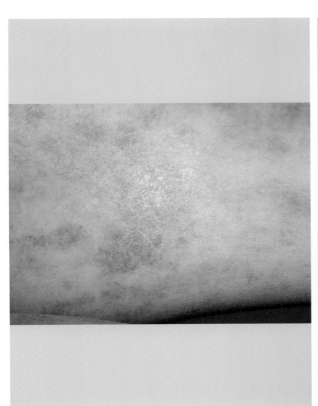

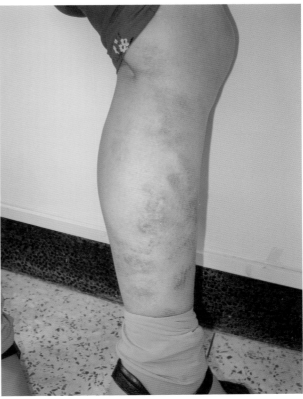

（九）淤积性皮炎 （stasis dermatitis）

诊断

1. 多见于中老年人，伴有静脉曲张者。小腿下 1/3 处，尤其是内侧足踝部暗紫红色斑片，苔藓化。因为搔抓等刺激使皮损激化，出现丘疹和丘疱疹以及渗出、结痂等急性损害。

2. 以皮肤的慢性湿疹为特征，伴有反复急性发作与缓解交替出现，呈慢性经过，皮损伴继发性色素沉着。

治疗

1. 主要治疗静脉曲张。

2. 急性皮炎期间使用间歇性湿敷治疗，慢性期使用保护性乳膏与止痒药物，防止水肿发生与皮炎复发。

3. 全身用维生素 C、E、路丁及抗组胺药。

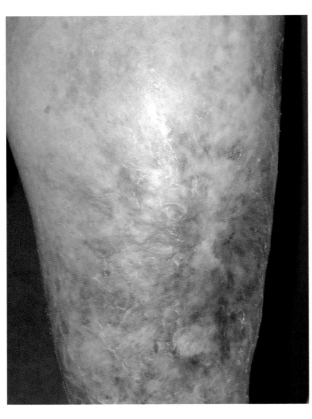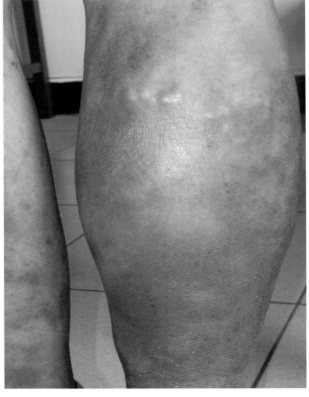

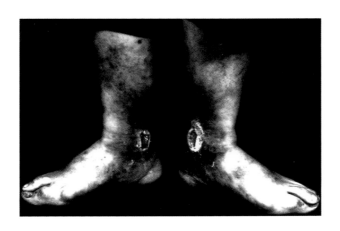

（十）雷诺病（raynaud disease）

诊断

1. 多见于年轻女性，平时肢端皮肤温度较低，触之凉。由寒冷和情绪激动诱发。秋冬季多见。主要累及四肢末端，尤以手指多见。对称发病。

2. 发作时皮肤呈典型三个时相变化，初因指趾小动脉痉挛，导致局部缺血而使皮肤苍白，数分钟后静脉被动扩张、淤血而呈皮肤发绀，最后小动脉痉挛解除，细动脉和毛细血管扩张、循环恢复而使皮肤发红，整个过程一般持续数分钟至 1 小时。

治疗

1. 注意保暖，戒烟。避免各种精神因素。

2. 口服血管扩张剂，如 α-受体阻断剂。

3. 交感神经切除术，肱动脉内注射法，局部治疗，原发病的治疗。

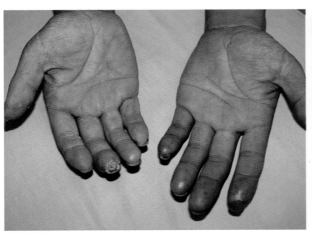

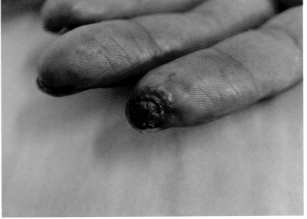

（十一）网状青斑（livedo reticularis）

🔊 诊断

1. 生理性，多见于青年女性，好发于足、下肢，遇冷后出现，暖和后消失，无自觉不适。有时双下肢呈斑驳状蓝色静脉曲张，像大理石，称为大理石样皮纹。

2. 原发性网状青斑是血管的病变所致。

3. 继发性网状青斑是皮肤病或内脏疾病的一个表现，如系统性红斑狼疮，皮肌炎，风湿热。

🔊 治疗

主要应针对原发疾病，患者应注意保暖，给予扩血管药，低分子右旋糖酐静点有一定帮助。

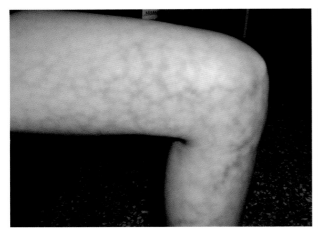 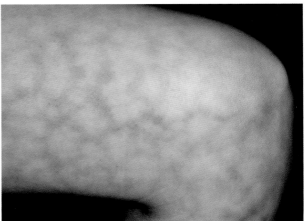

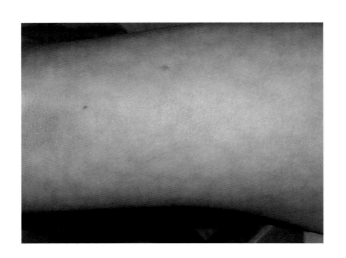

（十二）皮下脂肪萎缩（partial lipodystrophy）

诊断

1. 见于任何年龄，可发生在任何部位，多见于躯干部。

2. 局限性萎缩，可能患者有接受皮下或肌内注射皮质激素制剂的病史，一般注射均为缓释之混悬剂，作用持久，导致局部脂肪萎缩，或同时伴有皮肤萎缩。

3. 少数病例无接受激素注射史，在局限皮损处有皮下脂肪萎缩，表皮凹陷，但表皮厚度及色泽均正常，毛孔正常，而皮肤紧贴在其下的肌膜上，而萎缩外的皮下脂肪正常。

治疗

可作局部理疗，作自体脂肪填充术。

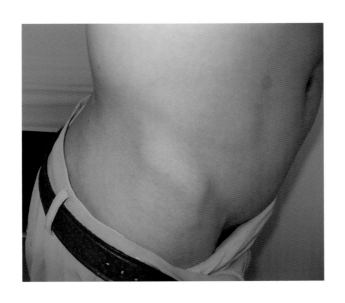

（十三）肢端青紫症（acrocyanosis）

诊断

1. 常见于年轻女性，可有家族史，冬季多发。皮疹多位于指趾，可扩展至腕和踝部，表现遇冷后局部皮肤呈暗红或青紫色，可伴有多汗与湿冷。

2. 患部可有麻木，遇暖后患处逐渐变为红色，患处易患冻疮，亦可伴网状青斑或红绀病。

治疗

1. 保温及避免寒冷潮湿刺激，保护皮肤，避免发生破溃。

2. 查找原发病并进行相应治疗。

3. 预防　寒冷季度注意保暖保持干燥，戴柔软、宽松的手套与棉袜。

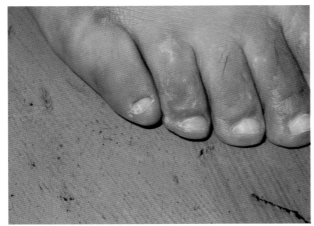

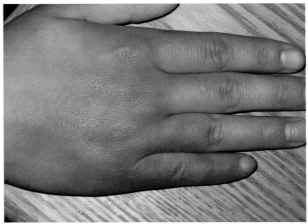

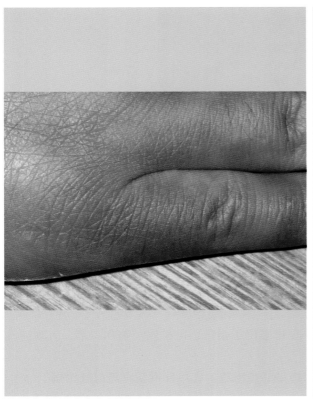

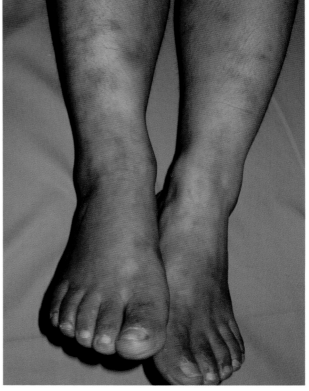

（十四）白色萎缩（atrophie blanche）

🔊 诊断

1. 多见于中年女性，好发于两侧小腿、踝部及足背。

2. 皮损初发为红斑，表面毛细血管扩张及淤点，中央可发生疼痛溃疡，数月后溃疡愈合，形成象牙白色萎缩斑，周围仍有毛细血管扩张及色素沉着。

🔊 治疗

1. 应避免叩击、摩擦和着不适之履，以防溃疡发生。

2. 皮损内注射 1% 普鲁卡因与曲安西龙（去炎松）或低分子右旋糖酐静脉滴注可以减轻疼痛。

3. 口服双嘧达莫、烟酸、肠溶阿司匹林、维生素 E 等。

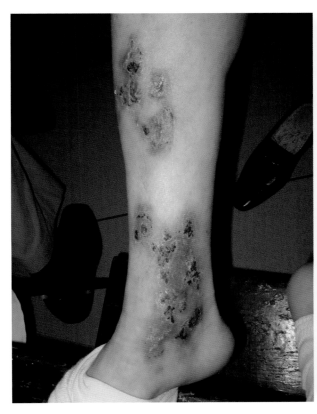
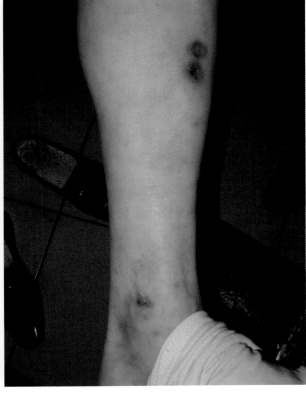

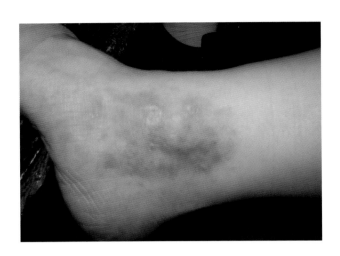

（十五） Marshall-White 综合征
（marshall-white syndrome）

🔊 诊断

1. 多见于有神经质的中年男子。皮损好发于四肢末端、手掌和足背。表现为豆大、圆形或类圆形、淡白色斑，境界清，不融合，密集分布。

2. 若将患者手部下垂一段时间，白色斑疹更显著，抬高患肢可消失或色泽变淡。伴有失眠症和心动过速。

🔊 治疗

一般不需治疗，亦可试用血管扩张剂。

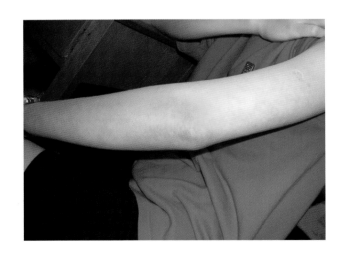

（十六）红斑性肢痛病（erythromelalgia）

🔊 诊断

1. 本病多发生于 40 岁以上者，原发性者年龄可轻至 10 岁，男女均可发病。

2. 常累及两侧手、足，尤以两足最常见，偶尔仅发生于单一肢体，或波及四肢。可由局部加热、周围温度增高、运动、站立、肢端下垂而激发。

3. 患者常因晚间入睡时足部温暖而发生剧痛，患处皮肤潮红、肿胀、局部灼热，伴出汗、自觉灼痛或跳痛，严重者哭闹不安，触之局部温度增高，脉搏有力。

4. 呈阵发性发作，每次可持续数分钟、数小时，偶尔可长达数日。冷却患处，如踩于冷地砖、浸入冷水、电扇吹，抬高患肢，口服小剂量阿司匹林，可使发作减轻或缓解。

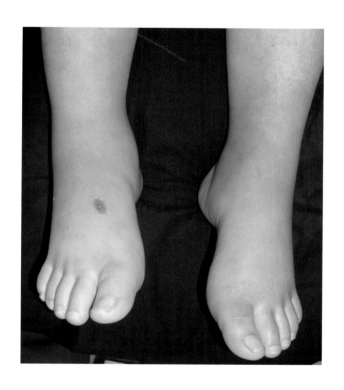

（十七）静脉曲张
（varicosis，varicose vein，venous varicosis）

🔊 诊断

1. 男女均可发病，发病年龄、部位和严重程度与病因有关。

2. 原发性者发生年龄早，常两侧对称；继发性者多见于中年人。女性多发生在第一次妊娠时。

3. 静脉曲张一般发生于大隐静脉及其分支，局部出现静脉显露、扩张、隆起、弯曲，加上原发性或继发于扩张后的瓣膜闭锁不全，增加了病情严重性。

🔊 治疗

1. 改善下肢静脉功能、避免长久站立。

2. 轻度静脉曲张采用弹力绷带。

3. 静脉曲张严重者需手术去除扩张的静脉。

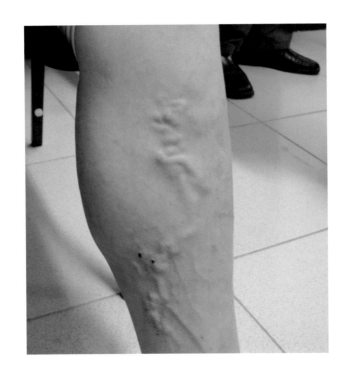

（十八）血管内压增高性紫癜
（purpura due to raised intravascular pressure）

🔊 诊断

1. 血管内压增高可引起紫癜，可不伴其他疾病，重力和静脉血淤积是引起血管内压增高的原因之一。

2. 紫癜常位于面、颈等组织疏松部位，也累及上胸、上肢和结合膜，见针尖、针头大细小的淤点或淤斑。衣着过紧可产生网状紫癜。

3. 因剧烈、突然及较持久的肌肉收缩，可使局部毛细血管和小血管内压力骤然升高，静脉血回流受阻，导致缺氧，小血管破裂出血而产生紫癜，称机械性紫癜（mechanical purpura），多见于儿童，常见的原因有阵咳（如百日咳）、剧烈呕吐、惊厥、癫痫以及因分娩、便秘、哭闹、吹奏等有屏气的动作。

4. 紧扎或绳勒肢体的远端部位亦可产生紫癜。因此吸吮空腔物体（如瓶）产生口周人为性皮炎伴紫癜，也归入此类。

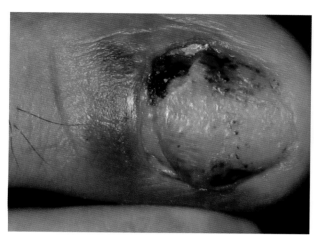 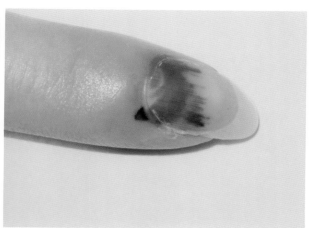

（十九）淋巴水肿（lymphoedema）

诊断

1. 以女性多见，好发于下肢、臂、生殖器和面部。各种原发性淋巴水肿除发病年龄、家族史和皮损分布不同外，其临床表现基本相同。

2. 先天性淋巴水肿　出生时即有，出生后至35岁以前发病者称早发性淋巴水肿，占80%；35岁以后发病者称迟发性淋巴水肿。

3. 常因踝扭伤，于踝或小腿单侧起病，偶尔波及股，以后可累及对侧，开始为凹陷性水肿，抬高患肢可减轻或完全消退，病变范围和程度呈进行性发展，以至累及整个肢体，随着纤维化的发生而变硬，终使凹陷消失，表面角化过度，色素沉着和疣状改变，亦可发生破裂和继发淋巴管炎和蜂窝织炎，出现局部炎症和全身症状。

4. 继发性淋巴水肿　发病年龄随基础疾病不同而异，除累及下肢、上臂、生殖器和面部外，有时可发生于残肢。

5. 化脓感染引起的淋巴水肿　病史中有突出的淋巴管炎和淋巴结炎，常由溶血性链球菌引起，发作时局部红肿、疼痛，可伴全身症状，如畏寒、发热等。间歇期细菌仍隐居于淋巴管，常导致复发。恶性肿瘤压迫和浸润淋巴管常发生于下肢，一般在盆腔肿瘤初次治疗后数年才发生，局部并伴青紫及浅静脉扩张，如累及神经，则伴有疼痛。乳房根治术后及放射线治疗后，常于上肢发生淋巴水肿，如发生淋巴管肉瘤，局部出现肿胀、触痛、淤点、大疱和青紫色扁平结节。

6. 继发性淋巴水肿的症状类似于原发性者，可发展成象皮肿，造成行动不便。

7. 巨唇-面瘫-阴囊-舌综合征有复发性唇部水肿；黄甲综合征常伴轻度淋巴水肿，病因不明确。

治疗

应针对原发疾病进行治疗。局部理疗。

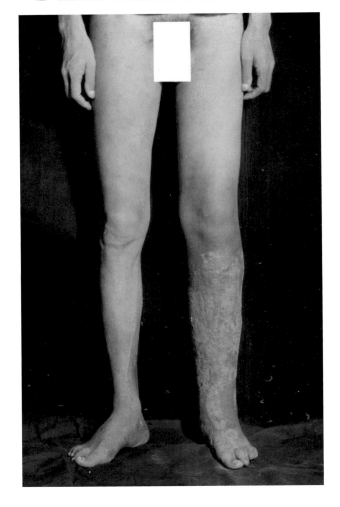

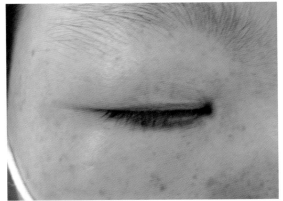

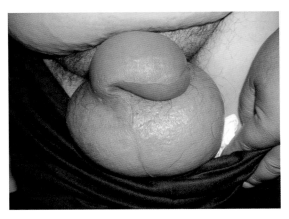

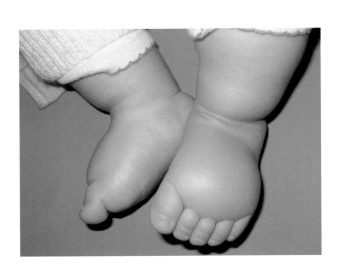

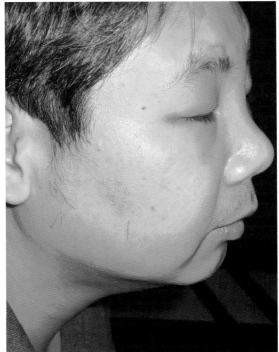

十四、非感染性肉芽肿病

（一）皮肤结节病（sarcoidosis）

又称肉样瘤病，为一种慢性肉芽肿病。

诊断

1. 好发生于面部和四肢伸侧，损害有丘疹、结节、斑块和环状损害等多种形态。

2. 皮疹常常融合成片状或环状，向外增多，中间皮疹消退形成萎缩瘢痕。一般无自觉症状。

3. 除坚实无破溃又无自觉症状的皮肤损害外，还可侵入黏膜、淋巴结、骨骼及身体内部器官而称全身性类肉瘤病。

4. X线检查　可见肺门及纵隔淋巴结肿大，并呈对称性，伴有或不伴有肺内网状、片状或结节状阴影。

5. 组织病理　真皮内可见上皮样细胞肉芽肿。

6. 血清血管紧张素转换酶活性增高。高血钙、高尿钙、碱性磷酸酶升高，血浆免疫球蛋白增高。Kveim实验呈阳性反应。

治疗

1. 口服皮质激素、氯喹、甲氨蝶呤或苯丁酸氮芥（瘤可宁）。

2. 局部皮质激素制剂封闭，合并系统损害者对症治疗。

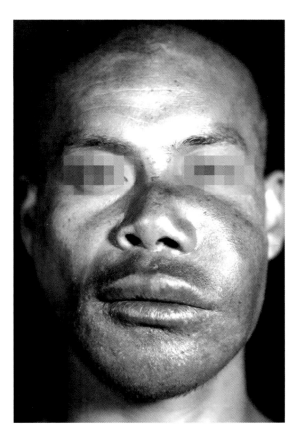

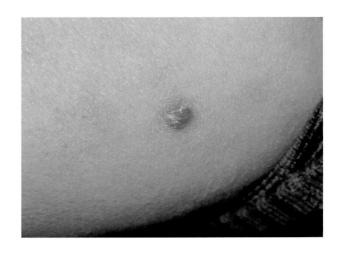

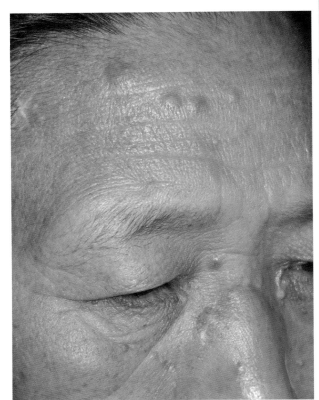

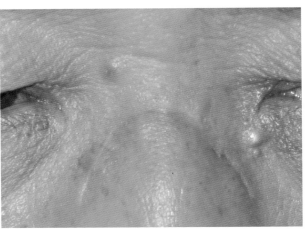

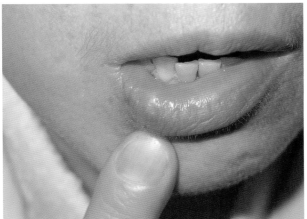

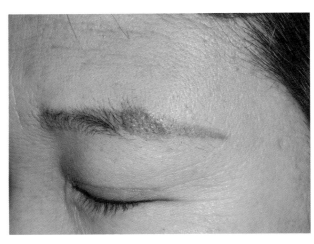

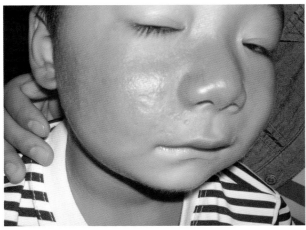

（二）环状肉芽肿（granuloma annulare）

诊断

1. 好发生在手背、前臂和下肢的伸侧，可发生在身体任何部位。皮疹单发或多发，一般无自觉症状。

2. 皮疹表现多样　初起表现为小丘疹，逐渐融合排列呈环状，正常肤色或淡红色。皮疹还可以表现为巨大型、皮下结节型、播散型等，少数患者皮疹可以发生破溃。

治疗

1. 全身治疗　个别皮损泛发的患者可以试用皮质激素、氯喹。
2. 局部治疗　皮质激素皮损内注射、液氮冷冻治疗、X线放射治疗。

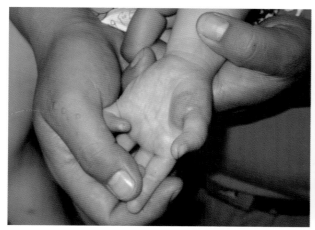
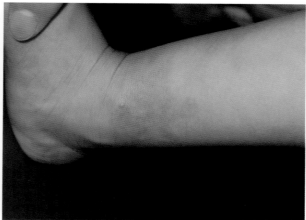
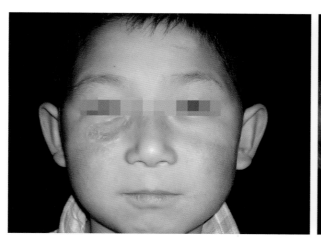
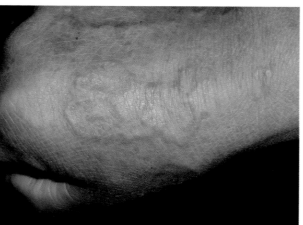

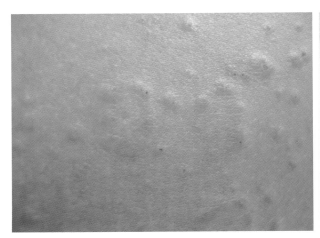
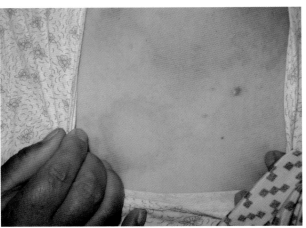

（三）类脂质渐进性坏死（necrobiosis lipoidica）

🔊 诊断

　　1. 好发于胫前。初起为红色坚实丘疹，缓慢向四周发展为卵圆形、圆形硬皮病样斑块。边缘清楚，稍隆起，周边呈紫红或暗红色，中央凹陷呈淡黄色，表面光滑呈蜡样，常伴毛细血管扩张，可有少许鳞屑。触之较坚实。

　　2. 本病多发生于女性糖尿病患者。

🔊 治疗

　　1. 积极治疗糖尿病。

　　2. 皮质激素制剂于患处局部封闭。

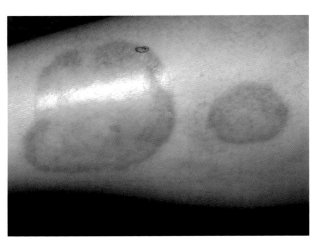
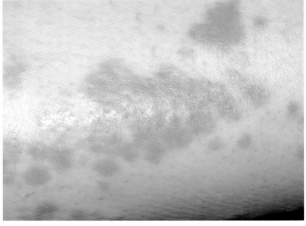

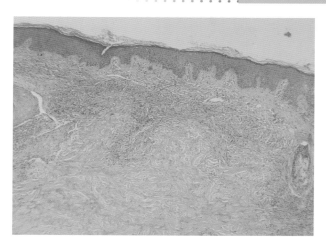

（四）皮肤淋巴细胞浸润症
(lymphocytic infiltration of the skin)

诊断

1. 青少年或成年人均可发病。皮损好发于头面部、鼻根、耳垂等处，有时也见于背部和胸部。皮疹为表面光滑的红色或黄红色斑块，坚实、质硬，有的中心消退呈环状，无毛囊角化过度现象。皮疹一至数个不等。

2. 皮疹消退后不留瘢痕，但有时可复发。自觉症状缺如或有压迫症状，局部淋巴结可不肿大。

3. 组织病理　表皮正常，真皮大片淋巴样细胞浸润，在附属器和血管周围病变更明显，伴有少量组织细胞和浆细胞，无生发中心形成。

治疗

1. 本病病程有自限性，一般不需特殊治疗。必要时可口服抗疟药或局部注射皮质类固醇等治疗。

2. 浅层 X 线照射有较好效果。

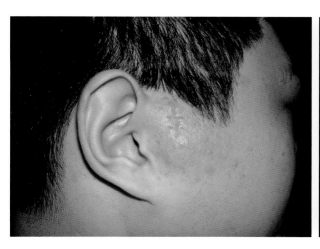

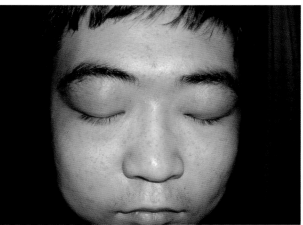

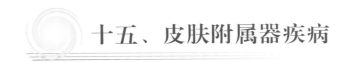

十五、皮肤附属器疾病

（一）痤疮（acne）

好发于青春期的男女，是毛囊皮脂腺的慢性炎症，青春期过后往往自然痊愈或减轻。

诊断

1. 寻常痤疮（acne vulgaris）

（1）最常见，损害开始为与毛囊口一致的圆锥形丘疹，如加以挤压，可挤出顶端呈黑色而体部呈白色半透明的脂栓。此为痤疮特征性的早发损害。

（2）之后在此基础上形成炎性红色丘疹，顶端可出现小脓疱，破溃或吸收后留下暂时性色素沉着或小凹状瘢痕。

（3）如炎症加重，可形成大小不等的结节或黄豆至蚕豆大小囊肿，继而可化脓成为脓肿，痤疮的损害常为多形性。

（4）但一个患者常以 1~2 种损害为主，且绝大多数患者青春期后可症状减轻或自然痊愈，但有脓疱、结节、脓肿、囊肿损害者预后留下凹陷性或增生性瘢痕。

2. 聚合性痤疮（acne conglobata）

（1）是痤疮中一种较重的类型。

（2）好发于青年男性，偶见于女性。

（3）皮损多形，有很多的粉刺、丘疹、脓疱、脓肿、囊肿及窦道、瘢痕、瘢痕疙瘩集簇发生。

（4）常形成大而不规则的、柔软的波动性斑块，呈紫红色，溃破后形成瘘管，最终形成深的凹陷性瘢痕。

防治

1. 常用温水、硫磺肥皂洗脸以去除油腻和黑头。少食脂肪和糖类，避免饮酒及其他刺激性食物（咖啡、可可、辣椒等）。

2. 局部外用药物为主要疗法，可以外用抗生素，包括：1% 红霉素乙醇溶液、氯霉素乙醇溶液、1% 克林霉素溶液、5% 过氧化苯甲酸凝胶等；维 A 酸类，包括：0.025% 或 0.1% 维 A 酸霜，可溶解粉刺，也可抑制皮脂腺的分泌，副作用主要是局部刺激；第三代维 A 酸类药物，0.1% 阿达帕林凝胶；过氧化苯甲酰，此药为过氧化物，外用后可以缓慢释放出新生态氧和苯甲酸，可以杀灭痤疮丙酸杆菌；硫化硒、硫新霜及硫磺，具有杀灭真菌，抑制细菌，降低皮肤游离脂肪酸含量的作用。

3. 口服药物

（1）抗生素：系统应用抗生素对痤疮有肯定疗效。口服四环素类药物能使皮脂中游离脂肪酸浓度下降，此药能抑制痤疮丙酸杆菌和抑制中性粒细胞趋化。目前常用米诺环素 50mg 早晚服用。此外红霉素、多西环素类药物均可酌情选用。克林霉素可以用于炎症重或对四环素类耐药的患者，副作用为严重腹泻及假膜性结肠炎。

（2）异维 A 酸：此药物可抑制皮脂腺功能，显著减少皮脂腺分泌和黑头粉刺的形成，并抑制痤疮丙酸杆菌。对结节型、囊肿型和聚合型痤疮效果好。0.5～1mg/kg，4 个月一疗程。注意肝肾、血液学检查。

（3）抗皮脂分泌药物：达英 35（diane35）（氯地孕酮＋甲基炔雌醇），仅女性可应用，用法为：在月经来潮第 1 天服用 1 粒，连服 21 天，停药 1 周后，第 8 天再继续上法服用。另外螺内酯、复方炔诺酮、西咪替丁也可选用。

（4）氨苯砜：发生结节、囊肿等重型皮肤损害者可以口服氨苯砜（DDS）100mg，每周 3 次，连服 3 月，以后减为每周 200mg，待疗效巩固后每周 100mg。可以与抗生素联合应用。

（5）中药：丹参酮，有抗雄激素、抑制皮脂腺活性、减少皮脂分泌及抗痤疮丙酸杆菌作用。

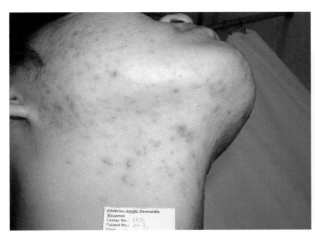

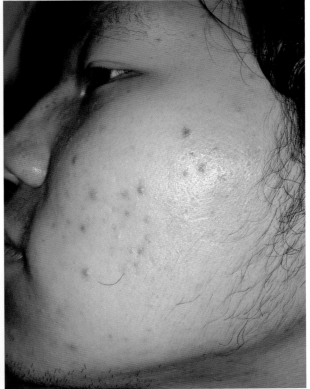

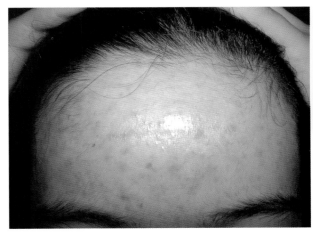

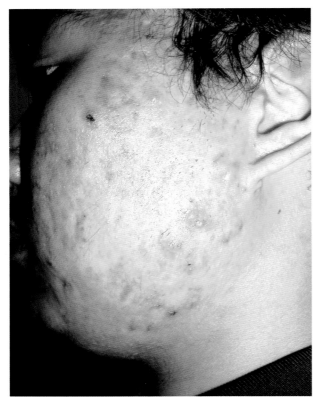

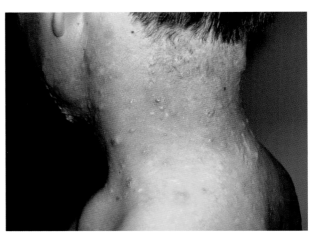

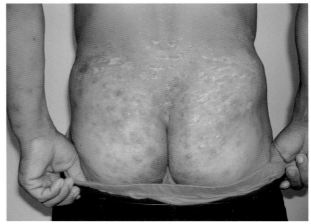

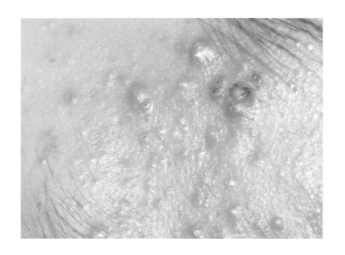

（二）酒渣鼻（rosacea）

诊断

1. 多见于中年人，多并发皮脂溢出。

2. 好发于面中部，以鼻尖、前额、两颊多见，对称分布。

3. 红斑期主要为面部弥漫性潮红，毛细血管扩张，食用刺激饮食或精神紧张时更为明显。丘疹脓疱期，在红斑基础上出现多数散在红丘疹，有时形成脓疱。鼻赘期，鼻部结缔组织增生，皮脂腺增大，使鼻部结节增大，鼻端肥大，表面凹凸不平。

治疗

1. 去除诱因。避免过冷过热的刺激及精神紧张，忌饮酒及辛辣食物。

2. 四环素口服，每日 0.25g，共 3~6 个月。甲硝唑 0.2g，每日 2 次，6 周为一疗程，可持续 3 个月，或替硝唑 0.5g，每日 2 次。

3. 局部外用硫新霜或复方硫磺洗剂、1% 甲硝唑、5% 过氧化苯甲酰等。

4. 毛细血管扩张明显者可以用液氮冷冻治疗或脉冲染料激光治疗。

5. 鼻赘期可作整形手术。

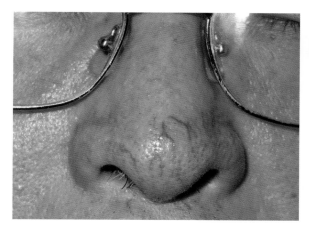

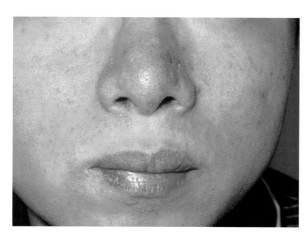

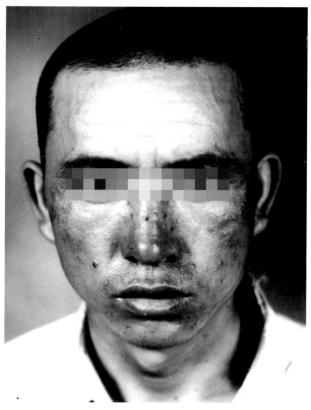

（三）脂溢性皮炎 （seborrheic dermatitis）

诊断

1. 本病大多数发生在皮脂溢出部位，如头皮、面、耳后、上胸、肩胛间区及皱褶部位。

2. 开始常为毛囊周围红色小丘疹，随之融合成淡黄红色斑片，边界清楚，其上有油腻状鳞屑或痂皮。皮疹在发展过程中出现渗出、结痂和糜烂，呈湿疹样表现。

3. 发生在青春期后成年人，也可以发生于婴儿。

4. 头皮轻型损害为小片状干燥的细糠状鳞屑，呈灰白色或白色，基底稍红。重者为油腻性鳞屑，可伴有黄色痂皮，基底为炎性红斑。严重者全头皮均覆有油腻性厚痂，裂缝处有黏稠液体渗出，有臭味，并伴脱发。

5. 面部、耳后部损害常由头皮蔓延而来，面部以前额、眉及眉间、鼻唇沟尤甚，为黄红色油腻性鳞屑性斑片，耳后部可有糜烂、黄厚痂或皲裂。

6. 病程慢性，伴不同程度瘙痒。

治疗

1. 生活规律，睡眠充足，限制多脂、多糖或刺激性饮食，多吃蔬菜。

2. 内服维生素 B_6、B_2 或复合维生素 B，瘙痒剧烈时可以给予止痒镇静剂，炎症明显、范围较大时可短期给予雷公藤多苷每次 2 片，每日 3 次。

3. 局部治疗，按不同部位选用不同制剂，如头皮用水合氯醛头皮洗剂外搽，其他部位可用复方硫磺洗剂，渗出糜烂时可选用 3% 硼酸溶液。必要时可以选用抗真菌药物如咪康唑、酮康唑的外用制剂或含有激素的外用药。

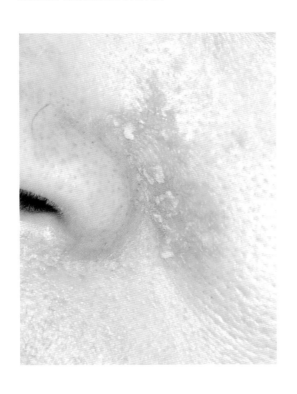
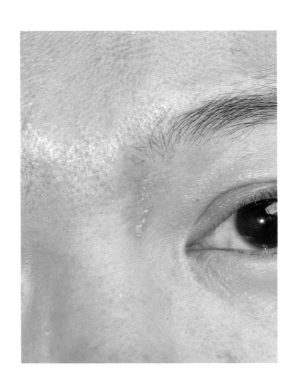

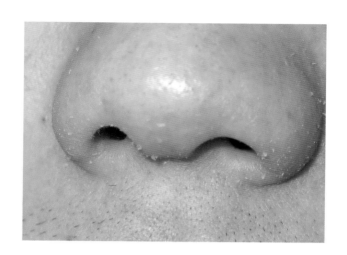

（四）口周皮炎（perioral dermatitis）

诊断

1. 好发于青中年女性，有长期外用含氟皮质激素史。

2. 口唇周围、鼻周围、双侧颧部、下颌部位红斑，伴小丘疹、脓疱或脱屑。皮损及症状可在日光、饮酒、进热食、寒冷刺激后加重。

3. 皮损与口唇间有一圈正常皮肤。

治疗

1. 逐渐减少并最终停用皮质激素，避免刺激性食物。

2. 可外用润肤霜如硅霜、硼锌糊等。

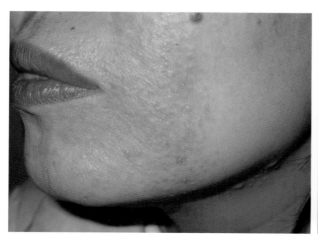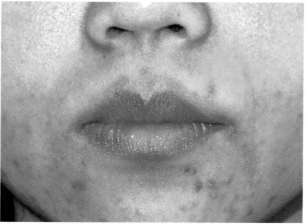

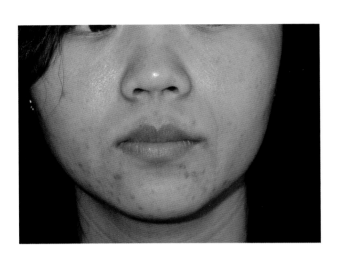

（五）汗疱疹（pompholyx）

诊断

1. 可能与手足多汗症、神经紧张、接触洗涤用品以及足部真菌感染有关。对称发生于手掌、手指侧面和指末节的背面。

2. 皮损表现为　表皮深处的小水疱，米粒大小，多呈半球形，略隆起于皮肤表面，周围皮肤无红晕，分散或成群存在，一般不融合。疱壁厚而不易自行破裂，疱液清，晚期可稍混浊，水疱待慢慢吸收干燥后破裂，呈领圈状脱屑，或因搔抓、撕剥而成破手套状，表面剥脱后露出鲜红嫩薄基底。

3. 皮疹消退后可有新的水疱发生，病程可迁延1到2个月，反复发病与缓解交替发生。

治疗

1. 去除诱发因素，避免滥用洗涤剂或肥皂等洗涤。

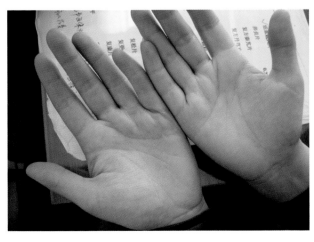

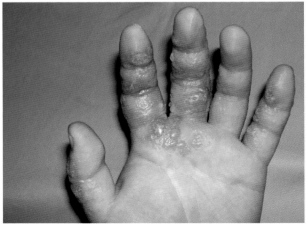

2．局部用药以收敛性外用药物为主。

3．发病初期外用皮质激素药膏。

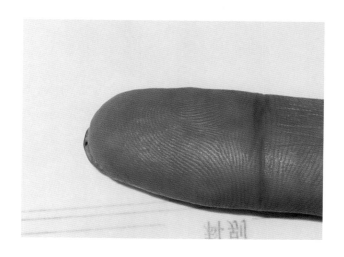

（六）斑秃（alopecia areata）

是一种骤然发生的局限性斑片状的脱发性毛发病。其病变处头皮正常，无炎症及自觉症状。本病病程经过缓慢，可自行缓解和复发。若整个头皮毛发全部脱落，称全秃（alopecia totalis）；若全身所有毛发均脱落者，称普秃（alopecia universalis）。病因不明，可能与自身免疫有关，精神因素是诱发及促使病情加重的原因。

诊断

1．本病多突然发生，无自觉症状，有时有微痒。

2．初起为大小不一、数目不等、边界清楚的圆形或椭圆形脱发区。脱发区皮肤平滑、光亮，皮肤无炎症，毛囊口清楚可见。

3．若病情处于活动阶段，脱发区边缘的头发松动易拔，拔出的头发可见发干近端萎缩，呈上粗下细的"惊叹号"样。

4．恢复期脱发区出现纤细淡色毳毛，可随长随脱。痊愈时发渐变粗变黑。

5．若整个头皮头发全部脱落称为全秃。有的甚至眉毛、腋毛、阴毛和全身毳毛等全部脱落，称为普秃。

治疗

1．应注意消除有关因素。

2．局部可用10%辣椒酊，外用皮质激素软膏或其二甲基亚砜溶液断面涂擦或局部多点皮内注射曲安西龙；外用1%～3%米诺地尔酊剂。

3．口服维生素 B_6、泛酸钙和胱氨酸等。

4．局部先外用补骨脂素或酊剂，1小时后照射长波紫外线，每周2～3次，逐渐增加剂量，一般需要20～40次。

5．对迅速广泛脱发，包括全秃、普秃可以口服泼尼松，每日15～30mg，数周后逐渐减量。

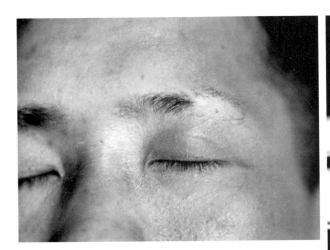

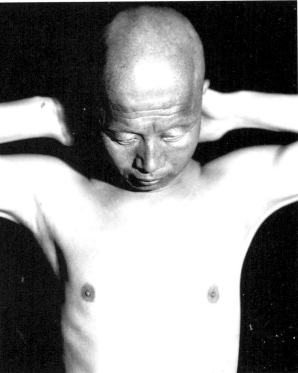

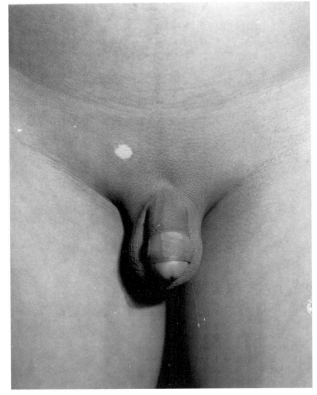

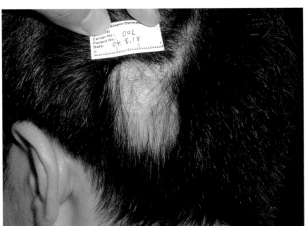

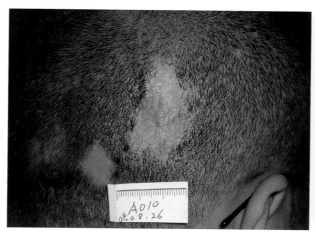 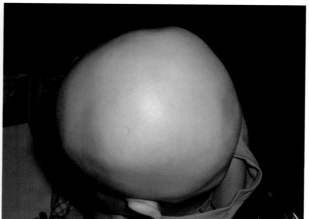

（七）男性型脱发 （male pattern alopecia）

又名早秃，为成年男子头前部的一种慢性脱发。遗传和雄激素起重要的作用。

🔊 诊断

1. 从前额两侧开始，头发开始变为纤细、稀疏，逐渐向头顶部延伸。或头顶部毛发开始脱落。

2. 脱发面积逐渐扩大，前额变高，呈 V 字型脱发，重者额部和顶部头发可完全脱去，仅枕及两颞残留毛发。

3. 秃发区毛发稀疏、细软。皮肤光滑、无鳞屑。

4. 女性症状较轻，多为头顶部头发变稀疏。

5. 多见于 20～30 岁的男子。

6. 有家族倾向。

🔊 治疗

1. 解除精神负担，避免过多洗涤及外用刺激性药物。

2. 口服保发止治疗。局部外用 2%～4% 黄体酮酊或 2% 敏乐丁溶液。

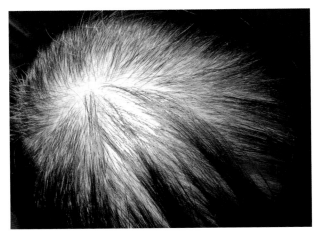
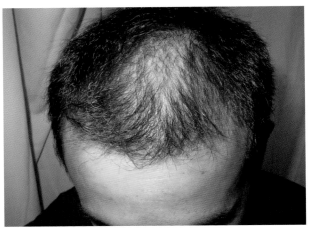

（八）甲沟炎（paronychia）

🔊 诊断

1. 指、趾甲一侧或双侧甲沟之近端发红，肿胀、疼痛，甚至形成甲下脓肿，流脓后可见肉芽组织。

2. 感染蔓延至甲床时，局部积脓可使整个指、趾甲浮起、脱落。

🔊 治疗

1. 避免手指外伤和潮湿。

2. 早期可用热敷、理疗、外敷鱼石脂软膏或三黄散等。

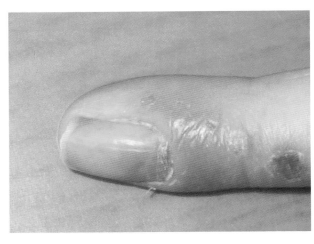
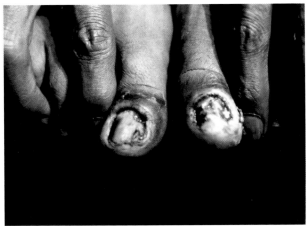

3. 急性甲沟炎可外用抗生素，如红霉素。

4. 有真菌感染的病例可用抗真菌药物。

5. 已有脓液的，可在甲沟处作纵向切开引流。

（九）厚甲症（pachyonychia）

🔊 诊断

1. 后天性厚甲多在外伤后或继发于其他疾病之后或同时出现厚甲，多为均匀性增厚，常见于拇趾及小趾甲，亦可所有趾甲均增厚。增厚程度不一，重者可增厚数倍，甲质变硬，甲板变为灰黄色，不透明。

2. 先天性厚甲有的出生时甲正常，在1周岁以内发病，也有出生时甲即增厚，之后5年内逐渐发展，多呈楔状厚甲，甲板极硬。先天性厚甲症分为三型：

（1）Ⅰ型或 Jadassohn-Lewandowsky 综合征。

（2）Ⅱ型或 Jackson-Sertoli 综合征。

（3）Ⅲ型或 Schafer-Brunauer 综合征。

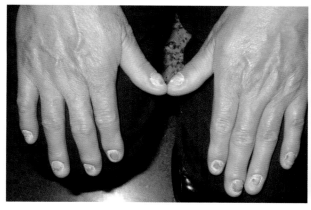 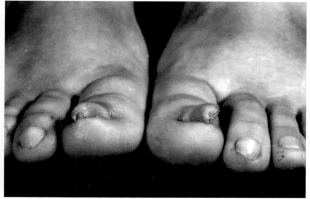

（十）白甲（white nails）

🔊 诊断

1. 点状白甲　常见，限于指甲，可发生于正常人，或可由于微小外伤，为常染色体显性遗传。

2. 线状白甲　可为遗传性，也可发生于少数甲，为近端甲周外伤波及甲母质，多因不适当或过度修甲所造成。所有甲出现规则的白色横线是砷或铊中毒的特点，类似的横线也见于烟酸缺乏病。

3. 全白甲　罕见，为常染色体显性遗传。

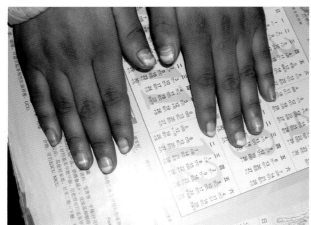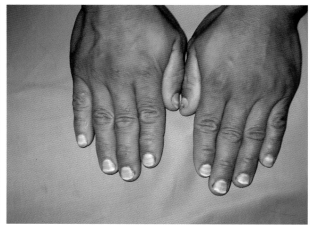

（十一）多汗症（hyperhidrosis）

诊断

1. 常对称发生于掌跖、前额、腋窝、外阴等处，以掌跖最多见。

2. 患部掌跖皮肤湿冷、青紫，严重者汗液可呈滴状溢流，精神紧张时更明显。

3. 发生于足部者，跖部角质层膨胀软化，趾缝浸渍糜烂，易继发真菌感染，散发臭气。

治疗

1. 去除诱因。

2. 注意皮肤清洁，腋部可扑粉，保持干燥。

3. 局部多汗可搽3%~5%福尔马林溶液，每日2次，或用0.5%醋酸铝溶液，5%明矾溶液或5%鞣酸溶液涂擦或浸泡掌跖。

4. 病情严重者可以服用镇静剂如溴剂、谷维素，或抗胆碱能药物，如颠茄等。

5. 对严重的掌跖部多汗症可以考虑浅层X线照射，以抑制汗腺分泌。

6. 腋部多汗症可以做手术，切除汗腺最活跃部分。

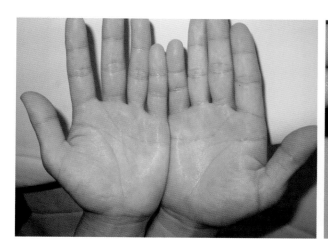
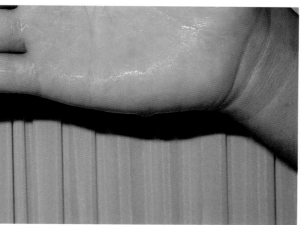

（十二）成簇性眼眶周粉刺
（grouped periorbital comedones）

🔊 诊断

1. 多见于 30～50 岁，长期户外工作者。

2. 皮损多局限于下眼睑外方近颧骨区域，为成簇大的粉刺。范围局限，粉刺数目 5～50 个。无炎性丘疹和脓疱。

🔊 治疗

1. 可以用针挑出粉刺。

2. 外用维 A 酸制剂。

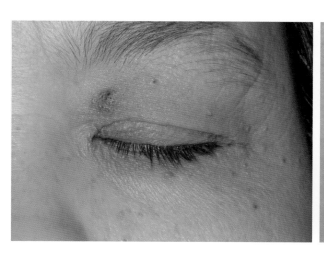
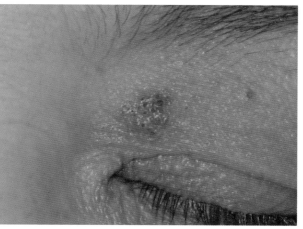

（十三）反甲（koilonychia）

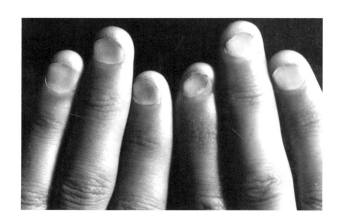

🔊 诊断

反甲是一种指（趾）甲板畸形，为甲板表面变平，边缘翘起，指甲变薄、质脆易裂，表面粗糙、干脆有条纹。严重者中央凹陷，在甲板上放一两滴水也不会流下，好像汤匙一样，故而又称为匙状甲。缺铁性贫血、雷诺病及甲状腺功能亢进或低下容易合并反甲。

🔊 治疗

治疗原发病。

（十四）先天性局部毛增多症
（congenital localized hypertrichosis）

先天性局部毛增多症发生于出生时或以后。无一定好发部位。脊柱裂和骶骨毛增多症见于儿童，表现为在腰骶区有一簇毛伴有脊柱裂。

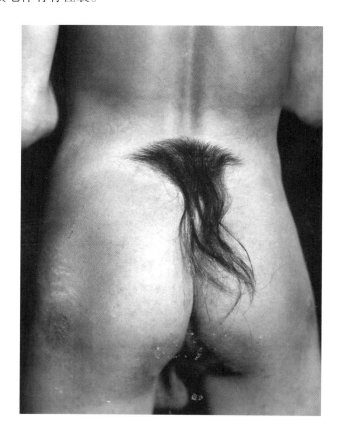

十六、内分泌、营养和代谢性疾病

（一）胫前黏液性水肿（pretibial myxedema）

是一种自身免疫性疾病，与甲状腺细胞内抗原刺激 B 淋巴细胞产生甲状腺刺激免疫球蛋白抗体，后者与甲状腺细胞表面甲状腺刺激激素受体结合，刺激甲状腺细胞增生及活性增强有关。

诊断

1. 好发于双侧小腿的伸侧，可扩大到足背、股等处。也见于头皮，两肩及手背，常对称分布。

2. 皮损为高起皮面的圆形或卵圆形坚实的结节或斑块，呈肤色、淡红或棕色，表面毛孔扩大如橘皮状、毳毛粗黑旺盛。结节损害发展严重者可使腿、足变形。

3. 常伴有甲状腺功能亢进和突眼症。

4. 多发生于甲状腺切除，或用治疗甲状腺功能亢进药物或放射疗法后。

5. 一般无自觉症状。有时可伴瘙痒及针刺感。

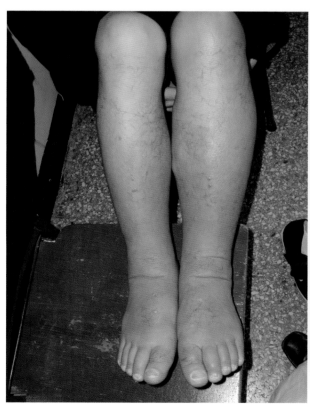
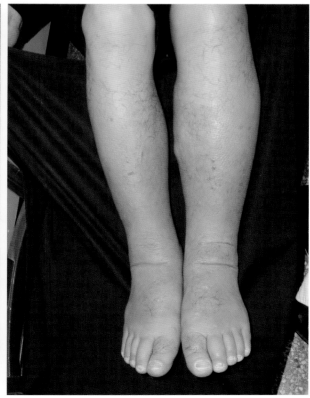

治疗

1. 治疗原发的甲状腺疾病。
2. 局部皮质激素软膏封包。
3. 损害内曲安西龙（去炎松）注射。
4. 中药方用健脾除湿汤和活血逐淤汤加减。

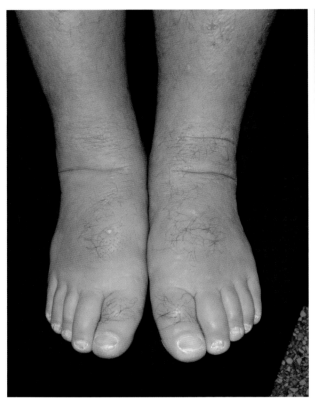 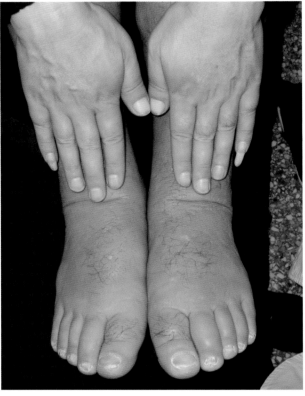

（二）黄瘤病（xanthomatosis）

黄瘤病是含脂质的组织细胞和吞噬细胞的局限性聚集于真皮或肌腱等处形成的黄色、橘黄色或棕红色的丘疹、结节或斑块。患者常伴有全身性脂质代谢紊乱和其他系统的异常而出现一系列临床症状。

诊断

1. 扁平黄瘤

（1）扁平稍隆起、圆形或椭圆形、扁平柔软、淡黄色或橘黄色界线清楚的斑片，无明显自觉症状。

（2）好发于颈、躯干、肘窝、腘窝、股内侧、臀部和手掌。但黏膜常不受累。

（3）常伴有高脂蛋白血症。

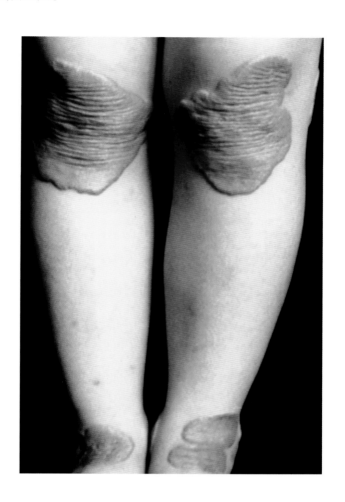

2. 睑黄瘤

（1）发于上下眼睑及内眦部。

（2）扁平、柔软表面黄色小斑片，缓慢加大，须经数年或更久可达 10～20mm，并可数小片融合。

（3）多见于中年以上妇女。

（4）部分患者可有高胆固醇血症，有些患者可并发扁平黄瘤、皮肤网状组织细胞瘤、糖尿病。

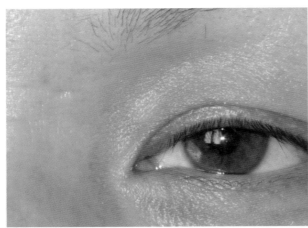
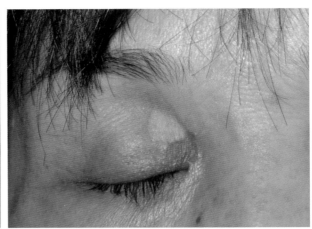

3．结节性黄色瘤

（1）好发于伸侧，如肘、膝、指关节伸面及臀部等处。可同时伴有掌黄瘤、腱黄瘤、睑黄瘤及发疹性黄瘤等。

（2）早期为柔软的小丘疹或结节，鲜红或橘黄色，逐渐融合或增大达直径 2～3cm 大小的斑块。质坚硬，表面呈半球状或可分叶、带蒂。微有弹性，压之微痛，自觉症状缺如，或感微痒。

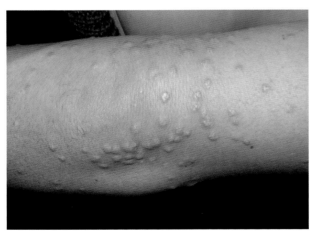
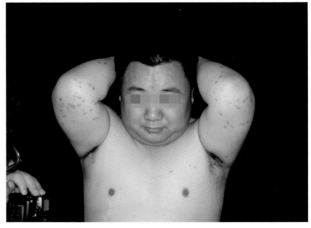

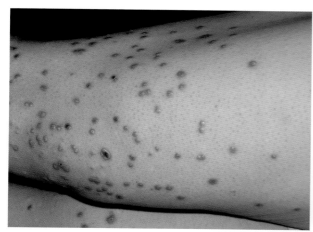
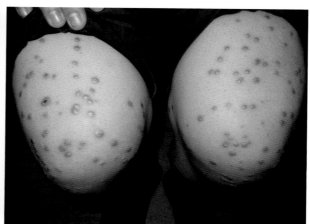

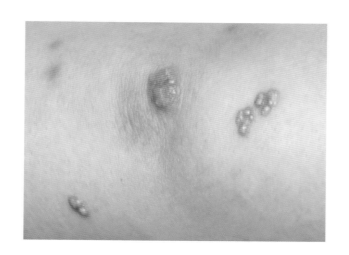

4．腱黄瘤

（1）好发于跟腱和足背肌腱上，为结节、斑块。

（2）可同时具有结节性黄瘤及睑黄瘤，亦可偶见于血脂正常患有脑腱黄瘤病患者。

5．发疹性黄瘤

（1）表现为黄色或棕黄色针头至米粒大小丘疹，周围绕红晕，多成批出现。

（2）可发生于身体任何部位，但以臂、臀、腹股沟部及口腔黏膜多见。

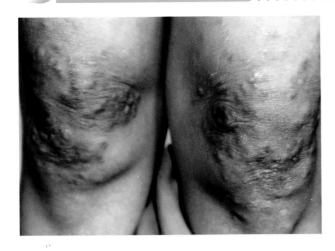
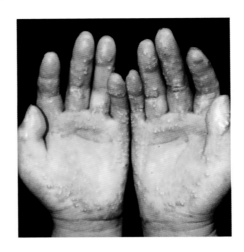

6．播散性黄瘤

（1）临床较罕见。

（2）为黄红色至褐色丘疹，可融合成较大损害，有些损害可有蒂。

（3）本病好发于屈侧及皱褶等处，如腋窝、颈、肘膝、腹股沟等部。亦可见于黏膜、中枢神经系统。角膜、巩膜，偶可累及口腔、舌咽、喉及上部支气管、肺部，垂体受累后可导致尿崩症。心脏及肾脏偶可受损。

（4）青春期及年轻成人最常见。

（5）患者可伴有血脂异常，组织中无胆固醇沉集。

 治疗

降血脂治疗后部分患者皮疹可自然消退，否则可局部手术切除皮损。

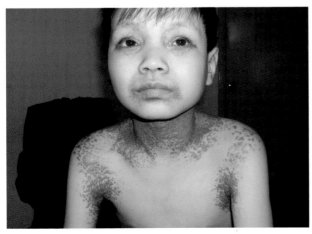
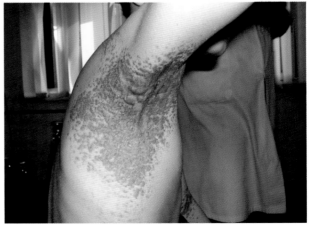

（三）皮肤卟啉病（porphyria）

◀)) 诊断

1. 红细胞生成性原卟啉病（erythropoietic protoporphyria，EPP）

（1）皮肤于日晒5~30分钟后，在面部、手背等暴露部位有刺痒或灼痛感，继之出现片状肿胀、红斑等急性光敏感皮炎症状与体征。皮肤脆性增加，经搔抓等刺激后呈现线条状表皮剥脱结痂和虫蚀状凹陷瘢痕。重者于面颊额部、手指背侧、甲周和指尖腹侧可有淤斑或水疱及指甲剥离表现。发病后若及时避光，在2~5分钟内肿胀可消。

（2）经过多次反复发作后皮肤增厚，面部似蜡样，呈橘皮样鼻，唇部苍白增厚，唇红黏膜纹理深粗，与口周皮纹相连成特征性的放射状裂纹和瘢痕。手背皮肤增厚常开始于掌指关节和近端指间关节处，呈指节垫样。项部多呈菱形皮肤. 整个面部呈饱经风霜的年老面容。

（3）发病多在童年。以4~10岁居多，成人发病者罕见。

（4）最为多见的皮肤卟啉病，常有家族史，为常染色体显性遗传。

2. 迟发性皮肤卟啉病（porphyria cutanea tarda，PCT）

本病分为两型。Ⅰ型为散发性，与饮酒或肝脏病变有关，67% 为 HLA-A3 阳性，又称症状性、获得性皮肤卟啉病；Ⅱ型为家族性，为常染色体显性遗传，遗传具有性别差异，女性患者能将疾病遗传给子女，男性则较少遗传至女儿。

（1）皮损主要分布于面和手部的光暴露区，夏季加重，常见为红斑，伴有瘙痒。慢性损害表现为皮肤脆性增加、水疱、大疱、多毛和色素沉着等表现。

（2）为常见的皮肤卟啉病，多见于20~60岁的患者。患者常有嗜酒、长期服用雌激素类药物病史。15~20% 患者并发糖尿病，15% 伴发肝癌。

（3）尿中可检出有过量的尿卟啉和粪卟啉，部分患者尿色变深。尿、粪中7-羧基卟啉和粪中异构卟啉排泄增多是本病的特征性改变。

◀)) 治疗

1. 尽可能避免日晒及光照，外用对可见光和长波紫外线有较好防护作用的防晒制剂。

2. 红细胞生成性原叶啉病　口服 β-胡萝卜素，烟酰胺等，外用各种避光剂。

3. 迟发性皮肤卟啉病　氯喹：每次 0.125g，每周 2 次，连服至少 10 个月。可使用甲状腺素、胰岛素、双嘧达莫、阿司匹林、大剂量维生素 E、大剂量烟酰胺、静脉注射前列腺素 E_1 制剂。可外用强效的皮质激素制剂封包或曲安西龙（去炎松）皮损内注射有效。

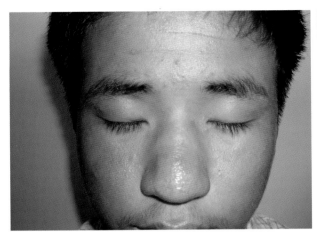 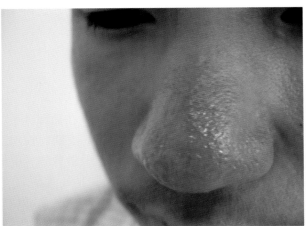

（四）淀粉样变性（amyloidosis）

诊断

1. 苔藓样型

（1）好发于小腿伸面、背部或腹部，剧痒。损害为多数褐色或肤色圆锥形或多角形丘疹，芝麻粒至黄豆大小，质坚硬，表面粗糙有轻度脱屑，孤立散在或成片而不融合，半透明外观，成大片苔藓样，伴色素沉着或色素减退。

（2）多发于中青年，两性均受累，慢性病程。

2. 斑状型

（1）好发于上背部肩胛区，少数累及躯干和四肢。

（2）皮损由多数褐色斑疹聚合成网状或波纹状。

（3）好发于中老年女性。自觉症状不明显或有轻痒。

（4）真皮乳头显示局灶性无定形淀粉样蛋白沉积；用结晶紫染色淀粉蛋白呈紫红色。

（5）刚果红试验阳性。

治疗

1. 局部外用皮质激素药膏加封包。也可用氢化可的松二甲基亚砜搽剂等。

2. 小面积损害可液氮冷冻。

3. 口服维 A 酸。

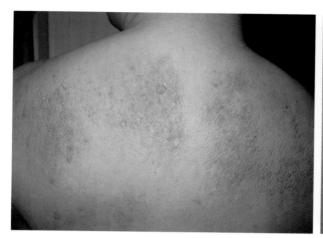
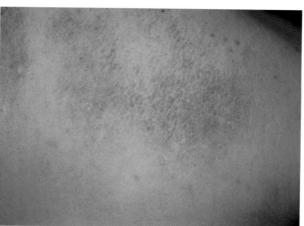
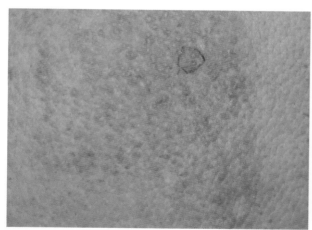
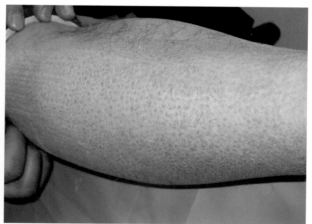

（五）黏液水肿性苔藓（lichen myxedematosus）

🔊 诊断

1. 好发于 30～50 岁成人，无性别差异。好发于手指背、足背、四肢伸侧、上胸部，皮疹或多或少，常局限，也可密集成群。有时皮疹排列成环状或盘状。皮疹为圆顶、质软、2～4mm 直径，皮色、淡红色或黄色苔藓样丘疹，表面蜡样光泽。

2. 硬化性黏液水肿是本病的亚型。主要表现为苔藓状丘疹下的皮肤呈弥漫性浸润增厚，呈硬皮病样改变。

3. 实验室检查　血沉增快，外周血嗜酸性粒细胞增多，高 α、β 或 γ 球蛋白血症。

4. 组织病理真皮上部大量黏蛋白沉积，阿新蓝染色为强阳性。

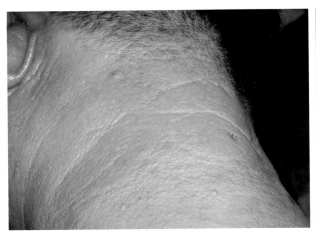
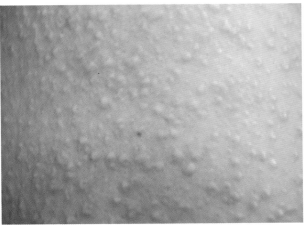
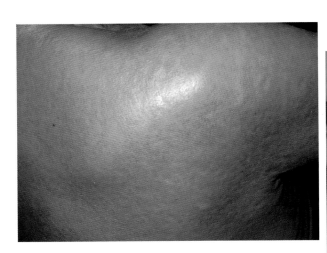
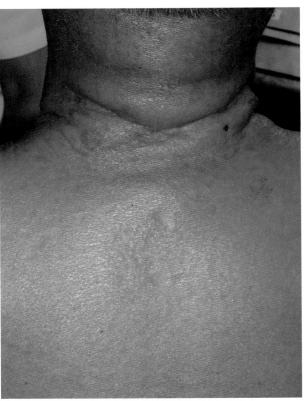
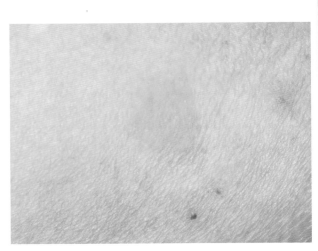

（六）痛风（gout）

诊断

1. 是嘌呤代谢障碍性疾病。血清尿酸水平升高，尿酸盐结晶沉积于组织，引起急性或慢性关节炎。多见于中年男性，常见于肉食过多者，因暴食、感染、酗酒等诱发。

2. 急性或反复发作慢性痛风性关节炎，病久可有痛风石沉积，常导致关节畸形，并可伴有肾结石。

3. 慢性痛风可在皮下组织形成痛风石，为针帽头至豌豆大小结节，常发生于耳轮，亦可见于指（趾）关节，呈黄色或乳白色。

4. 组织病理　活检组织冷冻切片示尿酸盐结晶，周围有异物巨细胞反应和纤维增生（酒精固定）。

5. 血尿酸增高。

治疗

减少含嘌呤高的食物。急性痛风应用秋水仙碱或吲哚美辛（消炎痛）、保泰松等。别嘌呤醇可抑制尿酸合成。

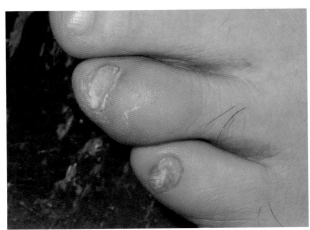 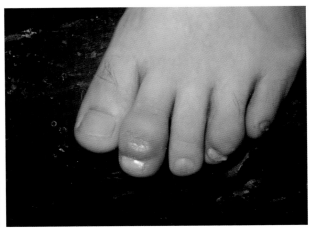

（七）坏死性松解性游走性红斑
（necrolytic migratory erythema）

又名胰高血糖素瘤综合征（glucagonoma syndrome），是一种少见的胰岛细胞肿瘤，可能是常染色体显性遗传。

🔊 诊断

1. 多见于绝经期妇女，好发年龄 45 ~ 65 岁。

2. 皮损好发于下腹部、腹股沟、臀部和股部，也可泛发全身。自觉瘙痒或烧灼感。患者常伴口炎、舌炎和肛周生殖器损害。

3. 皮损初为红色斑片，呈环形或不规则形，以后摩擦部位在红斑基础上发生松弛的水疱或大疱，疱壁薄易破，形成糜烂、结痂，以后脱屑和留下色素沉着而愈合。红斑边缘向周围扩展，融合成环状或图案状。从红斑到留有色素沉着而愈合历经 7 ~ 14 天。

4. 大多数患者伴有体重明显减轻、贫血、腹泻、虚弱、静脉血栓形成、精神障碍及轻度糖尿病。

5. 血浆高血糖素水平测定具有确定诊断意义。

6. 影像学检查 如腹腔 B 超、CT、动脉造影等可证实肿瘤，并可定位。

🔊 治疗

1. 切除胰腺原发肿瘤。

2. 链唑霉素（streptozotocin）、氮烯唑胺（dacarbazine）和双碘喹啉对本病有效。皮质激素和四环素对某些患者有一定疗效。

3. 复方氨基酸静脉点滴、高蛋白饮食、复合维生素等有助于皮损的消退。

4. 局部外用皮质激素制剂。

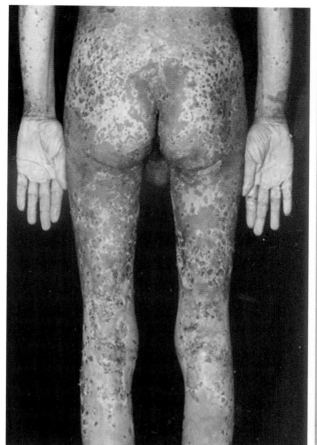

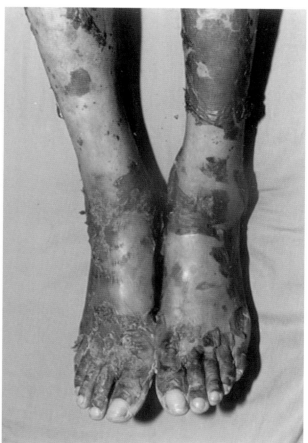

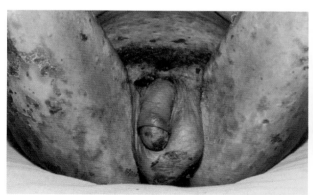

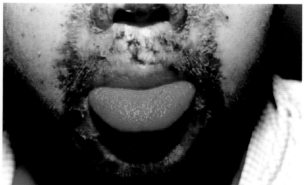

（八）胡萝卜素血症（carotenemia）

诊断

1. 有较长时间大量服用含有丰富胡萝卜素食物史（如橘子、胡萝卜等）。

2. 唯一体征为皮肤染成黄色或橙黄色，无自觉症状，但巩膜不黄染。

3. 多发于手掌、足底及皮脂腺丰富部位，如颜面、鼻翼、鼻唇沟、四周、眼睑、严重者除巩膜和黏膜外全身皮肤皆呈橙黄色。

治疗

勿过多食用含有丰富胡萝卜素的食品如胡萝卜、橘柑、蕃茄、黄花菜及菠菜等。若有甲状腺功能低下或糖尿病患者，可积极治疗原发病，黄色亦可退去。

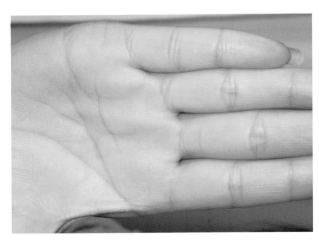 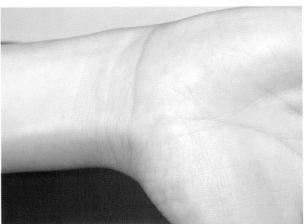

（九）融合性网状乳头瘤病
（confluent and reticulated papillomatosis）

诊断

1. 可能与圆形糠秕孢子菌感染有关，好发于女性。

2. 皮疹为直径5mm的扁平疣状或乳头瘤状丘疹，相邻的丘疹可互相融合，周围可形成不规则细网状或漩涡状。

3. 皮疹最早发生于乳房之间及背部中间区，以后可向上腹部、耻骨部及上下背部发展。

4. 皮疹往往经过几年后可以稳定不变。

治疗

口服米诺环素（美满霉素），外用维A酸霜。

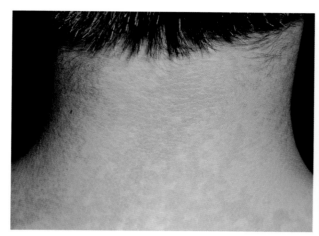
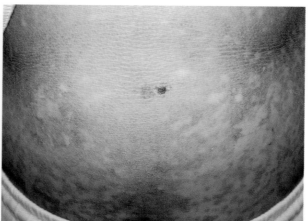

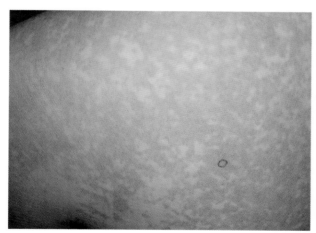
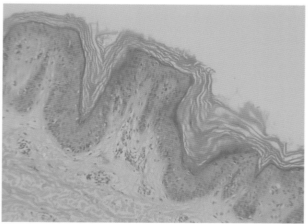

（十）掌跖纤维瘤病（palmar and plantar fibromatosis）

🔊 诊断

1. 又称 Dupuytren 挛缩征，是一种掌部腱膜遗传性纤维瘤样过度增生性疾病。属常染色体显性遗传。

2. 一侧掌部腱膜上出现孤立结节，纤维化进一步发展后则明显限制手指的伸直，严重时手指呈屈曲状，跖部病变与之类似。

3. 可伴发指节垫。

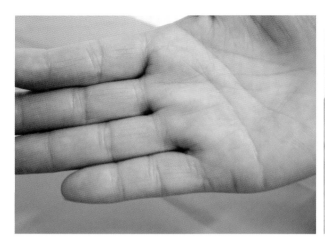 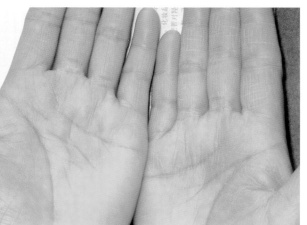

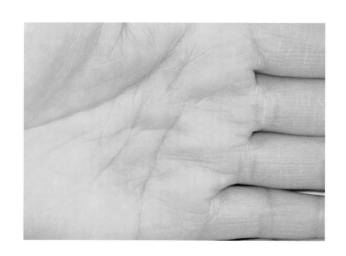

（十一）硬肿病（scleredema）

🔊 诊断

1. 好发于青壮年，女性多发。可能与感染，特别是链球菌感染有关。

2. 皮疹始于头面、颈或背部，对称，呈肿胀发硬，与正常皮肤界限不清。皮损表面平滑、苍白、发凉，毛发和色素正常。肿胀呈非凹陷性，似木板样硬度。面部无表情，呈假面具状。

3. 皮损逐渐向肩、上臂及躯干上部发展。皮损往往在 2～6 周内达高峰，历时数月或几年而自然消退。

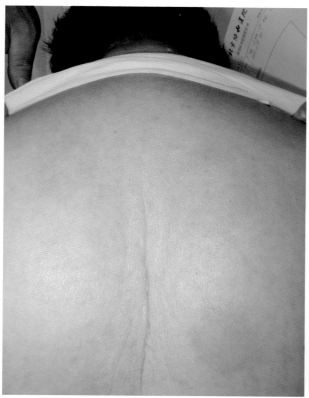

治疗

　　根治感染灶、物理治疗，如热浴、紫外线等，局部注射透明质酸、纤维蛋白溶酶、皮质激素制剂。

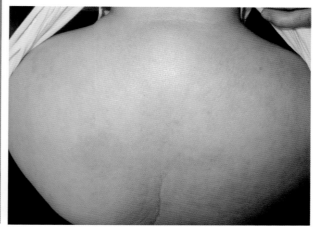

（十二）幼年性黄色瘤（juvenile xanthoma）

诊断

　　1. 发病多在生后6个月以内，皮疹为单发或多发的柔软丘疹和小结节，4～20mm大小，黄色、棕色或深红色。好发于头皮、面、颈部及四肢近端或躯干部，有时在黏膜或皮肤黏膜交界处。肺、

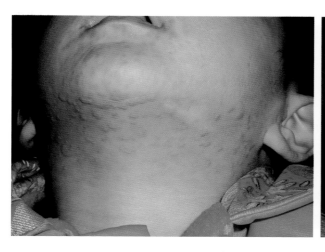

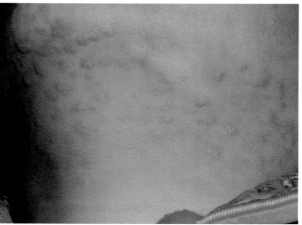

心包膜、脑膜、肝、脾及睾丸可受累。眼部受累常见，可侵犯虹膜及睫状体。

2. 血胆固醇及血脂均正常。常在 1～2 岁内消退，遗留轻度色素沉着或有少许萎缩，有自限性。

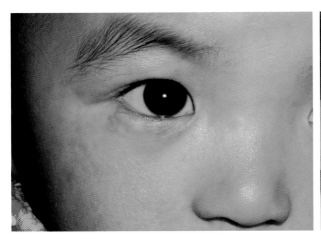
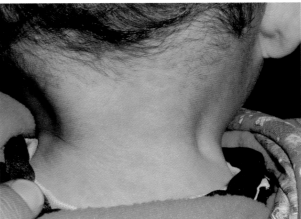
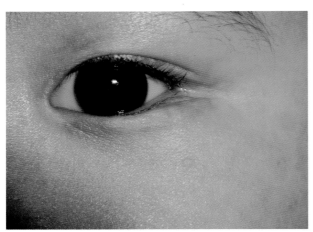
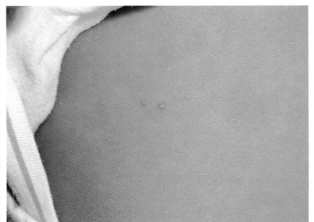

（十三）肠病性肢端皮炎（acrodermatitis enteropathic）

🔊 诊断

1. 本病主要见于生后 1 岁内的幼婴。停止哺乳前后好发。女性多见。为锌缺乏有关。

2. 皮损对称分布于皮肤黏膜开口部及四肢末端，如口周、手足、皱褶部位、臀部、肘、膝、头顶、眼、鼻等处。原发皮损为小疱、以后继发感染而混浊，逐渐发展为大疱、糜烂、结痂和鳞屑。

长久损害后四肢末端的皮疹呈银屑病样表现，部分患者的损害似烟酸缺乏病。

3. 生殖器和肛门除有糜烂及结痂损害外，还可见外阴炎、阴囊炎。口腔合并有口腔炎、口角炎，可累及舌背。头发稀疏或全脱，眉毛、睫毛亦可脱落，至成年期，甚至腋毛、阴毛、毳毛均不生长。

4. 生长发育迟滞、智力障碍、精神淡漠、食欲减退，常伴口角炎、口腔炎、睑缘炎等。易继发细菌、真菌或混合感染，主要侵犯上呼吸道，也可并发肺炎和败血症。

5. 血清锌水平降低、血清碱性磷酸酶水平低。

🔊 治疗

1. 支持疗法，包括母乳喂养，补充维生素，必要时可输血或输液。

2. 补充硫酸锌。

3. 双碘羟基喹啉可增加锌的吸收，儿童每次 10～15mg/kg，每日 3 次。

4. 注意皮肤的清洁卫生，防止和控制继发细菌和真菌感染。

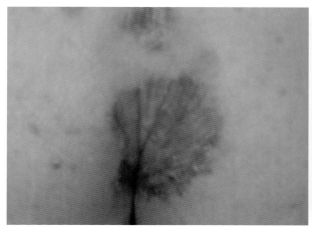
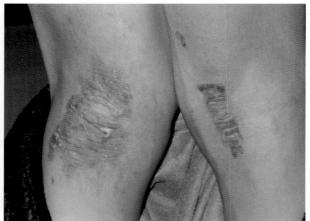
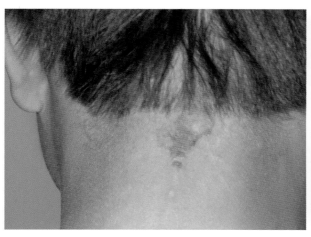
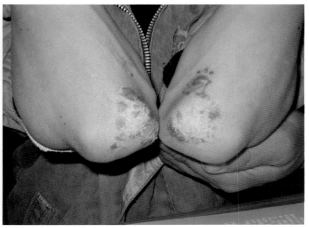

（十四）朗格汉斯组织细胞增生症
（langerhans cell histiocytosis）

　　朗格汉斯组织细胞增生症包括 Letterer-Siwe 病、Hand-Schuller-Christian 病和骨嗜酸细胞肉芽肿，三者都有组织细胞呈新生物性增生，肉芽肿反应和继发性黄瘤形成。胸部 X 线检查可发现多发性肺囊肿。偶尔有骨质缺损。

　　1. Letterer-Siwe 病常发生于婴儿，典型皮损表现为群集的黄棕色鳞屑的丘疹，常见于头、面、颈、躯干。皮肤尚可见结节及溃疡。有时头皮及躯干皮疹与脂溢性皮炎或毛囊角化病类似。

　　2. Hand-Schuller-Christian 病常于 2~6 岁起病，典型患者表现为颅骨缺损、眼球凸出和尿崩三联征。皮疹可以是浸润性斑块、广泛融合性丘疹、类似发疹性黄瘤的黄色丘疹。

　　3. 骨嗜酸细胞肉芽肿，此型最轻，常为单个或多发性骨损害。皮疹少见，为黄色或棕色小丘疹。

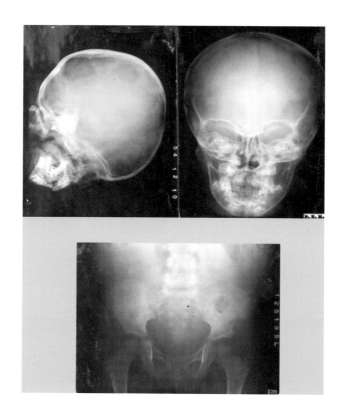

（十五）肢端肥大症（acromegaly）

　　肢端肥大症是生长激素分泌过多，在骨骺闭合之后导致的疾病。

🔊 诊断

　　1. 成年者临床表现为皮肤弥漫性肥大增厚　面部皮肤纹理增粗，皱纹加深，鼻唇沟增宽，舌、

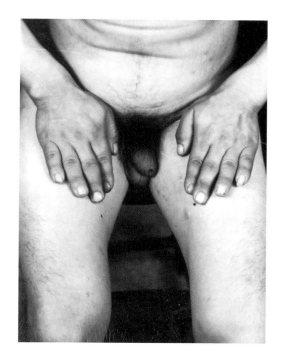

口唇变厚。

2. 指、趾尖逐渐增大，最后形成鼓锤状。

3. 小汗腺及皮脂腺功能亢进。可出现其他内分泌障碍，如色素增加，妇女多毛，甲状腺功能亢进，糖尿病等。

🔊 治疗

本病几乎都继发于垂体腺瘤，可采用手术、放射及药物治疗，使垂体腺瘤缩小，降低生长激素水平。

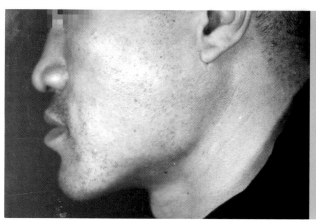

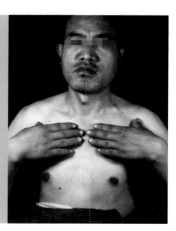

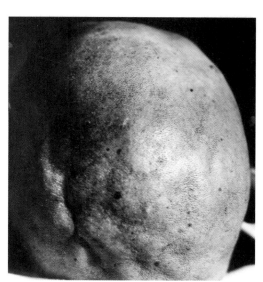

十七、色素性皮肤病

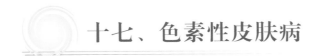

（一）雀斑（freckles）

🔊 诊断

1. 皮损特点　为境界清楚的黄褐色或暗褐色点状斑点，分布多对称，针尖至绿豆大小，表面光滑无鳞屑，无自觉症状。

2. 好发部位　面部、颈部及手背好发，也可见于胸部及四肢伸侧。多在 6 岁左右出现，常随年龄增长而增多，色素深浅与日光照射有明显的关系，冬季则明显减少。

🔊 治疗

1. 避免日光过度照射。
2. 外用 3% 氢醌霜，每日 2 次。
3. 孤立与色素较深的皮损可以采用液氮冷冻治疗。
4. 调 Q 开关紫翠宝石激光治疗。

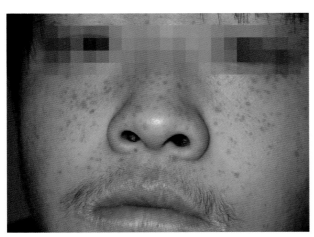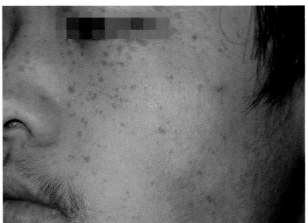

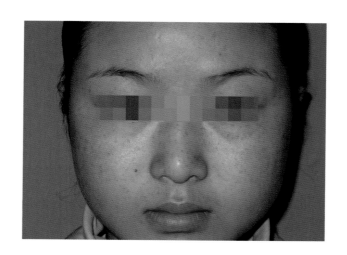

（二）色素痣（pigmented nevus）

🔊 诊断

1. 可在出生时即存在，但常在二岁后发生，进展缓慢，无自觉症状。表现小斑点、斑疹、丘疹、乳头瘤状、结节状等。

2. 根据痣细胞在皮肤内的位置不同，分为表皮内痣、交界痣和混合痣等几种。

3. 皮内痣（intradermal nevus） 成人常见，多见于头颈部。损害为圆顶状或蒂状的丘疹和结节，淡褐至深褐色，几毫米到几厘米大小，表面有或多或少毛发生长。组织学上痣细胞巢位于真皮内。

4. 交界痣（junctional nevus） 大多在儿童期出现，好发于掌跖、甲床及生殖器部位。损害扁平或略微隆起，直径 5～6mm，圆形或卵圆形，界限清楚、褐色，中央色素比周围深，表面光滑无毛，皮纹存在。痣细胞巢位于表皮下部接近真皮处。

5. 混合痣（compound nevus） 见于青少年或成年，损害特点介于交界痣与皮内痣之间。痣细胞巢位于表皮下部并呈索状伸向真皮。

🔊 治疗

1. 色素痣发生恶变的可能性不大，一般无须治疗。

2. 可以采取 CO_2 激光治疗或手术治疗。

3. 调 Q 开关紫翠宝石激光治疗。

4. 怀疑恶变的色素痣应手术切除并进行病理检查。

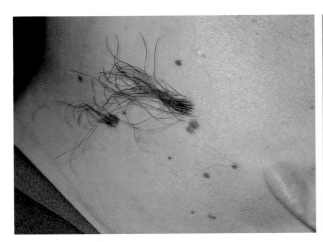

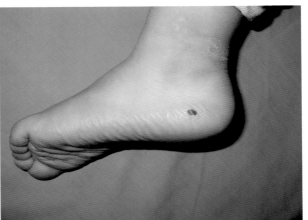

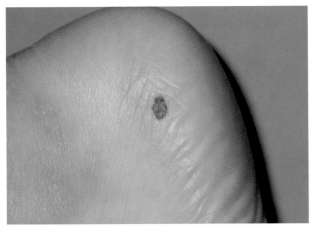

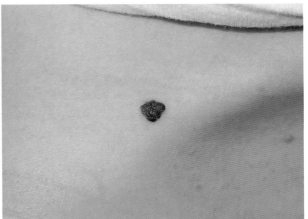

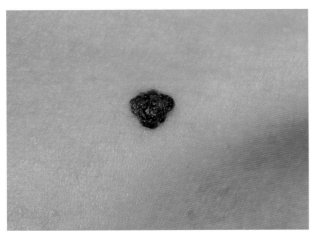

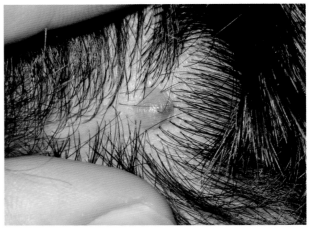

（三）咖啡斑（cafeau-lait spots）

诊断

1. 可在出生时出现，亦可在出生后稍后出现，并在整个儿童期中数目增加，可发生在身体的任何部位，不会消退。

2. 从类似雀斑样斑点至 20cm 或更大，圆形、卵圆形或不规则形状，边界清楚，表面光滑。

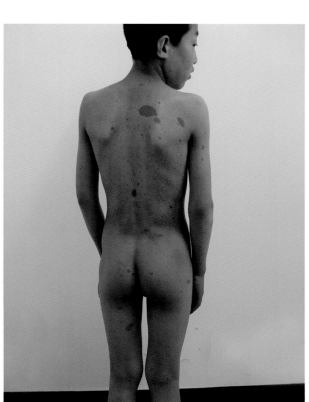

3. 6 个以上大于 1.5cm 直径的咖啡斑时，提示有神经纤维瘤病。

4. 组织病理检查表现为基底层黑素细胞增多及基底层色素增加。

治疗

可选用调 Q 开关紫翠宝石激光治疗，可取得一定的疗效。

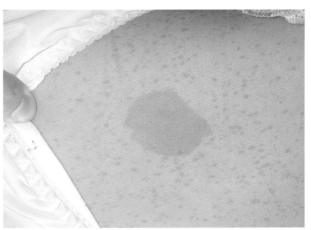

（四）黄褐斑（chloasma，melasma）

诊断

1. 淡褐色或淡黑色斑，形状不规则，边界比较清楚。发病可能与妊娠、口服避孕药、内分泌失调、慢性肝病、日光照射、外用化妆品以及精神因素等有关。

2. 常对称分布于颜面，以颧部、前额及两颊最为明显，亦可累及颞部、鼻梁和上唇部，但不累及眼睑。

治疗

1. 口服维生素 C、E。

2. 3％氢醌霜与 0.05％～0.1％维 A 酸霜剂。

3. 口服六味地黄丸等补肾阴虚之中药。

4. 避免过度日光照射或外用刺激性化妆品，积极治疗内分泌失调等原发病。

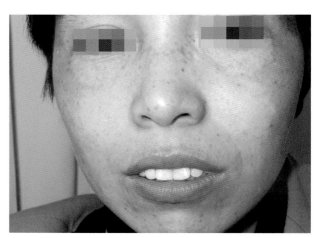
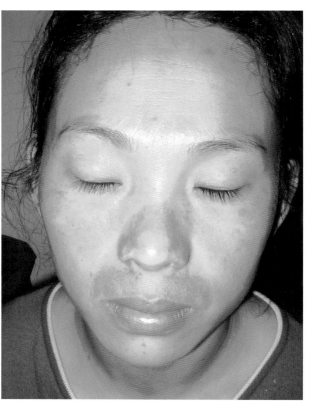

（五）雀斑样痣（lentigo）

诊断

1. 幼年起发病，随年龄逐渐增多，至成年稳定或逐渐减少。以躯干、腹部、颈部，甚至面部发疹者多见。

2. 色素沉着呈棕色、棕黑色，圆形、椭圆型，散发，无融合趋向。色素点不大，1～2mm，罕有超过 5mm，多为单侧。

3. 多数皮损的色素沉着深浅一致，也可有少数色较深，也可有部分色点稍隆起于皮面。

4. 日晒后不加重。

治疗

1. 一般不需治疗。

2. 必要时可液氮冷冻、二氧化碳激光局部治疗。

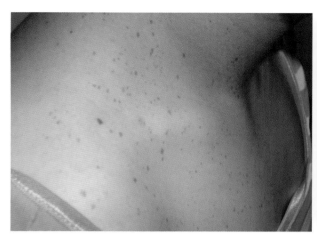
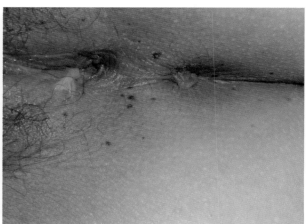

（六）Riehl 黑变病（Riehl melanosis）

病因不明确。

🔊 诊断

1. 可能与多种致病因素有关，如外用化妆品及其他化学性物品，使皮肤产生了对光线及刺激敏感而发病。女病人多见。

2. 皮损好发于前额、颧骨、耳前、耳后及颈部两侧。早期为患处皮肤潮红，瘙痒，数月后逐渐演变成灰褐色或棕褐色斑片，皮损为弥漫性或网状，境界不清，可有网状毛细血管扩张及细碎鳞屑。

🔊 治疗

1. 避光，避免接触致敏的化妆品或化学物品。

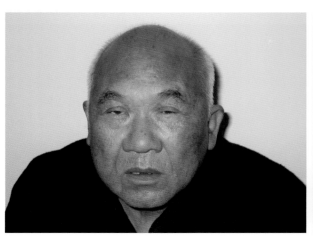
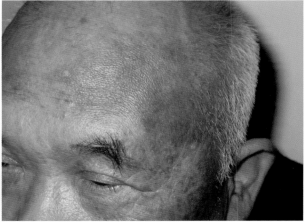

2．口服维生素 C、A 或中药。

3．外用 3% 氢醌霜。

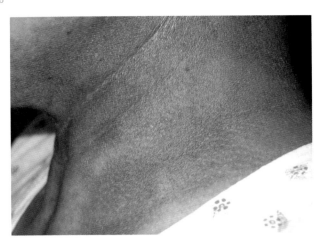

（七）口周黑子-肠息肉综合征
（pigmentation- polyposis syndrome）

🔊 诊断

1．为常染色体显性遗传。皮损表现为口周、唇部及口腔黏膜有褐黑色斑点，皮疹 2 ~ 7mm，不融合，也可出现于手足部。

2．胃肠道息肉，以小肠多见，出现腹痛腹泻，便血。

🔊 治疗

1．无症状者可不治疗。

2．息肉破溃出血或恶变者应实施外科手术切除。

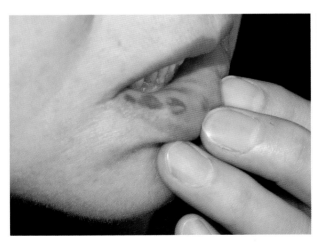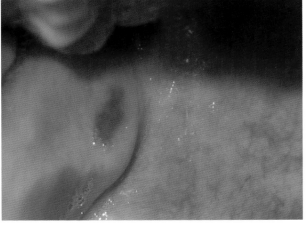

（八）太田痣（nevus of ota）

又称眼上腭褐青色痣。

📢 诊断

1. 多在 20 岁以前发病，常终生不退。

2. 发生于上下眼睑、颧部及颞部。分布通常限于三叉神经第一、二支支配的区域。褐色、青灰、蓝、黑或紫色斑片，常累及巩膜，一般单侧分布。

📢 治疗

调 Q 开关翠绿宝石激光治疗，光波波长 755nm。

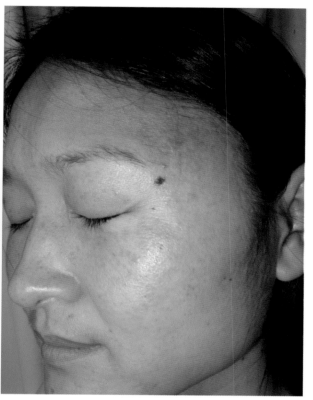

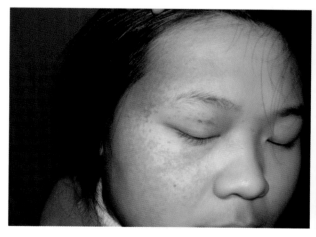

（九）色素性毛表皮痣
（pigmented hairy epidermal nevus）

📢 诊断

1. 儿童时期发病，随年龄增长而长大。好发于肩、前胸、肩胛区部位。

2. 不规则斑状色素沉着，1～2 年后出现黑毛。

📢 治疗

一般不需治疗。必要时可采取 CO_2 激光或手术切除。

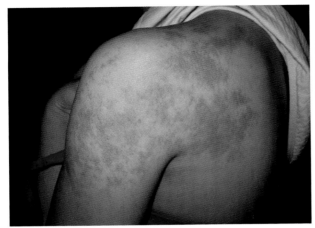

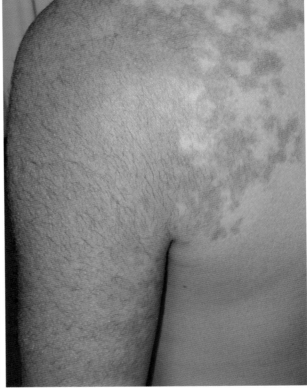

（十）泛发黑子病 （generalized lentiginosis）

🔊 诊断

1. 常有多数黑子，从婴儿开始，间歇出现，逐渐增多，颜色加深。2～8mm 或更大。
2. 好发于躯干上部和颈部，也可以见于面部和头皮。
3. 常伴有心脏异常，头面畸形，身材矮小，泌尿生殖器异常。

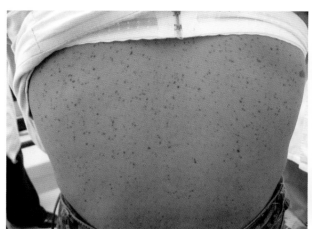
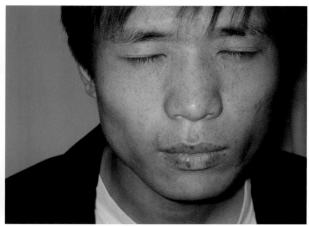

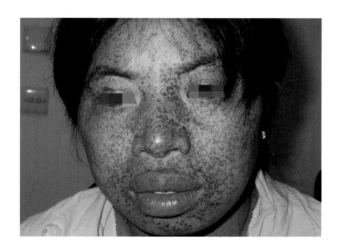

（十一）颜面－颈部毛囊性红斑黑变病
（erythromelanosis follicularis of the face and neck）

🔊 诊断

1. 多见于青年及中年男性。病因不明。

2. 耳部前后延及颈部有对称性淡褐色色素沉着斑片或斑点、间有散在性毛囊性丘疹及糠状鳞屑，病损处有明显的毛细血管扩张、自觉微痒。上臂和肩部往往有毛发苔藓。

3. 毳毛脱落，头发及须毛较小受累。

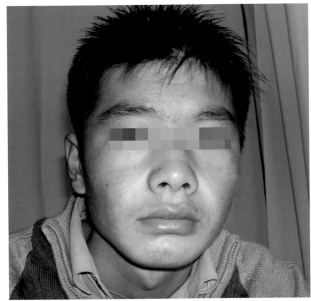
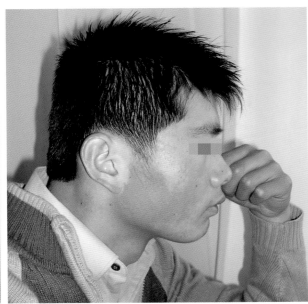

（十二）色素性玫瑰糠疹（roseola pigmentosa）

🔊 诊断

1. 好发于青春期后青年。
2. 初起时为玫瑰色红斑，经十天左右变为淡褐色，最终变为黑褐色，多年不消退。
3. 躯干、四肢近端无数散在分布的粟粒至蚕豆大的淡褐色至黑褐色色素沉着斑，分布于皮纹走向一致。

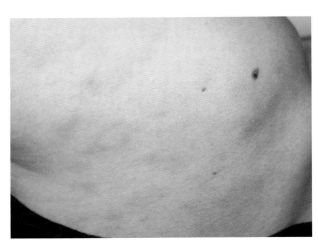
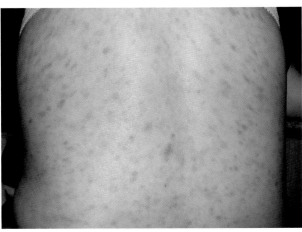

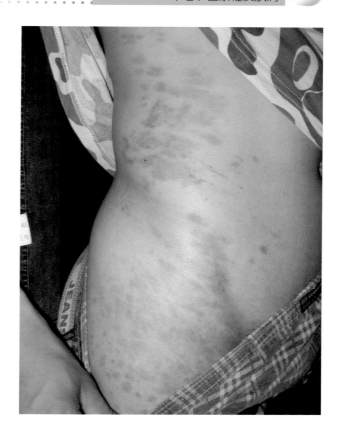

（十三）斑痣（nevus spilus）

诊断

1. 多于出生时即存在，也可以随着年龄增长明显。好发于躯干和四肢，无自觉症状。发生于躯干时皮损一般不超过中线。

2. 典型损害为浅棕褐色斑片，表面平滑，不隆起。大小和形状不定，一般 1~10cm，单发或几片，皮损处无多毛。

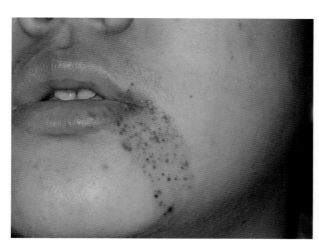

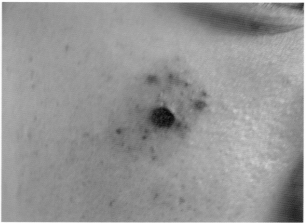

（十四）先天性色素痣（congenital pigmented nevus）

 诊断

1. 出生时即发生的色痣和晚发者不同，有恶变倾向。

2. 临床表现为深褐色斑块，稍隆起，表面不规则，有小乳头状突起。大小由几厘米以至波及整个背部、头皮、颈部或整个肢体。界限清楚。

3. 早期即有黑色粗毛，外形奇怪。此种痣可称为兽皮痣（animal skin nevi）。随着婴儿长大，皮损表面可皱褶成疣状，更加粗黑、多毛。此种痣如位于脊柱部位时，可合并有脊柱裂；位于肢体时，其深部组织可增生或萎缩。

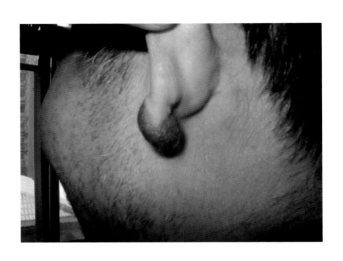

治疗

对位于头面部等暴露部位的色痣可手术切除。大的先天性色痣有癌变迹象时应手术切除。

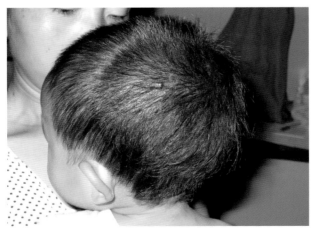

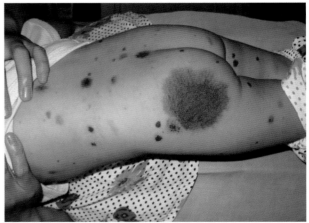

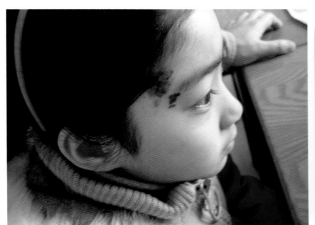
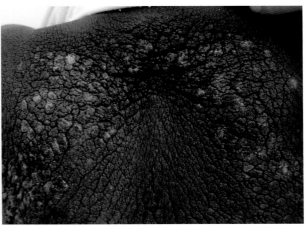

（十五）皱褶部网状色素异常
（reticulate pigmented anomaly of the flexures）

🔊 诊断

1. 又名 Dowling-Degos 病，属常染色体显性遗传。20~30 岁开始，逐渐发展。

2. 累及腋窝、腹股沟及乳房下。表现为深棕色平滑的网状，表皮不厚，无黑棘皮病天鹅绒样皱纹。

3. 颈部散在黑头粉刺样损害，口周小凹陷，可伴色素沉着，以口角明显。

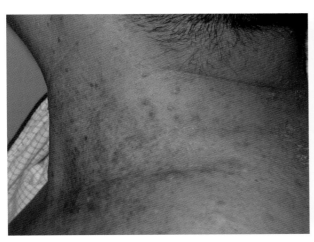
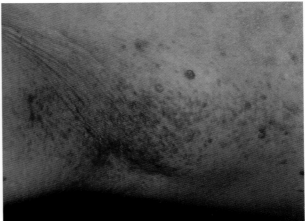

（十六）蒙古斑 （mongolian spot）

诊断

1. 先天发生，呈浅灰色、暗蓝或褐色，无自觉症状。皮损通常为单个斑，圆形、椭圆形或方形，直径 0.5 ~ 12cm。

2. 常在腰骶部，也可以发生在臀部或其他部位，出生后几年自然消退。

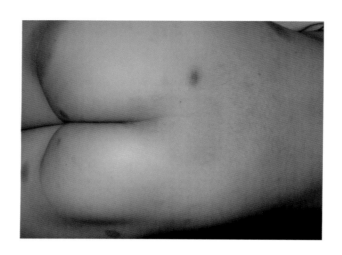

（十七）文身 （tattoos）

诊断

1. 各种颜色刺入皮肤，绘成不同之人物、字画的形象，永久存在而不消退。

2. 其所用颜料最多是黑墨，通常为青黑色，亦有其他颜色。

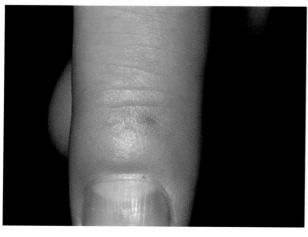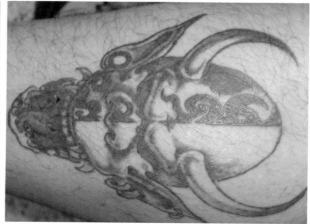

🔊 治疗

可使用激光，电灼、化学腐蚀等。

（十八）白癜风（vitiligo）

🔊 诊断

1. 青壮年多见，无明显自觉症状，可能与自身免疫、遗传、神经调节等因素有关。
2. 皮损特点为乳白色的斑片，境界清楚，无症状。白斑上的毛发可变白或无变化。

🔊 治疗

1. 补骨脂酊、皮质激素制剂外用。
2. 可作 PUVA 治疗。
3. 中医中药。
4. 自体表皮移植，适用于病情处于稳定期的患者。
5. 准分子激光。

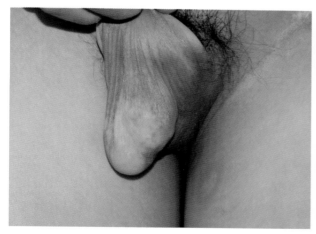
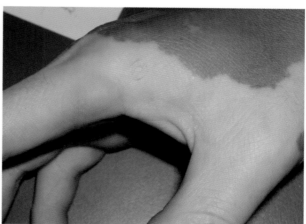
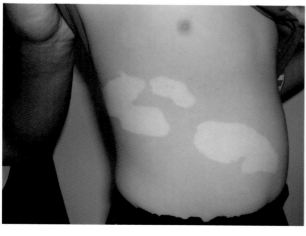
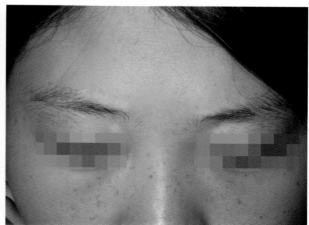

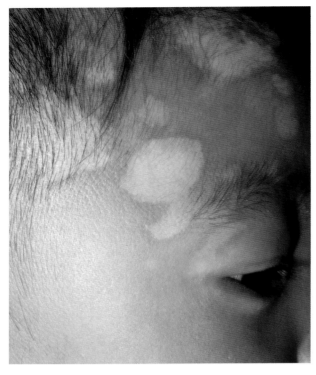
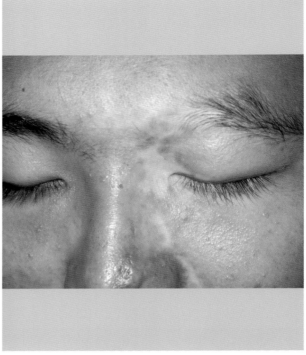

（十九）无色素痣（achromic nevus）

诊断

1. 出生或出生不久后发病，为一种先天色素减退斑。
2. 局限性色素减退斑，周围无色素沉着。
3. 皮损常位于躯干，成单侧或序列性分布。
4. 终生不退。

治疗

可试用自体表皮移植。

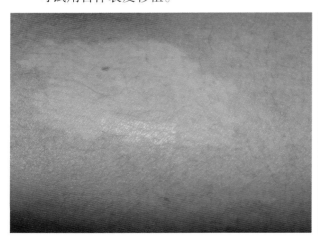
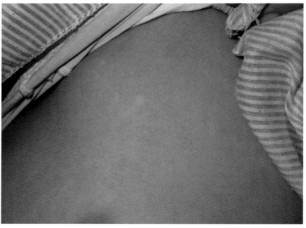

（二十）离心性后天性白斑
(leukoderma acquisitum centrifugum)

🔊 诊断

1. 本病可发生于任何年龄，好发于躯干部，偶见于头面部。

2. 皮损的中心大部分是色痣，偶尔是毛痣、蓝痣、纤维瘤等。周围为圆形、椭圆形色素减退斑，大小不一，均匀一致的白晕逐渐增大到 0.5 ～ 1cm 或更宽些，边缘无色素加深。中央痣可以在 5 个月 ～ 8 年消退而遗留淡红色小红疹或变平，最终消失。

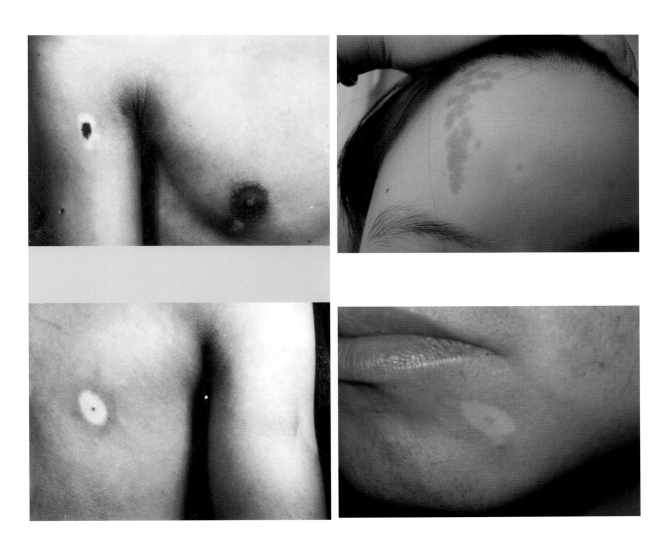

（二十一）遗传性对称性色素异常症
（hereditary symmetrical dyschromatosis）

🔊 诊断

1. 为常染色体显性遗传，多在 10 岁以内发病，带有棱角的雀斑样色素沉着互相连接形成网状，网间有小的色素脱失斑。

2. 皮疹主要发生在手背和足背，但可以向近端缓慢扩展，累及颈、锁骨上部、大腿及面部。

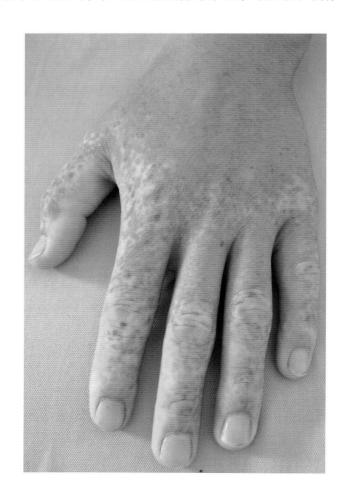

（二十二）贫血痣（nevus anaemicus）

本病特点为局限性皮肤浅色斑，该处血管组织发育缺陷，但不是结构而是功能异常。神经纤维瘤患者并发此病比正常人要多。

🔊 诊断

1. 在生后或儿童时期发生，也可晚发。

2. 为单个或多个圆形、卵圆形或不规则形状的浅色斑。以玻片压之，则与周围变白的皮肤不易区分；或以手摩擦局部，则周围的皮肤发红，而浅色斑不红。

3. 本病可发生在任何部位，但以躯干为多见，终生不消退。

4. 皮损内注射乙酰胆碱、毛果芸香碱、组胺、5-羟色胺或前列腺素 E，局部不产生红斑反应。

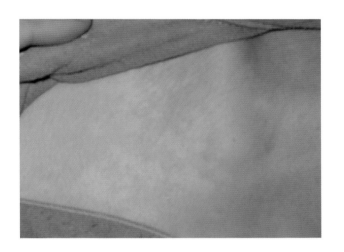

（二十三）特发性多发性斑状色素沉着症
(pigmentation macularis multiplex idiopathica)

1. 本病好发于青年男女。

2. 皮损略呈对称，散在分布于躯干和四肢非暴露部位。为圆形、椭圆形或不规则形青灰色、棕灰色至灰褐色斑或斑片，逐渐增多增大，但互不融合，表面平滑无鳞屑，皮疹长轴常与皮纹一致。

3. 无自觉症状，慢性经过。

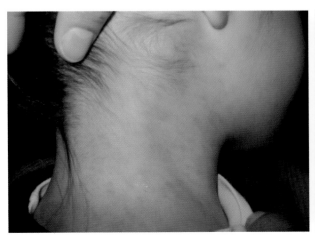 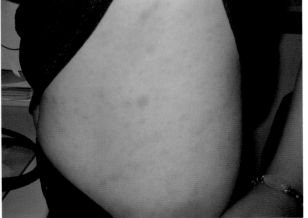

十八、遗传性皮肤病

（一）大疱性表皮松解症（epidermolysis bullosa）

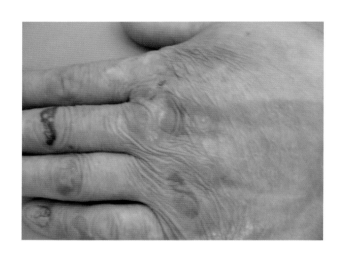

因角蛋白 K5 或 K14 的基因突变引起基底细胞内角蛋白的组成和结构异常，电镜示表皮基底细胞内张力微丝异常，产生临床的大疱性损害。是在摩擦、受压或外伤之后的皮肤上起大疱为特征的一组先天遗传性疾病。

🔊 诊断

1. 单纯型大疱性表皮松解症（epidermolysis bullosa simplex，EBS）

（1）暴露部位及关节面如手、肘、膝、足等部位，轻微机械损伤后起大疱；口腔、生殖器部位起大疱。疱愈合后可留萎缩性瘢痕及色素沉着。

（2）疱壁厚，清澈紧张性大疱，Nikolsky征阴性。损害常发生于生后头几年。

2. 手足大疱性表皮松解症　发生于儿童期，成年期也可发病。表皮对机械损伤的反应加剧，手、足部位轻微机械损伤后起大疱，愈后无瘢痕，有掌跖多汗。

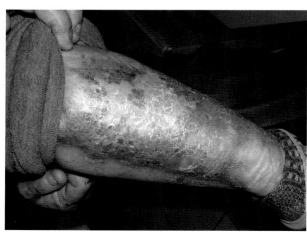

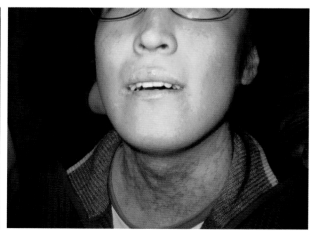

3. 显性遗传营养不良性大疱性表皮松解症（epidermolysis bullosa dystrophica dominant）

（1）四肢创伤后起血疱，预后留下瘢痕及萎缩。在耳郭、手背、臂及腿伸侧常有表皮囊肿。

（2）可伴有鱼鳞病、毛周角化、指甲营养障碍、掌跖角化等。常波及黏膜。

（3）婴儿期或儿童期发病。

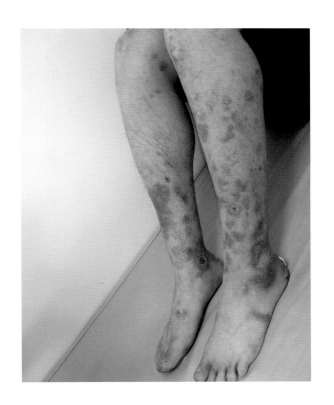

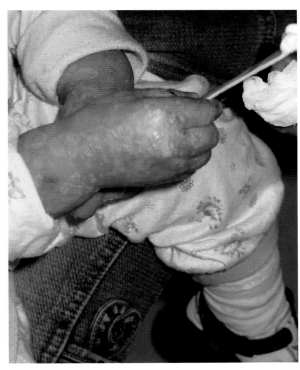

4. 隐性遗传营养不良性大疱性表皮松解症（epidermolysis bullosa dystrophica recessive）

（1）刚出生或婴儿早期发病，松弛性大疱或血疱，Nikolsky 征阳性，可发生于全身任何部位。黏膜部位可有大疱和糜烂。

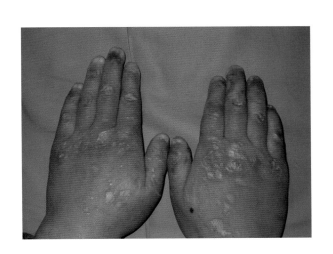

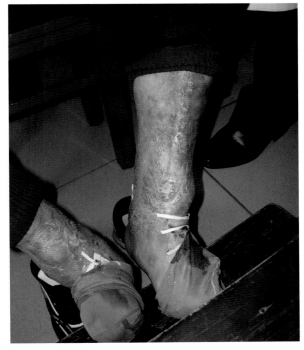

（2）愈后留下瘢痕及萎缩。

5. 局限性营养不良性大疱性表皮松解症（localizeddystrophica epidermolysis bullosa）

（1）大疱多位于手、足、肘、膝等部位。起病于出生时，或婴儿期出现大疱。愈后留瘢痕和粟丘疹。

（2）黏膜很少受累。

6. 交界型大疱表皮松解症（junctional epidermolysis bullosa）

（1）通常首先围绕甲的基底部出现水疱，导致甲脱落。

（2）出生时即可以发病，水疱几天内泛发全身，Nikolsky 征阴性，皮肤易大片剥离，愈后留有红斑，无瘢痕及粟丘疹。

（3）大面积受累者液体丧失多，易感染而导致婴儿多数于 2 岁内死亡。

◀)) 治疗

1. 主要为对症治疗。

2. 避免创伤。

3. 预防大疱感染。

4. 试用苯妥英钠 100mg，每日 3 次，口服，可能有一定效果。

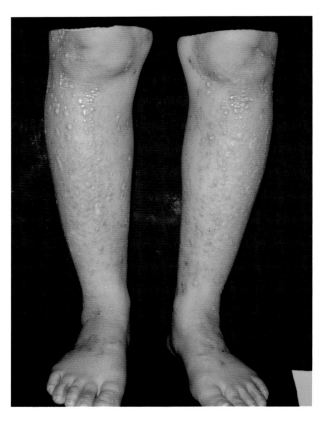
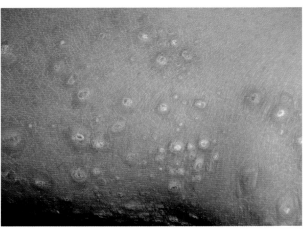
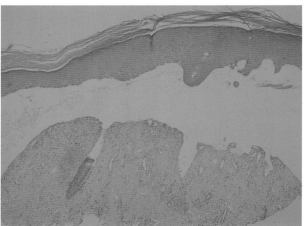

（二）鱼鳞病（ichthyosis）

是一组常见的角化异常性遗传性皮肤病。

1. 寻常型鱼鳞病（ichthyosis vulgaris）

🔊 诊断

（1）幼儿发病，无明显自觉症状。病情与季节关系密切，表现为冬重夏轻。

（2）皮肤较干燥，皮损表现为淡褐至深褐色菱形或多角形鳞屑，中央紧贴在皮肤上，边缘翘起则呈游离状。

（3）皮损主要分布在四肢伸侧及躯干，严重时屈侧及皱褶处也可出现鳞屑，下肢的鳞屑较躯干的粗糙，头皮可有轻度鳞屑，手背常见有毛囊性角质损害，并有掌跖角化过度。

🔊 治疗

（1）本病治疗效果不大满意，尚无特殊根治或高效疗法，主要目的是减少鳞屑。避免使用碱性强的肥皂洗浴。

（2）口服维生素 A 或维 A 酸有一定的作用。

（3）局部外用维 A 酸软膏或润肤的油膏，如硅霜、甘油等。

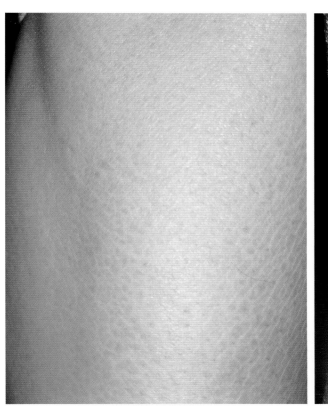
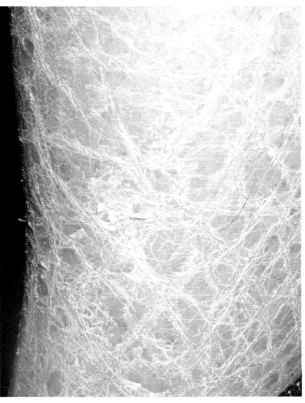

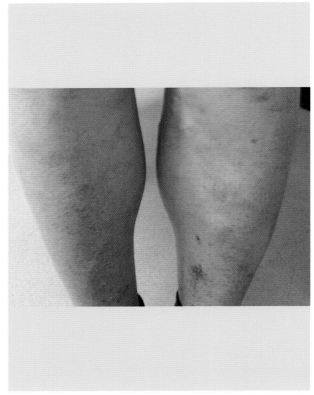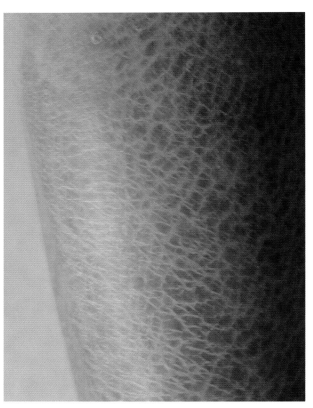

2. 层板状鱼鳞病（lamellar ichthyosis）

🔊 诊断

（1）属于常染色体隐性遗传。生时或生后不久即发生，经过缓慢，部分在幼儿期可以恢复正常，也可持续终生，至成年期，鳞屑仍存在，红皮症可减轻。

（2）因其表皮细胞分裂率明显增加引起泛发性红皮症，但无水疱，其皮损特征为全身皮肤对称性弥漫潮红，上有大的灰棕色鳞屑，四方形，中央黏着，边缘游离高起，严重者鳞屑可厚如铠甲。皮损遍及全身，轻症者仅发生于肘窝、腘窝及颈部。

（3）面部绷紧，眼睑、唇黏膜外翻是较突出而常见的症状；常见掌跖中度角化过度；大多数患者的毛囊口如火山口样；可有臭汗症。

🔊 治疗

维 A 酸对维持上皮组织的正常角化过程有重要作用，本病局部用 0.1% 维 A 酸软膏疗效佳，治疗 3 周左右即有显效。亦可口服维 A 酸类药物。

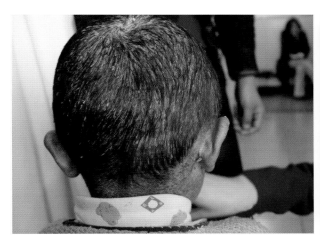

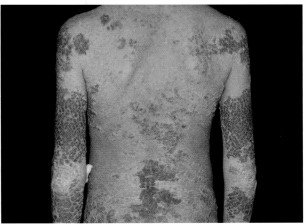

3. 表皮松解性角化过度鱼鳞病（epidermolytic hyperkeratosis ichthyosis）

🔊 诊断

（1）出生时即有，皮肤增厚如角质样，有铠甲状鳞屑覆盖整个身体。鳞屑脱落后，留下粗糙的湿润面，可有松弛大疱，其上可再度形成鳞屑。

（2）在四肢屈侧和皱褶部位，如腹股沟、腕、腋和肘部有灰棕色厚的或疣状鳞屑。

（3）随着年龄的增长，本病有减轻倾向。

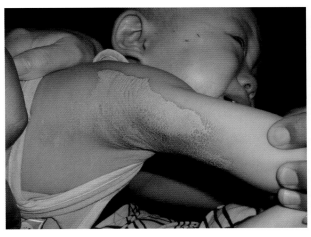

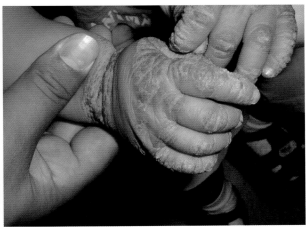

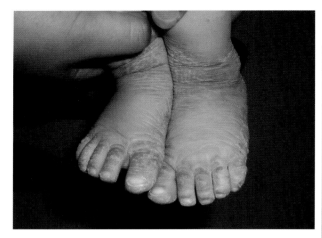

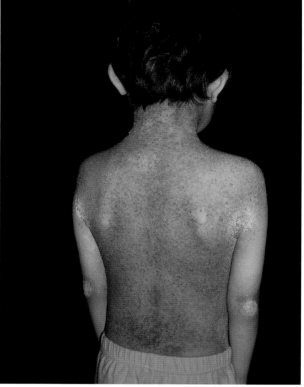

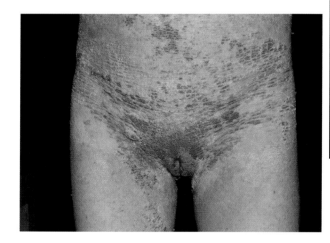

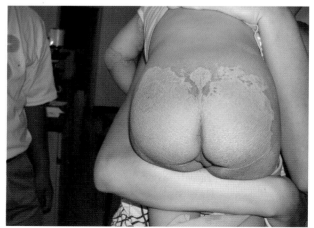

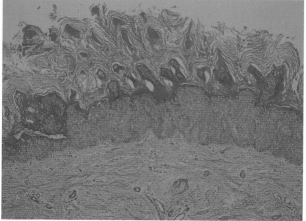

（三）结节性硬化症（tuberous sclerosis）

🔊 诊断

1. 常染色体单基因显性遗传所致的复合性发育不良，常在 5 岁前发病。

2. 皮损有四种特征性损害

（1）面部血管纤维瘤（Pringle 皮脂腺瘤）：见于 90% 患者，常在 3～10 岁间发病，常为坚韧、散在的带黄色的毛细血管扩张性丘疹，直径 1～10mm，从鼻唇沟延伸至颊下颈部。

（2）甲周纤维瘤（Konen 瘤）：见于半数患者，青春期或青春期后出现。呈光滑、坚韧的从甲皱上长出的鲜红色赘生物，常呈 5～10mm 长，也可很大，常为多发。

（3）鲛鱼皮斑：约见于 70% 患者，是一种不规则的增厚并稍高起的软斑块，常位于腰、骶部。

（4）叶状脱色斑：约见于 50% 患者，常在出生时即有，表现为形态不一的色素减退斑。

3. 智力障碍、癫痫、眼部障碍。

🔊 治疗

1. 面部血管纤维瘤、甲周纤维瘤必要时可行刮除术、皮肤磨削术或激光、电灼、冷冻等治疗。

2. 对症治疗　包括抗癫痫治疗等。

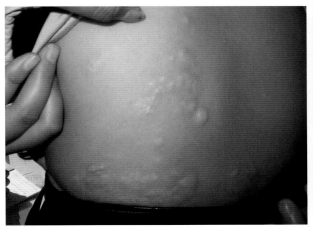
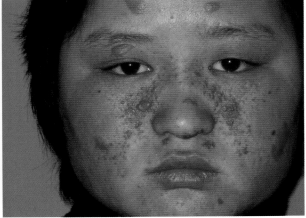
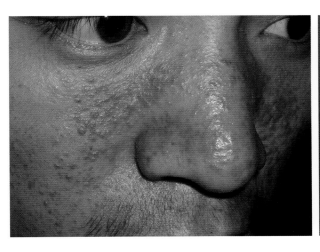
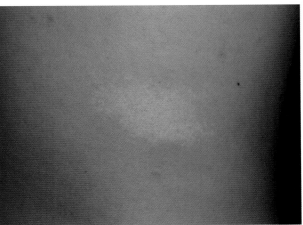

（四）色素失禁症（incontinentia pigmenti）

🔊 诊断

1. 是一种 X 连锁显性遗传性疾病，主要发生于女性。出生时或生后 1~2 岁发病。

2. 临床表现分三期　第一期约在 6 周之前发生，为大疱期：四肢突然起清澈紧张的大疱，成行排列，尼氏征阴性。第二期为疣状增生期：一期后数周或数月发生，四肢和躯干上出现不规则线状排列的光滑的红色结节或角化性斑块，持续数年甚至十余年后消退。第三期为色素沉着期：躯干、四肢出现不规则泼溅状、线状、水滴状或螺纹状的色素沉着。

3. 可伴有假性脱发、甲发育不良、掌跖多汗、牙齿缺陷、眼睛缺陷、中枢神经系统异常等。

🔊 治疗

1. 色素斑常在 2 岁时开始消退，至成年时可完全消失，无需治疗。

2. 炎症期应防止继发感染，炎症明显时可应用皮质类固醇激素及抗生素。

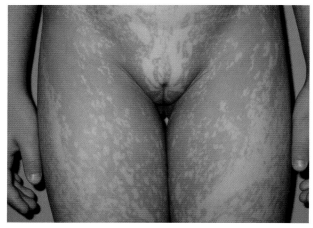

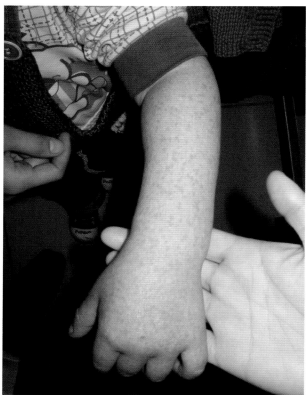

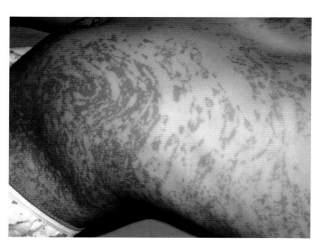

（五）胶样婴儿（colloid baby）

诊断

1. 为一种罕见遗传病，可与鱼鳞病及其他遗传病伴发。

2. 婴儿出生时全身被紧束的羊皮纸样或胶样膜所覆盖，这种紧束膜使婴儿的肢体限制于一特殊的位置，并可眼睑外翻。在生后 24 小时内开始出现裂隙和脱皮，并有大片角蛋白性层片脱落，有些病例在这种层状剥脱后很快即见好或完全恢复，有些则仍可陆续有局部脱屑。

3. 多数病例为广泛波及，屈侧尤为严重，有些仅于躯干或四肢发生大片四方形脱屑，有时可增厚如甲片。

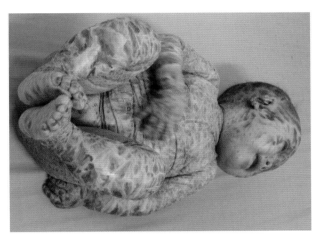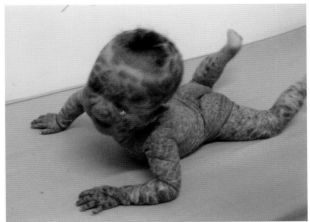

（六）神经纤维瘤病（neurofibromatosis）

诊断

1. 软纤维瘤　是软的淡红色瘤，开始是无蒂的叶状或圆顶的肿块，后来发展成有蒂。大多数散布于躯干和四肢，可有几百个，直径从数毫米直至几厘米，小的结节可与周围神经有关。

2. 象皮病样多发性神经瘤　这是和神经干相似的弥散性神经纤维瘤，可伴皮肤及皮下组织增生，其皱褶和松垂可引起明显畸形。几乎常伴界限清楚的淡棕色斑，2~5cm 长，有的为卵圆形的咖啡色斑，也可呈小的暗色斑，这是特征性的。在 20% 的患者中可见腋窝及会阴部有小雀斑样色素斑。

3. 黏膜损害　少数患者口腔出现乳头状瘤，巨舌。

4. 一半以上的患者可伴智力发育障碍，一般体格发育差。部分患者可伴脊柱弯曲。常伴腿骨骨膜下骨质增生。许多患者可伴有内分泌障碍如肢端肥大症、阿迪森病、甲状旁腺功能亢进、男性乳房发育及肾上腺嗜铬细胞瘤等。

5. 近一半的患者可伴有神经系统病变，最常见者为颅内单个视神经胶质瘤，也可见到星形细胞瘤及 Schwann 细胞瘤，可发生在周围神经和脊神经上，颅内发生肿瘤可致癫痫发作。

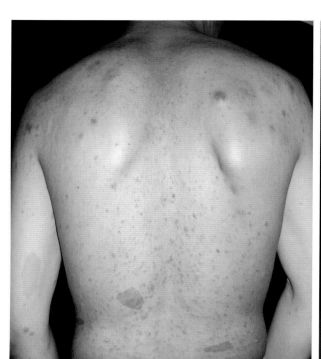
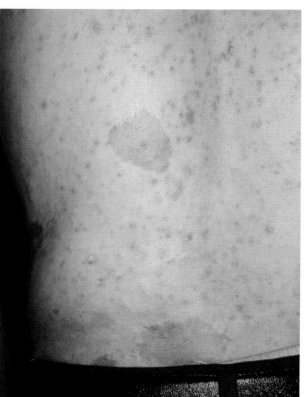

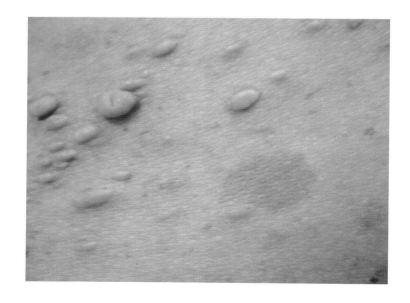

（七）Rapp-Hodgkin 外胚叶发育不良
（Rapp-Hodgkin ectoderm dysplasia）

Rapp-Hodgkin 外胚叶发育不良是外胚叶发育不良的一种类型，为常染色体显性遗传。出生时即发病。

🔊 诊断

1. 头发呈扭曲、稀疏、色素减少、易脱落、难梳理等，至成人时成为秃发。眉毛仅于内侧部分存在，睫毛、阴毛、腋毛均稀少，毳毛缺少。

2. 唇腭裂、典型的颅面异常及颜面中部发育不良、男孩有尿道下裂。

3. 新生儿还可以伴发皮肤干燥、脱屑，小疱，糜烂，指尖皮纹消失，掌纹变平或部分分离。少汗但对热能耐受，甲发育不良、畸形。牙发育不全如牙齿数目减少、形小、呈圆锥形、发生龋齿、牙釉发育不良齿呈灰色。另有并趾畸形、指弯曲、身材矮小等。

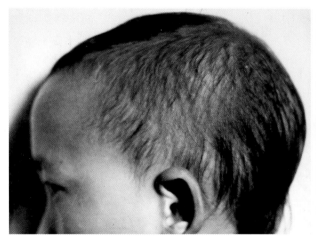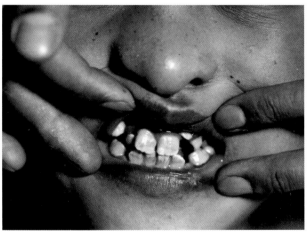

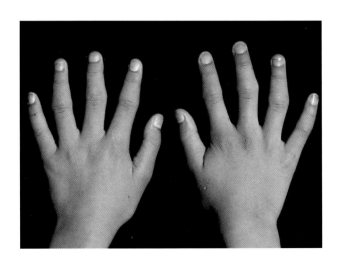

十九、黏 膜 疾 病

（一）剥脱性唇炎（exfoliative cheilitis）

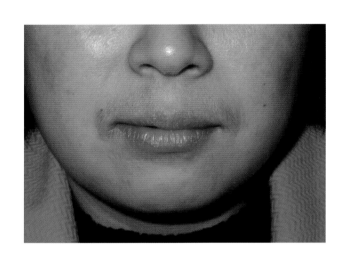

诊断

1. 病因不明，局部化学因素的刺激如唇膏、口红、牙膏、漱口水、香料以及烟酒、嗜食辛辣食物，舔唇或咬唇等不良习惯，均可引起本病。多见于年轻女性，尤其是神经素质的女性。

2. 损害只发生于唇红缘、特别是下唇红缘处。

3. 炎症多始自下唇中部，表面反复发生结痂及鳞屑，唇红缘往往干燥而发生皲裂，易出血，伴疼痛与触痛，病程慢性，可持续数月至数年之久。自觉干燥、烧灼或疼痛感。

治疗

1. 外用皮质激素制剂。

2. 外用护肤品。

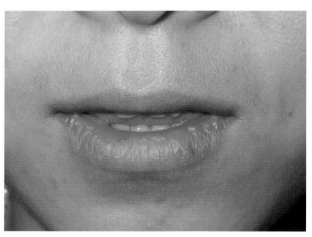

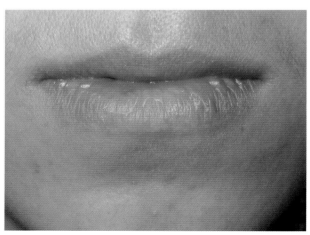

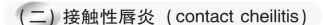

（二）接触性唇炎（contact cheilitis）

🔊 诊断

1．是指唇黏膜及其周围的皮肤因接触某些物质引起的过敏或刺激性炎症。一般在接触刺激物后数小时或数日发病。

2．开始为黏膜充血、肿胀、水疱、糜烂、渗液或结痂。

3．反复发作或长期不愈合则口唇肥厚、浸润、干燥、脱屑。

🔊 治疗

1．避免接触刺激物。

2．局部酌情使用皮质类固醇软膏。

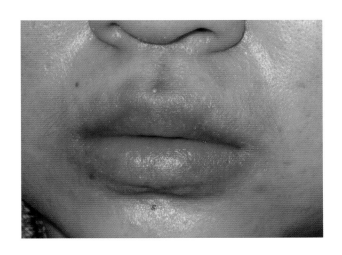

（三）肉芽肿性唇炎（granulomatous cheilitis）

🔊 诊断

1．青中年发病，原因不明。

2．多为下唇先受累，唇黏膜肿胀、肥厚、粗糙、脱皮、干裂，有时渗出、结痂，慢性过程。局部可有麻木感或发干，一般无全身症状。

🔊 治疗

1．寻找及去除慢性病灶，如扁桃体炎、龋齿、牙槽脓肿等。

2．口服或外用或局部注射皮质类固醇激素可暂时有效。外科手术治疗有时奏效。

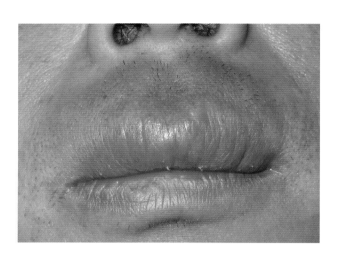

（四）阴茎珍珠状丘疹病（pearly penile papules）

诊断

1. 是一种生理发育上的变异，多于青春期后发生，无自觉症状。
2. 单个损害为直径 0.5~1mm 的丘疹，圆锥状、半球状，粉红色、淡白色或半透明样，光滑。
3. 皮疹沿阴茎冠状沟呈串珠状排列成一行或数行。
4. 皮疹发展到一定程度即停止发展，长期不变。

治疗

10%~30% 的正常人有不同程度的此病，一般不需特殊治疗。必要时冷冻或二氧化碳激光治疗。

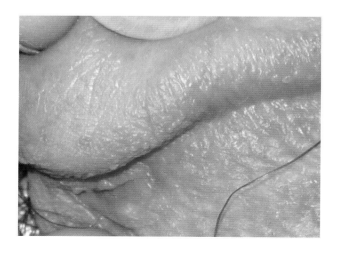

（五）Melkersson-Rosenthal 综合征
（Melkersson-Rosenthal syndrome）

🔊 **诊断**

1. 病因不明，可能是龋齿填料，或是细菌、结核菌、丝虫感染的变态反应，或与内分泌紊乱有关。

2. 巨唇：早期表现为颜面非凹陷性水肿，由上唇开始。突然发生，数小时可消退，反复发作后，呈持续肿胀不消退，以后扩展至下唇、颊部、上腭、舌部、眼睑。面瘫：约见于 30% 的患者，单侧性，多因神经供血不良所致，可于一定时期内消退，但也可持续存在。皱襞舌：约见于 30% 的患者，舌部纵深沟及皱襞。

🔊 **治疗**

1. 尚无满意疗法。

2. 内用皮质类固醇激素一般无效，可试用局部注射曲安西龙（去炎松）。

3. 对持久不退者，必要时可试用局部 X 线照射。

4. 特别严重者可考虑用免疫抑制剂，或羟基氯喹。

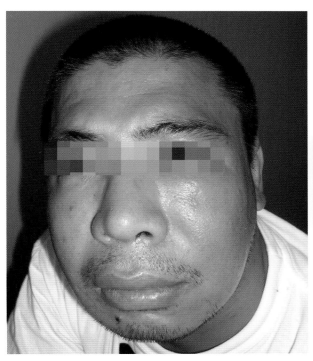
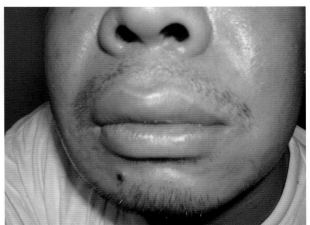

二十、皮肤肿瘤

（一）表皮痣（epidermal nevus）

诊断

1. 多发生在婴幼儿，可出生后即有，偶尔也可在青少年期发病。无性别差异。

2. 皮损无一定好发部位，可累及头部、四肢、躯干。

3. 典型损害为淡黄色或棕黑色乳头瘤状角化过度性丘疹，损害密集排列呈连续或断续索条状、斑片状，可单侧亦可双侧，甚至全身广泛分布。皮损表面粗糙，质地硬。

4. 可侵犯黏膜。口唇黏膜面、口腔黏膜、舌、外阴或阴道黏膜呈乳头瘤样突起。

5. 一般无任何自觉症状，偶有瘙痒。临床可分为三型：①局限型：位于头皮、躯干或四肢，通常单发，单侧分布；②炎症型：常见于一侧下肢，自觉瘙痒，损害表面因搔抓附有痂和鳞屑；③泛发型：皮损多发，单侧或双侧分布。若并发其他先天性畸形，如牙齿发育异常、弯曲足、多指症、屈指症、骨骼畸形和中枢神经系统疾病，则称为表皮痣综合征。

治疗

目前尚无理想的治疗方法，小面积者可试用冷冻治疗或 CO_2 激光治疗。

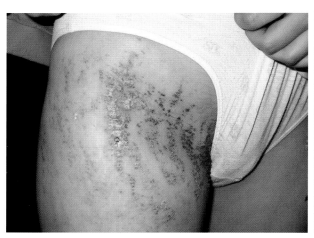
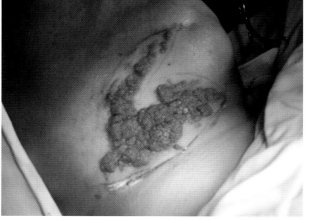

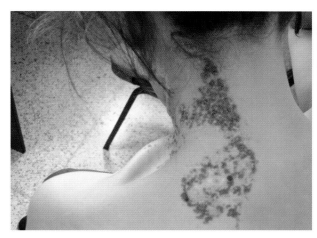
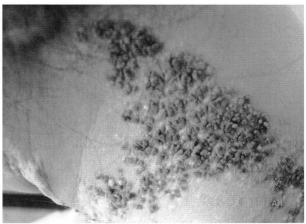

（二）结缔组织痣（connective tissue naevi）

结缔组织痣是一种由胶原纤维构成的错构瘤。

诊断

1. 可单独存在，也可合并其他病变或畸形，如结节性硬化症、白癜风等。

2. 不伴其他器官病变者，临床上可见轻度高出皮面的黄色、棕黄色或苍白色坚实丘疹或斑块。直径从数毫米到 2cm。皮疹以毛囊为中心，外形不规则。有的相互融合成大的斑块，有的似肥厚瘢痕，有的为黄豆至杨梅大的结节或肿瘤样损害。好发于躯干，也可侵犯四肢。成组分布，有时呈片状，肢体部位常沿肢体长轴呈带状分布。一般无自觉症状。

3. 伴结节性硬化症者，占结缔组织痣的 1/2~2/3。除上述皮疹外，可并发结节性硬化症的临床表现。

4. 伴有脆弱性骨硬化者又称 Buschke-Ollendorff 综合征。患者除上述皮肤症状外，X 线检查可见骨质呈斑点状改变，以长骨的两端和骨干为主。少数患者合并弥漫性秃发、白癜风样斑、色痣、巨毛痣、指（趾）部乳头状瘤以及疣状痣样皮损。

治疗

无特殊治疗。影响功能活动或反复形成溃疡的病变可手术切除。

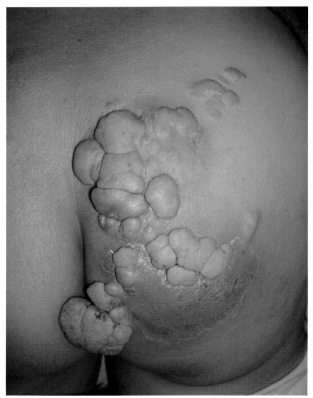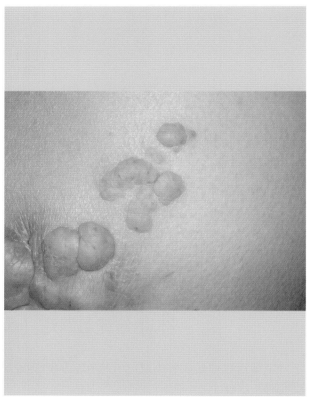

（三）脂溢性角化 （seborrheic keratosis）

诊断

1. 主要见于50岁以上的老年人，中年人亦可发生。可能与常染色体显性遗传或长期日晒有关。

2. 皮损大多发生在面部、头部、躯干、四肢，除掌跖外均可发病。

3. 早期皮损为扁平丘疹或斑片，淡褐色或深褐色，表面光滑。以后逐渐增大隆起，表面可呈轻度乳头瘤样增生，常附有油性鳞屑。

4. 皮损数目可单发，通常多发，随年龄增大皮损增多。

5. 病程发展缓慢，损害缓慢扩大，可融合成大片，无自愈倾向。一般无自觉症状，偶有轻度瘙痒。

治疗

本病一般不需治疗，必要时可采用冷冻、新型激光等方法治疗。手术切除适用于鉴别诊断不明确时，手术切除后做病理，以利于排除恶性病变。

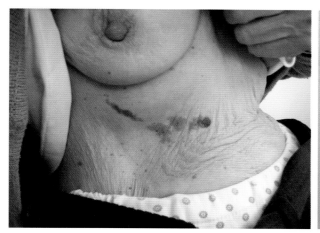

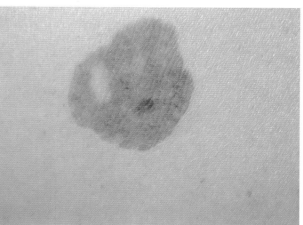

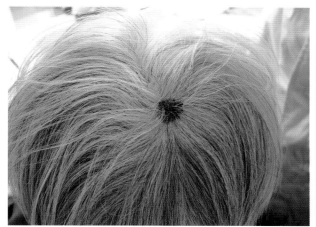

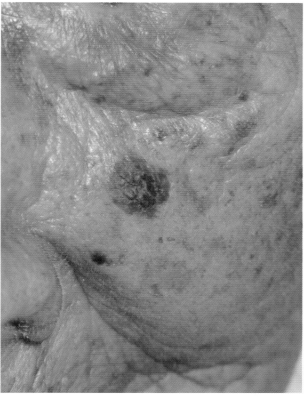

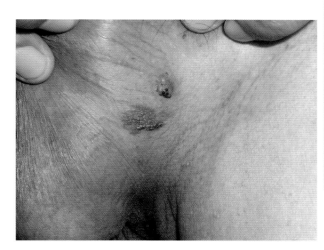

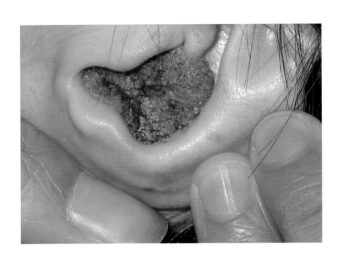

（四）粟丘疹（milia）

诊断

1. 表皮或附属器上皮的潴留性囊肿，可发生于任何年龄，亦可因外伤或疾病而引起。多见于女性。尤其是眼睑及其周围、颊和额部。皮损为 1~2mm 大小的白色或黄白色皮内小囊肿，表面光滑，常多发性。

2. 组织病理　为小的表皮样囊肿，囊壁由多层扁平上皮细胞组成，囊腔由排列成同心圆的角质所填充。

治疗

用消毒针头挑除囊内白色颗粒即可。

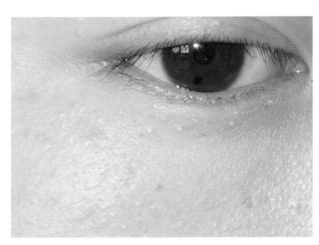

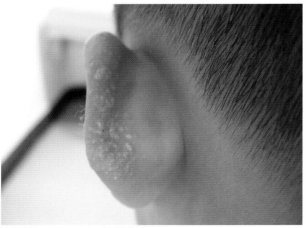

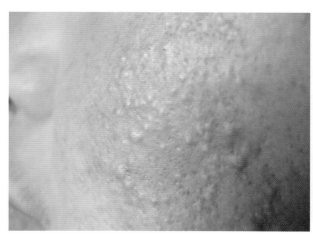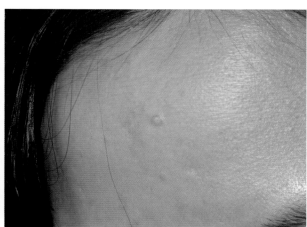

（五）发疹性毳毛囊肿 （eruptive vellus hair cysts）

🔊 诊断

1. 病因不明，常见于儿童及青年。

2. 皮疹最常见于胸部，有些病例可见于四肢、躯干背侧和面部等处。

3. 表现为毛囊性丘疹，表面平滑，直径 1～4mm，群集或播散分布，有些丘疹表面结痂或呈脐凹状。

4. 无自觉症状，可经表皮排出，也可数年内自行消退。有报告本病为常染色体显性遗传。

🔊 治疗

本病可自行消退，因此观察一段时间，不消退者可电灼或切除。

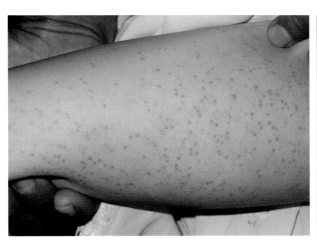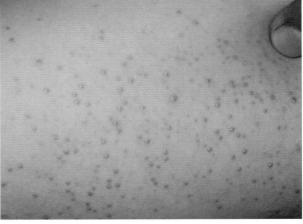

（六）黏液样囊肿（myxoid cyst）

🔊 诊断

1. 本病多发生于 40~65 岁，但亦可发生于青年人，女性较多。

2. 为直径 3~15mm 的表面光滑或轻度疣状增生的囊性结节，质柔软或橡皮状韧度。皮肤色，半透明状，穿刺后可流出黏液样物质。

3. 多为单发，但也可两个或几个。

4. 本病可有疼痛或触痛。大多数病例经久不消退，但也有自然痊愈者。

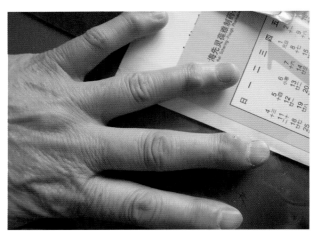 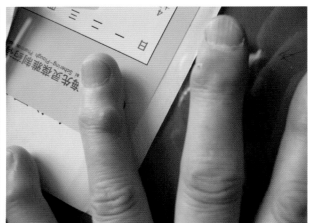

（七）皮脂囊肿（steatoma）

🔊 诊断

1. 好发于头皮、颜面、阴囊、肩背及背。豌豆、栗子至拳头大，球形或半球形之囊肿，性质坚硬，高出皮面，有移动性，境界清楚。

2. 表面无变化或受压迫而变薄。中央可有一充满角蛋白的斑点。

3. 原发或数个聚集；经过中可继发感染，破溃化脓。

🔊 治疗

手术摘除囊膜。

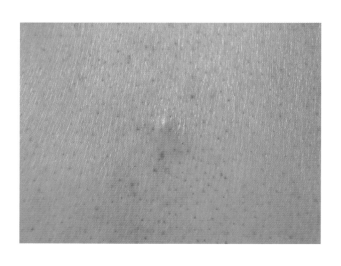

（八）黑头粉刺痣（comedo nevus）

🔊 诊断

1. 常于出生时或生后不久即出现。好发于颜面、颈、躯干。皮损单侧线状或带状分布。
2. 黑头粉刺样丘疹，丘疹中央有黑色、坚硬而大的角栓。

🔊 治疗

一般不需要治疗。可手术切除。

（九）皮脂腺痣（sebaceous nevus）

🔊 诊断

1. 往往在出生后不久或出生时即发生。最常见于头皮及面部。
2. 皮损在儿童期表现为一局限性表面无毛的淡黄色斑块，稍见隆起，表面光滑，有蜡样光泽；在青春期因皮脂腺显著发育，因此损害呈结节状、花瓣状或疣状；老年患者的皮损多呈疣状，质地坚硬，并可呈棕褐色。由于皮脂腺增生的结果，在斑块中尚可发生结节。

🔊 治疗

CO_2 激光、电干燥术或手术切除。

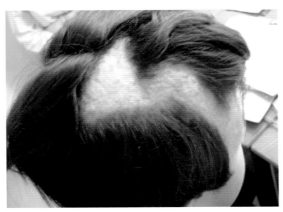

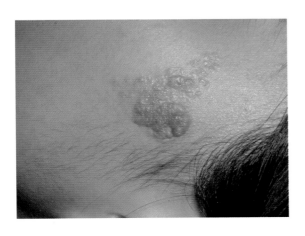

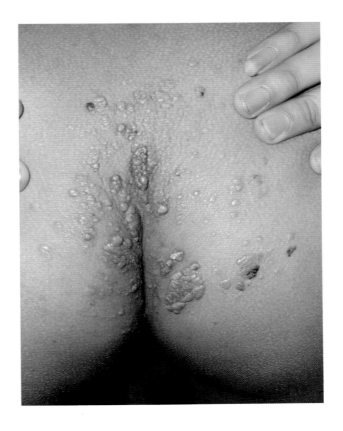

（十）老年性皮脂腺增生
（senile sebaceous hyperplasia）

又名老年皮脂腺痣，由于老年皮肤内正常皮脂腺增大所致，属于良性病变。

诊断

1. 多见于50岁以上的男性。皮损可单发或多发，额部和颊部多见。

3. 通常为散在、隆起、圆形小丘疹，直径2~3mm，半球状，有时分叶状，质软，淡黄色或黄色，中央常见一脐状凹陷。

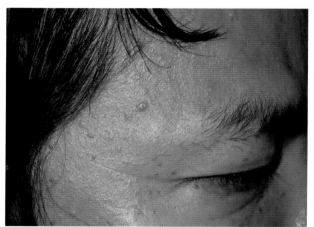 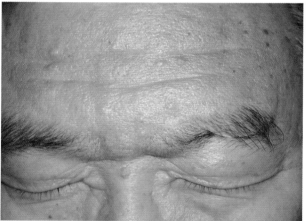

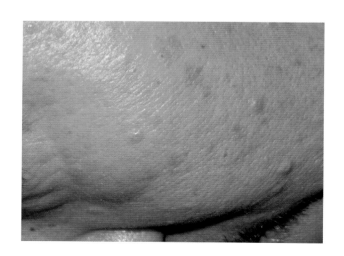

（十一）多发性脂囊瘤（steatocystoma multiplex）

诊断

1. 多在青春期后发病。可能为皮样囊肿的一种类型，属常染色体显性遗传。

2. 好发于胸、背、四肢、头部、颈部、腋窝及股部等处，有时先发生于阴囊部，为黄白色小结节。

3. 损害为多发性皮内圆形结节，直径 1～3cm，中等硬度，表面正常或呈淡黄或淡青色。压诊时呈黄色，与上皮面的皮肤粘连，不能移动，但可于皮下移动。

4. 一般无自觉症状。病变发展缓慢，一般长期保持不变。

治疗

一般不需治疗，单个较大皮损可手术切除。

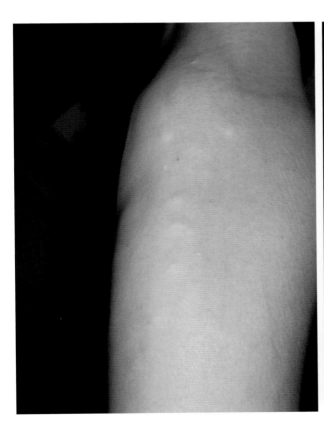 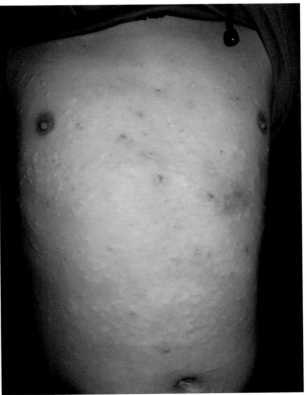

（十二）淋巴管瘤（lymphangioma）

淋巴管瘤是一种淋巴管的良性过度增生。临床及病理上可分为单纯性淋巴管瘤、海绵状淋巴管瘤及囊性淋巴管瘤三型。

🔊 诊断

1. 大多数在出生时或 1 岁以内发病，但也有迟发或老年发病者。

2. 上述三型常混合存在，现分述如下：

（1）单纯性淋巴管瘤（simple lymphangioma）：表现为群集、深在、张力性水疱，组成斑片状，可发生于身体各个部位，但常见于颈、胸上部、肢体近端等处。单个水疱大小为 1～3mm，一般不超过 1cm，内容物似黏液。

（2）海绵状淋巴管瘤（cavernous lymphangioma）：是淋巴管瘤中最常见的一种，可以很小，但也可很大，甚至侵及一个肢体。病损为境界不清、海绵状皮下组织肿块或弥漫性肿胀，质软，硬度如脂肪瘤。

（3）囊性淋巴管瘤（cystic lymphangioma）：通常为多房性、张力性皮下组织肿块，但不能压缩，大多发生在颈部，尤其是颈后三角。通常进行性增大，膨胀性扩大，但也可不变大。

🔊 治疗

单纯性淋巴管瘤可用电干燥、冷冻或激光治疗。囊性及海绵状淋巴管瘤对放射线不敏感，应进行手术切除，海绵状者常易复发，需要根治性手术。

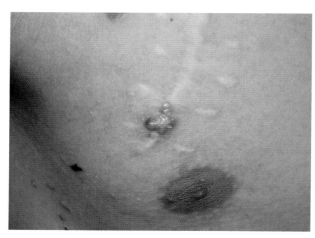 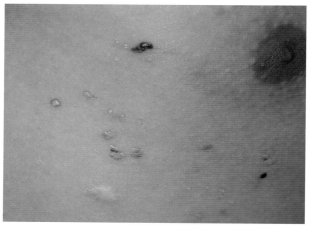

（十三）汗管瘤（syringoma）

🔊 诊断

1. 幼儿期间开始发生，亦有的在青春前发生。为汗管畸形所致。

2. 皮疹为针头至黄豆大结节或扁平隆起，质硬、有弹性，呈褐黄或近正常皮肤色，少数散在或多数密集，但不融合。

3. 皮损好发于眼睑（尤其是下眼睑）、颊部和颈部，常为多发性。

4. 组织病理　真皮浅层可见基底样细胞形成的囊腔样结构，腔内含无定形物质。最特征性表现是一端呈导管状，另一端为实体条索，形如逗号或蝌蚪。

🔊 治疗

可行电灼、电分解或冷冻疗法。

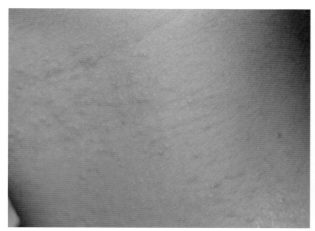

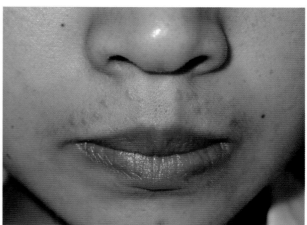

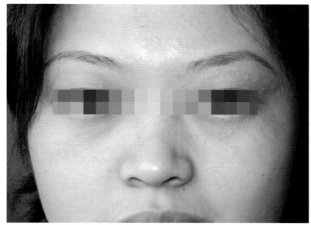

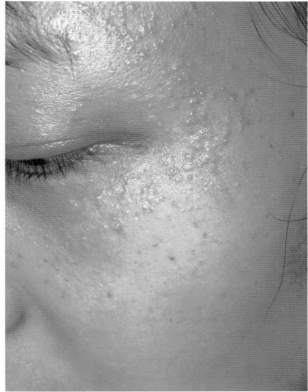

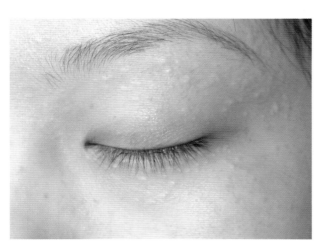

（十四）汗腺汗囊瘤（eccrine hidrocystoma）

诊断

1. 系外泌汗腺真皮内导管因分泌物过多受压扩张而致。好发于中年人面部，尤以眼周及颊部多见。

2. 皮损在湿热后易得，夏季增多，冬季减少。皮损通常单发，也可有多个，为囊性透明丘疹，直径 1～3mm，棕褐色或淡蓝色，穿刺后有液体流出。

治疗

在温度不高、较凉爽的环境中，皮损可在数星期或数月内自行消退。个别者通过切开引流、电烧灼或电干燥将囊壁破坏，即可防止复发。

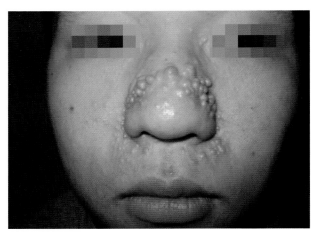
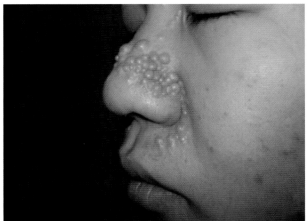

（十五）毛发上皮瘤（trichoepithelioma）

诊断

1. 本病可能起源于多能的基底细胞，是向毛发结构分化的良性肿瘤。其分化程度较基底细胞上皮瘤高。

2. 多发型毛发上皮瘤　为常染色体显性遗传，女性多见，常于幼年发病，最迟不超过青春期，好发于面部，尤其在上唇周围、鼻唇沟和眼睑。皮损多发，直径 3～10mm，呈半球形，质地坚实，黄色或淡红色，有时有透明感，并可见毛细血管。

3. 单发型毛发上皮瘤　皮损为单发正常皮色丘疹，质硬，多见于面部，直径 5mm 左右，一般无自觉症状。

治疗

1. 单发型者可手术切除。

2. 多发型目前尚无理想的治疗方法，可试用 CO_2 激光、电凝治疗。

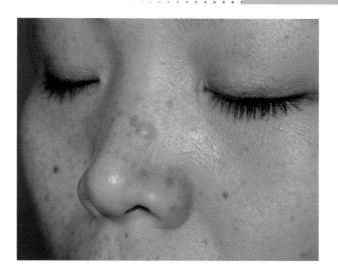

（十六）先天性血管瘤（congenital hemangioma）

1. 鲜红斑痣（nevus flammeus）

诊断

（1）常在出生时出现，随年龄而扩大，成年期停止生长，不易消退。

（2）多发生于枕部、鼻背部、前额眉间或面部及四肢一侧。

（3）皮损为一片或数片大小不等的紫红色斑片，表面光滑，边界清楚，压之褪色。无自觉症状。

（4）发生于枕部、额中部、鼻背部者有的可在2岁以前自然消退。

治疗

可用染料激光治疗。

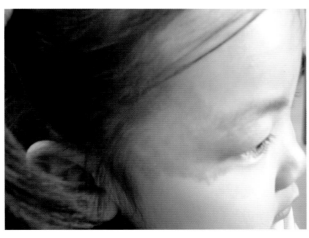
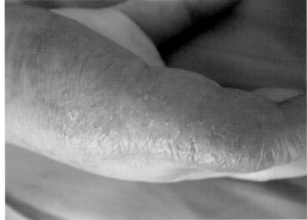

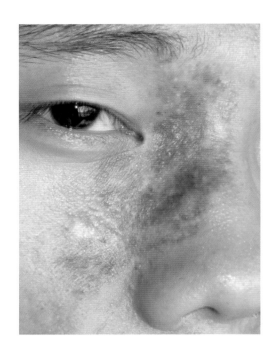
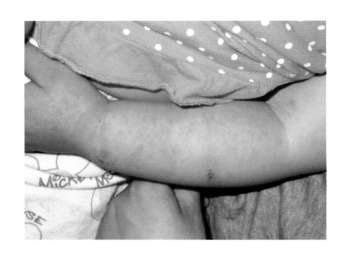

2. 草莓状血管瘤（strawberry hemangioma）

🔊 诊断

（1）好发于头面部，一般在生后 1 ~ 3 个月发生，3 ~ 6 个月内迅速生长，2 ~ 3 岁后停止发展，有的患者 5 ~ 7 岁以内皮损可自行消退。

（2）皮损表现为 1 个或数个高出皮肤表面的鲜红色柔软而分叶的肿瘤，形似草莓，压之不褪色。

🔊 治疗

草莓状血管瘤应先观察，对长期不退或生长快、损害较大者，可采用 X 线照射、激光或冷冻治疗。

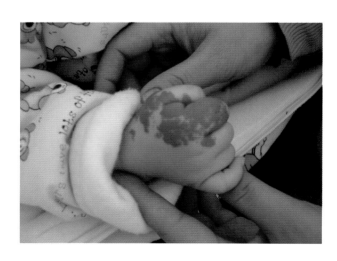

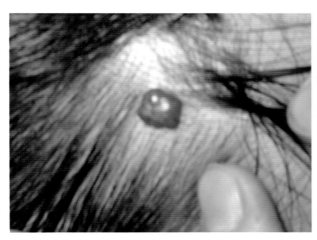
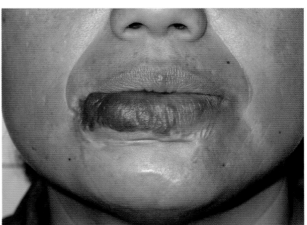

3. 海绵状血管瘤（cavernous hemangioma）

🔊 诊断

（1）多在生后不久出现。好发于头、面、四肢。

（2）皮损呈大而不规则的结节状或斑块状柔软肿物，如海绵状，表面皮肤可以正常、淡紫色或紫蓝色。有时可与鲜红斑痣混合发生。无自觉症状，少数可在5岁左右自行消退。

🔊 治疗

瘤体较小的可手术切除，或用硬化剂局部注射；深而大的瘤体可使用放射治疗。

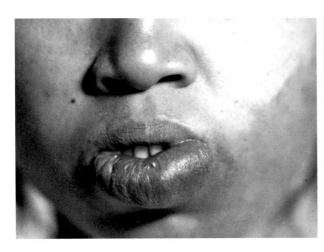
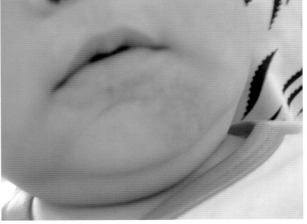

（十七）化脓性肉芽肿（pyogenic granuloma）

诊断

1. 是局限性毛细血管扩张性肉芽肿，是一种后天性、由新生血管构成的良性肿物。主要发生于儿童，其他年龄也可发生。

2. 皮损好发于容易外伤的暴露部位，如面颈、前臂、手或踝。

3. 皮损常隆起有蒂，红色或棕红色。表面多光滑或糜烂，也可呈分叶状或桑葚状，碰破后易出血，一般直径在 5～10mm，但也可达到数厘米。无自觉症状。

治疗

对于较小的损害，首选激光治疗，也可以用冷冻、电灼。较大的皮损可以手术切除。

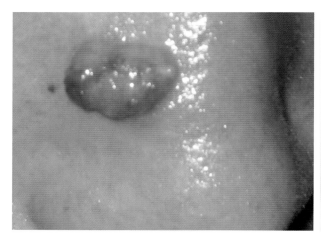
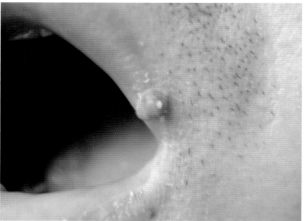
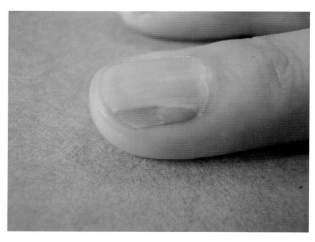
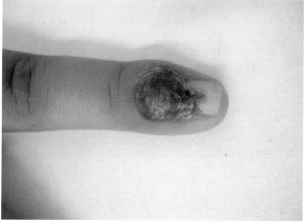

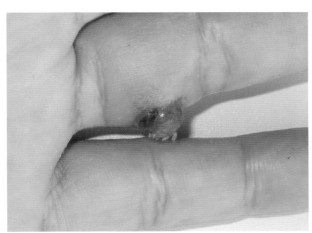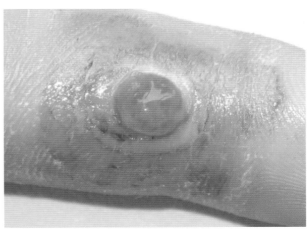

（十八）血管角皮瘤（angiokeratoma）

诊断

1. Mibelli 血管角皮瘤

（1）暗红色至紫黑色的丘疹，米粒至黄豆大小，表面增厚，并角化过度成疣状，皮疹分散或聚集。

（2）发生在两手足背、指（趾）背和侧面，偶见于肘、膝、足跟部。单发或多发，多发者常见，皮疹可以融合，少数可能破溃出血。

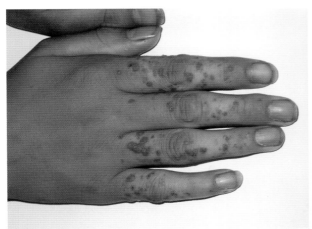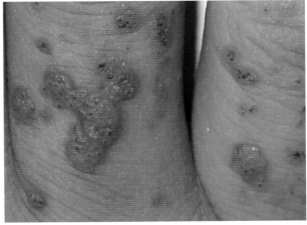

2. Fordyce 血管角皮瘤

（1）是一种较小的多发性血管性丘疹，呈红色，暗红色，或暗紫色，一般不超过绿豆大小，隆起，表面增厚，呈庞状角化。

（2）部分也可表面角化不明显，为小的红色或暗红色丘疹。好发生在中年及老年人的阴囊，患者常伴有精索静脉曲张，但皮疹的多少与静脉曲张的轻重无关；有的患者伴有大隐静脉曲张。

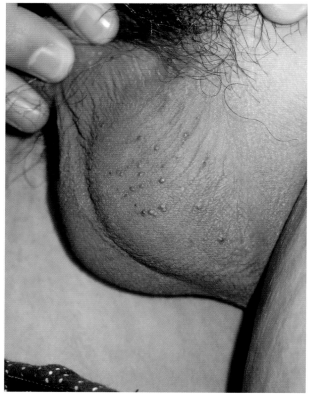

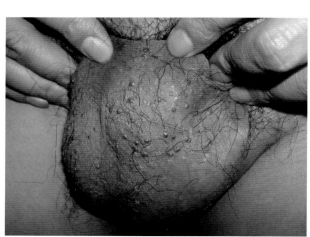

3. 限局性血管角皮瘤（angiokeratoma circumscriptum）

（1）出生即有，也可在儿童及成年发病，皮疹可随年龄增长而长大或加多。

（2）皮疹由深红色至蓝黑色丘疹和结节所组成，顶部有过度角化呈疣状（似红色疣 Red warts）。

（3）皮疹往往局限于腿部和足部一定范围内，也可在躯干、臂部、臀部、股部或阴部，多呈不规则带状，单侧性。

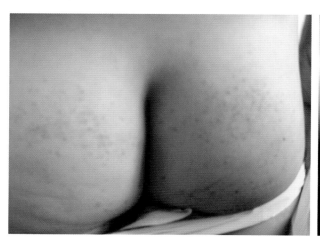

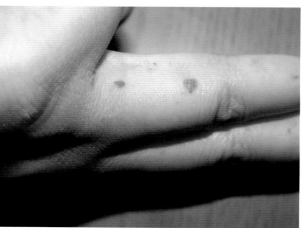

4. 单发性血管角皮瘤（solitary angiokeratoma）

（1）这型损害的特点是深红色至蓝黑色的疣状丘疹，常为孤立单发，偶尔可有几个，直径 2 ~ 8 毫米，主要发生在下肢。

（2）该病发生可能与外伤有关，与遗传无关，以后天发病，孤立单发，深红色或蓝黑色为特征。注意与脂溢性角化病、黑素瘤、色素性基底细胞癌、草莓状血管瘤鉴别。

5. 弥漫性体部血管角皮瘤（angiokeratoma corporis diffusum）

（1）皮肤和黏膜暗红色很小的血管性丘疹或紫癜性斑疹，有些皮疹表面角质增生，在疹间可见毛细血管扩张。

（2）好发部位在躯干下部和股，男性阴茎和阴囊也是易发皮疹之处，指（趾）掌侧面偶发损害。口腔内颊黏膜，下唇黏膜、结合膜及阴茎头可见皮疹。四肢末端疼痛是突出的症状，特别是指（趾）末端显著，偶见阴茎疼痛。

（3）最早疼痛较轻，疼痛时间短，间隔时间长，经过数年反复发作后，疼痛重，时间长，间隔时间缩短；当疼痛发作时，常伴有头晕、头痛、间歇性不明的发烧。有时还可有皮肤无汗、干燥或多汗，腹痛，腹泻，小腿和踝关节水肿等。

（4）患者常伴内脏损害，心血管损害在病期长者心脏扩大，心肌炎或冠状动脉病变，大部分患者有肾脏损害、有蛋白尿，肾功能不全。眼部损害有视网膜病变、角膜混浊和结合膜炎。还可有骨骼病变和高血压。

（5）常规病理检查表皮角化过度，也可见角化不全，表皮脚不规则地向真皮延伸，真皮乳头毛细血管扩张充盈。特殊染色小血管壁中层及内膜可见糖脂物质，空泡的细胞。

（6）本病为伴性隐性遗传，发生在男性（也偶见女性发病者），发病年龄平均 12 岁（7 ~ 18 岁）。

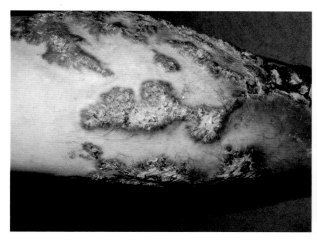
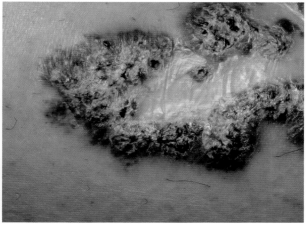

（十九）特发性出血性肉瘤

（kaposi 肉瘤）（kaposi sarcoma）

诊断

1. 临床主要分二型

（1）经典型：皮损为多发性暗红色结节或斑块，表面光滑，境界清楚，疼痛。有时四肢伴有水肿，以足弓、小腿、手和前臂多发。

（2）艾滋病型：以青壮年艾滋病患者或男性同性恋者为多。肿瘤较小，数毫米至 1 厘米大，常多发，以躯干、头面和上肢为主，口腔黏膜和眼结膜亦可发生。淋巴结受累约占 10%，内脏受累亦约占 10%，依次为胃肠道、肝、肺、腹部淋巴结，预后决定于艾滋病本身。

2. 组织病理　其中多数不规则的裂隙，内衬以内皮细胞，腔内外有较多红细胞及数量不等的梭形细胞，核大、深染、有异型性。

治疗

1. 经典型可采用手术切除。

2. 对泛发性及内脏损害者可采用单一或联合化疗。

3. 放射治疗。

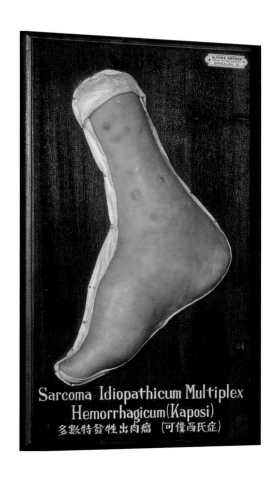

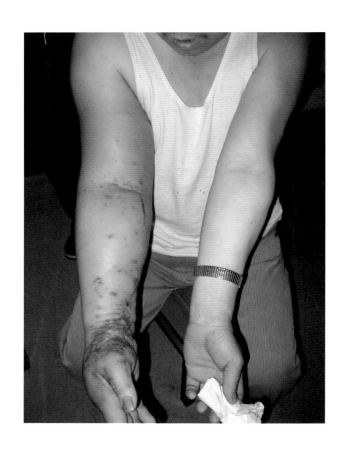

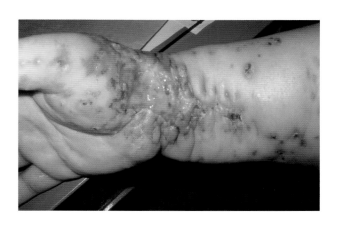

（二十）老年血管瘤
（senile angioma or senile hemangioma）

诊断

1．血管瘤发生在中年及老年人，常散布在躯干及上肢，数目多少不一，往往随年龄增长皮损加多。呈鲜红色（樱桃色），直径1~3mm，较小的皮损仅为鲜红色小斑点，较大者质软，隆起于皮肤表面，呈半球形，无自觉症状。

2．本病常同时出现老年性白斑、老年性雀斑样痣或脂溢性角化病等老年性皮肤改变。

3．静脉湖是发生在老年人暴露部位的小的、深蓝色软性皮下结节，多发面、耳、唇部，手背等处。从病理角度看是扩张的静脉。

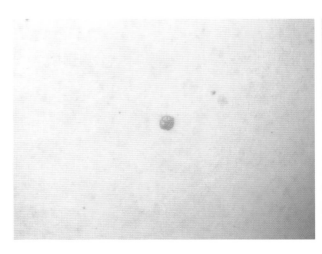

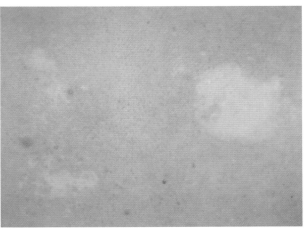

（二十一）蜘蛛痣（nevus araneus）

📢 诊断

1. 好发于面部、颈部，或躯干及上肢，皮疹可单发或多发，无自觉症状。多见于儿童及孕妇。

2. 皮损特点是中心有一个针头至粟粒大小的鲜红色小点，稍隆起于皮肤表面，在红点周围有放射状、纤细的扩张的毛细血管，整个痣伸延直径在 0.5～1.5 厘米，其形态颇似蜘蛛而得名为蜘蛛痣。

3. 如用尖物压迫中心小红点"蜘蛛体"，周围放射状扩张的毛细血管"蜘蛛足"则消失，除掉压迫，则又恢复原"蜘蛛"形态。

4. 病理表现中央为一支上行小动脉，向周围放射状分支成毛细血管。

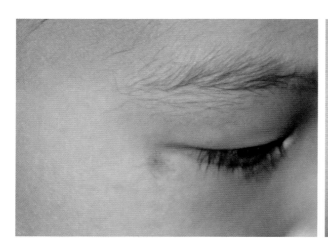
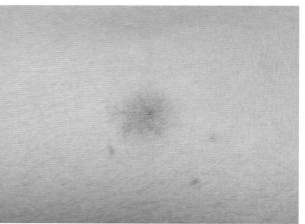

（二十二）肥大细胞增生症（mastocytosis）

📢 诊断

1. 是肥大细胞在皮肤或其他组织器官中异常增生的一种疾患。原因不明。临床可分为皮肤型和系统性两大类。

2. 皮肤型：皮损为色素性斑丘疹、结节、斑块等多种形式，圆形或卵圆形，也可为不规则形，大小不定，偶有水疱，一般境界清楚，多有不同程度的痒感，往往在一阵潮热后出现，躯干、四肢色素性斑丘疹，在斑丘疹上划痕或摩擦能引起风团（Darier 征）。系统性：指不仅有皮肤变化，而且有骨、骨髓、肝、脾、淋巴结病变，可导致肝纤维化，骨损害较多见。

3. 本病以婴儿或儿童期多发。幼年发病者多到成年后可自愈。

4. 组织病理以肥大细胞浸润为主要特征。

5. X 线、骨髓及淋巴结穿刺活检及尿组胺测定对确定有无系统病变有价值。

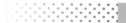治疗

1. 单发损害，在成人无自觉症状，在婴儿都可自行消退，一般不需要治疗。

2. 泛发型者采用对症处理，主要是用各种药物抑制肥大细胞脱颗粒或拮抗组胺，以色甘酸钠首选，口服 20mg，每日 4 次。

3. 抗组胺药物可止痒和减少潮红发作的次数。

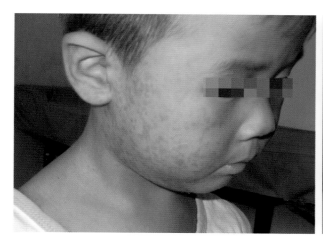
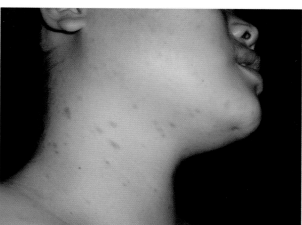
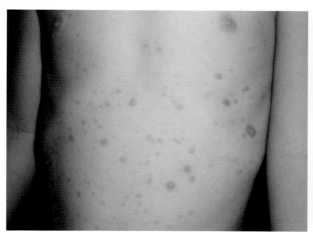
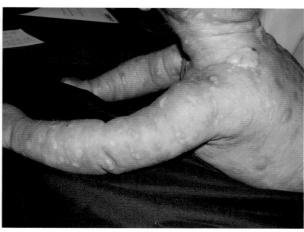

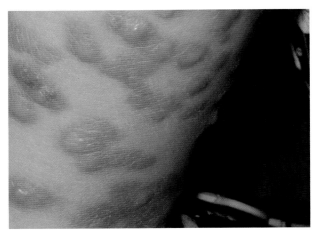
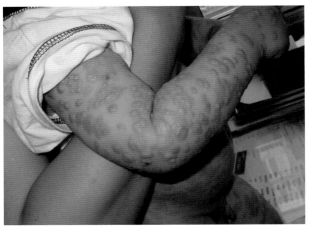

（二十三）皮肤纤维瘤（dermatofibroma）

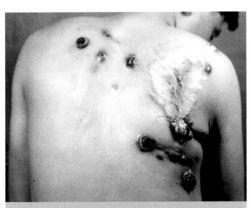
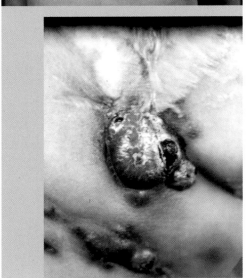

🔊 诊断

1. 通常单发，或2~5个，少数可多发，达百个以上。为硬的结节，质地坚实，高出皮面，呈扁球形或纽扣状，表面光滑，直径小于2cm，大多在0.5~1.5cm，在个别病例中，其疣状或角化性损害可达3~5cm。本病较常见，男女均可发生，一般发病于20~50岁，无遗传倾向，可自然发生或有外伤、昆虫叮咬史。

2. 本病最常见于四肢伸侧，上臂多见，但也可见于胸背及面部。

3. 一般为正常皮色、黄褐色或黑褐色。颜色较深

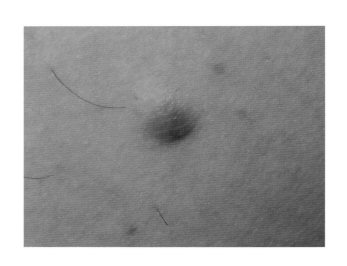

的皮损中常含有大量色素，可与表面皮肤粘连，但与深部组织不连，可推动。

4. 一般无自觉症状，但有时可引起轻度痒感、不适或刺痛。可长期存在，罕有自然消退者，本病未见伴发系统病变。

（二十四）软纤维瘤（soft fibroma）

诊断

1. 临床上分为单发与多发两型

（1）单发袋状型：好发于面部、胸背、腋窝及腹股沟等处。为单个口袋状肿物，根部较细成蒂状，触之柔软无弹性，正常皮色，偶因蒂扭转而疼痛，也可发生炎症与坏死。

（2）多发丝状型：好发于颈侧面，呈丝状增生的柔软突起，宽约 2mm，长约 5mm。

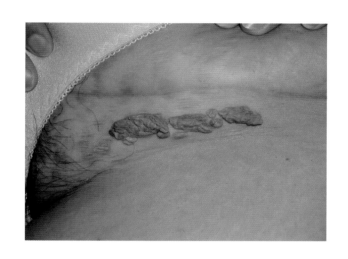

2. 组织病理示肿物由疏松纤维组织组成，其中有较多的毛细血管。丝状者表皮角化过度，乳头瘤样增生，棘层肥厚；袋状者表皮变薄。

3. 常见于中年或老年，尤以更年期后妇女多见。

治疗

1. 较小的皮损可切除或剪掉，也可用电烧、冷冻、CO_2 激光或三氯醋酸及纯石炭酸烧灼。

2. 对较大皮损，可用手术线结扎。

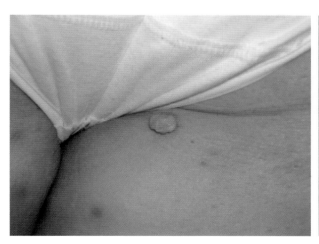

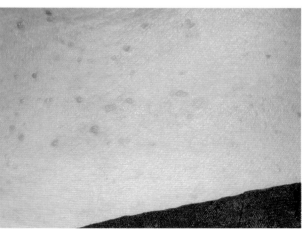

（二十五）神经鞘瘤（neurolemmoma）

诊断

1. 一般认为是一种神经鞘的肿瘤，但究竟是起源于 Schwann 细胞，还是起源于神经鞘内的成纤维细胞，尚有争论。可以自然发生，也可能为外伤或其他刺激的结果。

2. 皮损主要发生于脑神经，较周围神经更为常见。肿瘤为散在柔软肿块，沿神经走向，通常无自觉症状，有时伴有疼痛及压痛。皮损大小不等，大者可达数厘米。通常为单发，有时多发。

3. 生长缓慢，属于良性病变，外科手术切除后很少复发。

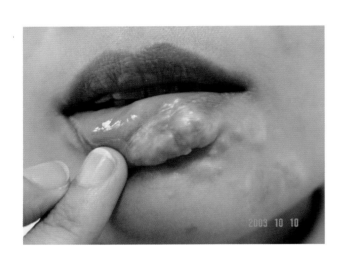

4. 组织病理　肿瘤有完整的包膜，主要有两型结构，即致密型和网状型，两型常同时存在，但多以一型为主。致密型的长梭形瘤性神经鞘细胞大都密集错综排列，少数形成涡纹状，细胞核特别细长，多呈杆状，深染，常呈双行栅状排列，在双核间常见无核透明区，这种结构称为 Verocay 小体，仅见少量胶原纤维；网状型系致密型变性的结果，瘤细胞较小，排列疏松，无一定方向，间质有明显水肿，或黏液样基质，并常形成微小囊腔，坏死较常见。

治疗

完全切除干净，可以治愈。

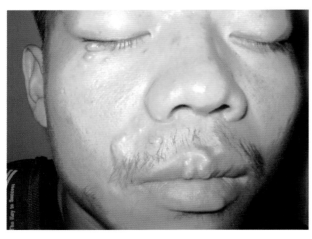

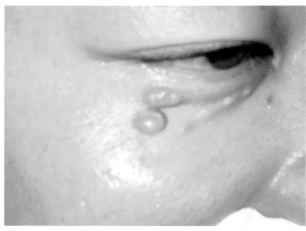

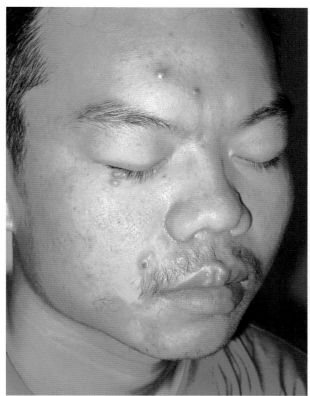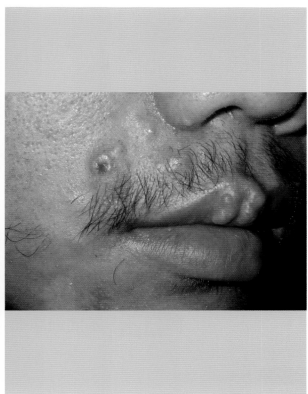

（二十六）瘢痕疙瘩（keloid）

🔊 诊断

1. 本病常见于胸骨前区。为皮肤损伤后结缔组织过度增生所引起的良性皮肤肿瘤。患者往往具有瘢痕体质，有时有家族史，呈常染色体隐性或显性遗传。伤口张力大、烧伤、异物和某些炎症性皮肤病如痤疮、穿掘性毛囊炎等均易促发本病。

2. 损害初起为境界清楚的淡红色斑块，逐渐增大形成隆起性斑块，边界清楚，外形不规则，超过外伤区域。

3. 持续不消退，自觉瘙痒、灼痛或刺痛。

4. 组织病理真皮内胶原纤维束致密增生，排列不规则，伴血管增生，周围没有包膜。后期胶原纤维可透明变性。

🔊 治疗

1. 皮损较小者可用皮质激素皮损内注射治疗或外涂。

2. 皮损较大，可用手术切除配合放射治疗。

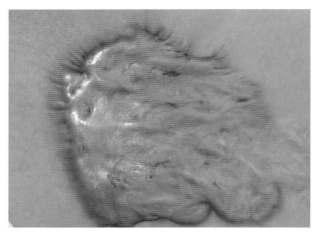
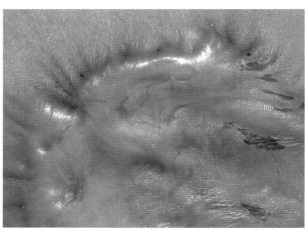

（二十七）基底细胞瘤（basal cell carcinoma）

🔊 诊断

　　本病主要发生在老年人，50 岁以上多见。是一种来源于表皮与附件，特别是毛囊外根鞘的低度恶性皮肤肿瘤，少数基底细胞癌可转移。好发身体暴露部位，特别是面部，主要在眼眦、鼻部、鼻唇沟和颊部。通常单发，偶有多发，临床分为 4 型：

　　（1）结节溃疡型：初为蜡样小结节，缓慢扩大，溃疡周围绕以珍珠样边缘。

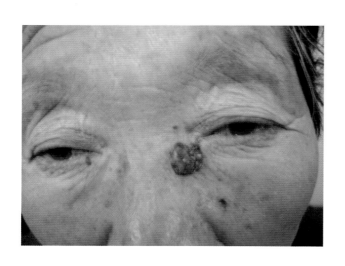

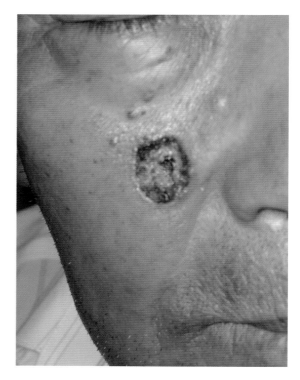

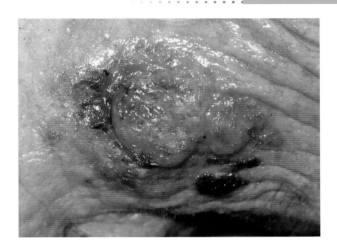

（2）色素型：表现同结节溃疡型，但有明显褐色素沉着。

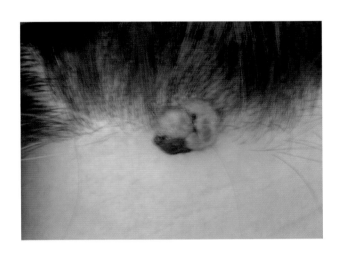

（3）硬斑病样或纤维化型：呈淡黄色扁平斑片，表面光滑、发亮、边缘不清楚。

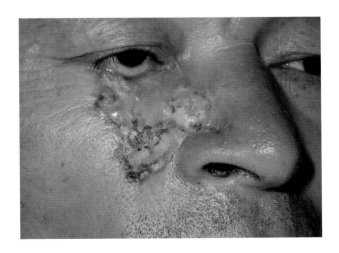

（4）浅表型：为红斑鳞屑性略有浸润斑片，缓慢扩大，表面可见结痂，部分损害有细线样珍珠边缘。

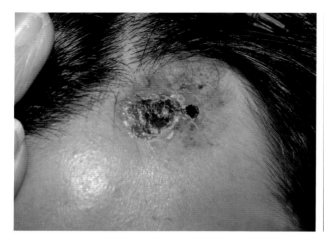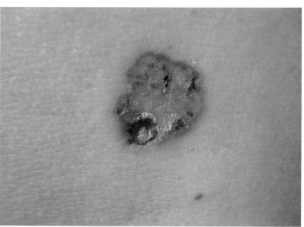

🔊 治疗

根据瘤体大小、发病部位等具体情况采用放射治疗或手术切除。

（二十八）角化棘皮瘤（keratoacanthoma）

🔊 诊断

1. 临床表现　该病可分为单发型、多发型及发疹型角化棘皮瘤三型：

（1）单发型：最常见，多见于老年人，主要发生在暴露部位如面部，其次为上肢等。皮损为坚实圆顶形结节，皮色或淡红色，表面光滑，中央为充满角质栓的火山口状凹陷，基底无浸润。皮损发展快，病程短，数星期可增至1cm，但亦有自行消退的可能。

（2）多发型：较少见，可发生于全身各处，常发生于青年，男性较多见，发病年龄常在20～30岁。皮损与单发型者类似，但皮损较小，很少自然消退。

（3）发疹性角化棘皮瘤：皮损由大量直径2～7mm半圆形丘疹组成，中央角化，正常肤色，有的呈条索状排列，可有剧烈瘙痒。

2. 组织病理　发育成熟损害示大而不规则的表皮坑状凹陷，其中充满角质，两侧表皮唇状伸展于坑的两侧。有不规则的表皮向上伸入坑内。瘤体内可见细胞的异形性。

3. 主要与鳞状细胞癌鉴别诊断，鳞状细胞癌发展较角化棘皮瘤为慢，肿瘤易发生溃疡，易出血；常继发于其他皮肤病。组织病理示真皮内有异形性鳞状细胞肿瘤团块。

🔊 治疗

采用手术切除，或放射治疗。

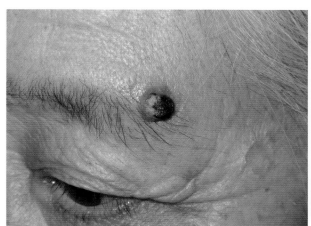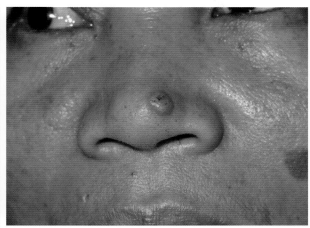

（二十九）日光性角化病（solar keratosis）

诊断

1. 本病好发于中老年人，常见于暴露部位，如面部、手背、耳。

2. 皮损为角化过度性斑块，圆形或不整形，边缘正常或有炎症现象，久后皮疹转变为黄褐色或黑褐色，表面有轻微黏着性鳞屑。

3. 组织病理特点为表皮鳞状角质形成细胞排列紊乱，有异形性，基底膜带完整，真皮浅层常有嗜碱性变性及显著慢性炎症。

治疗

1. 避免遭受暴晒或辐射，防光剂有一定作用。

2. 表浅较少皮损可采用冷冻、微波、激光或电凝等方法治疗，也可手术切除质地坚硬皮损。

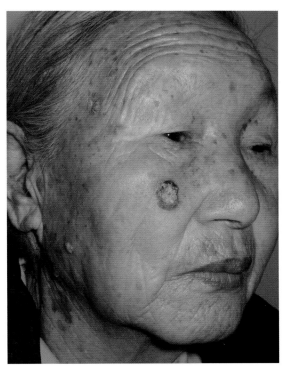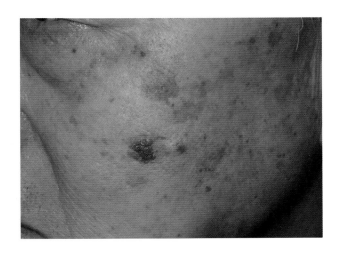

（三十）皮角（cutaneous horn）

诊断与鉴别诊断

1. 多在其他皮肤病的基础上发生，如寻常疣、脂溢性角化病、光线性角化病、角化棘皮瘤、汗孔角化病等。

2. 多见于 40 岁以上患者，常见于面部、头皮、颈、前臂和手背等曝光处，男性多于女性。皮疹为肤色、淡黄色或褐色的锥形角质增生性损害，基底较宽，小如黄豆，大如分支鹿角状。

治疗

主要为局部手术切除。

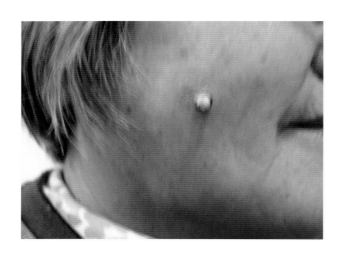

（三十一）灰泥角化病（stucco keratosis）

诊断

1. 又称疣状角化弹性纤维样病，可能与外伤和受热有关。

2. 发生于四肢末端，主要好发于下肢，尤其是足跟腱、足背、踝和腓肠肌附近，也可见于前臂。本病损害类似脂溢性角化病，但较小，呈丘疹状。其直径 3 ~ 10mm。似干燥的灰泥一样疏松地黏着在皮肤表面，附着不牢固，因此很易刮除，但不出血。数目多少不等，少则数个，多则数百个。

3. 大多数发生于 40 岁以上的男性，主要见于老年人。特别是冬季干燥时，病变较明显，一般无自觉症状。

治疗

一般用润滑剂软化皮肤，使角化鳞屑脱落即可。必要时可用激光电灼治疗。

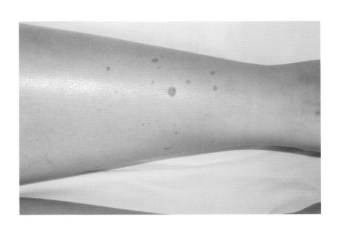

（三十二）鲍温病（bowen disease）

🔊 诊断

1. 是一种表皮内鳞状细胞癌，一般多认为是一种角化不良的癌前期病变。全身各部均可发病，常见于躯干、指缝及阴部，并可侵犯黏膜。

2. 皮损常单发，少数多发，初为小片红斑，渐扩大呈圆形，多环形或不规则形稍隆起暗红色斑片，表面可有鳞屑、边界清楚。

3. 病情发展异常缓慢，可迁延多年。可继发皮肤及内脏癌肿。

4. 组织病理特点　角质增生伴以角化不全，棘细胞肥厚，表皮突延长，内含大小不等、形态不一的空泡细胞，有多形性大核，原形质染色不均，称

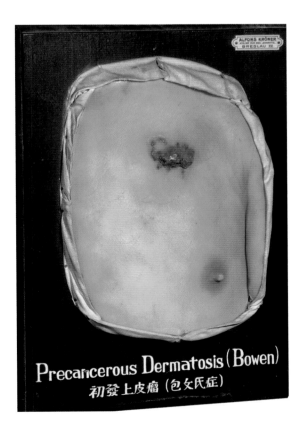

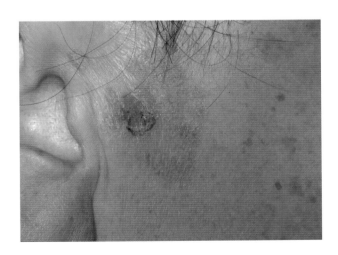

为鲍文小体。真皮中等度细胞浸润，内含浆细胞、肥大细胞及多形核白细胞，偶尔可见郎罕氏巨细胞；血管扩张，有明显的血管性浸润。

🔊 治疗

首选手术切除，其他方法如冷冻、微波、激光、电灼、浅 X 线或⁶⁰钴照射也可选用。

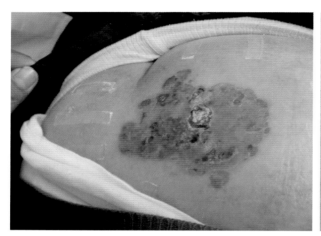
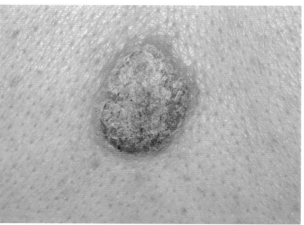

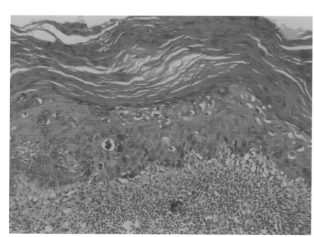
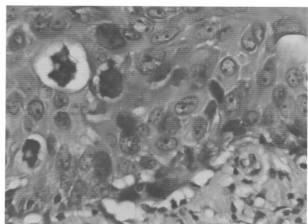

（三十三）红斑增生病（erythroplasia of queyrat）

红斑增生病是发生于龟头部位的鲍温病，为少见疾病。

诊断

1. 发生于龟头或包皮。

2. 皮损为界限清楚、潮湿性稍浸润红斑，天鹅绒样，质地柔软，表面有灰白色鳞屑，不易剥离。

3. 一般无自觉症状。

4. 发展缓慢，发生转移少。

5. 组织病理类似鲍温病。角质形成细胞排列紊乱，部分细胞异型性，出现大而不规则染色深而密集的细胞核，可见有丝分裂、角化不良细胞。基底膜完整，真皮上部有淋巴细胞及组织细胞的带状浸润。

治疗

局部手术切除或龟头切除。若有转移，按照鳞状细胞癌处理。

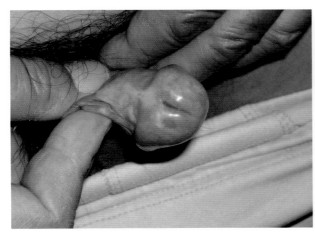 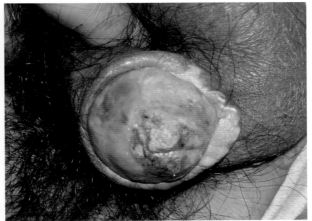

（三十四）鳞状细胞癌（squamous cell carcinoma）

简称鳞癌，多见于50岁以上男性，是发生于表皮或附属器角质形成细胞的一种恶性肿瘤，鳞癌位居皮肤癌的第二位。

诊断

1. 好发于易暴露部位，尤以手背、前臂、头皮、面部、耳郭等处多见，亦可发生于口唇、龟头。常继发于瘢痕、慢性溃疡、慢性放射性皮炎及日光角化等原有皮损基础上。

2. 早期损害为红色硬结，以后逐渐发展成中心溃疡皮肤结节，周围边缘宽，硬而隆起，基底由痂覆盖，呈红色，溃疡面高低不平，易出血，有时损害表面明显增生如乳头状或菜花状。

3. 组织病理肿瘤由鳞状上皮细胞团块组成，不规则向真皮内增生，肿瘤团块中有正常鳞状细胞，亦有异形性鳞状细胞，后者的数目越多，肿瘤的恶性程度越大。鳞癌的分化程度主要根据异形性鳞状细胞与分化好的鳞状细胞的比例多少以及肿瘤组织浸入深度而定为 Ⅰ、Ⅱ、Ⅲ、Ⅳ级。

◀))) 治疗

手术切除：瘤体较小、范围局限者首选手术切除。

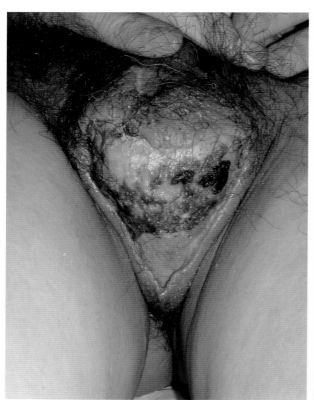
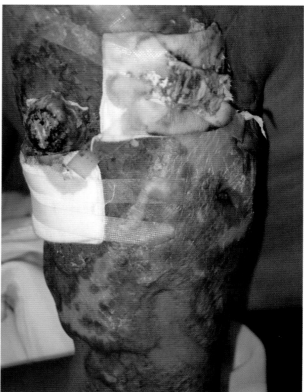

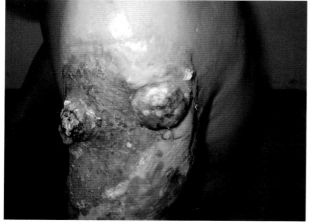
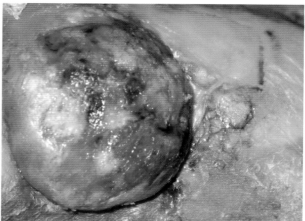

（三十五）乳房 Paget 病 （mammary Paget disease）

又名乳房湿疹样癌，主要为乳腺癌或顶泌汗腺癌扩展到乳头及其表皮的损害。

诊断

1. 主要发生于 40～60 岁的女性，偶见于男性。常发病于单侧乳头，极少双侧。皮损缓慢向外扩展，可累及大片胸壁皮肤。

2. 皮损呈湿疹样表现，脱屑、糜烂、结痂、境界清楚。去痂后，露出鲜红色糜烂面，可呈乳头状增生，质较硬。

3. 组织病理 表皮内及表皮下见分散或聚集的 paget 细胞，此种细胞较大，胞质多而透明，染色使呈空泡状，较大，椭圆或不规则。有典型或不典型有丝分裂。

治疗

确诊后迅速作乳房单纯切除术。

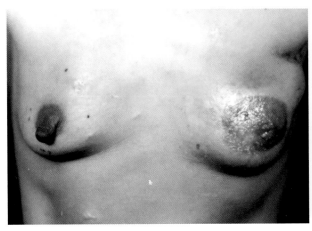 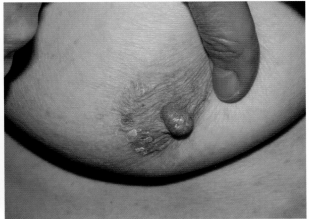

（三十六）乳房外 Paget 病 （extramammary Paget disease）

诊断

1. 多见于老年男性。又称乳房外湿疹样癌。

2. 好发于肛周、外阴、腋部、脐周等处。皮损缓慢向外扩大。

3. 皮损呈湿疹样表现，脱屑、糜烂、结痂、境界清楚。去痂后，露出鲜红色糜烂面，可呈乳头状增生，质较硬。

4. 表皮内及表皮下见分散或聚集的 paget 细胞，在表皮附属器，特别是大汗腺导管、毛囊、皮脂腺可见 paget 细胞。

手术切除。

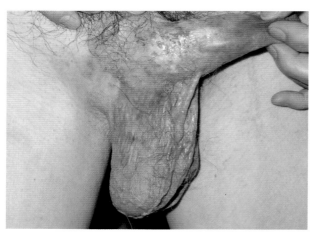

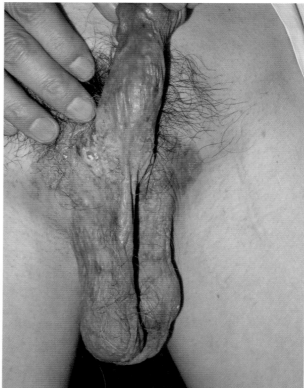

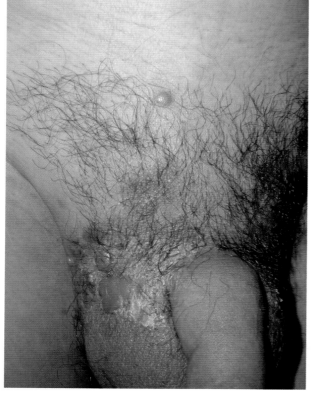

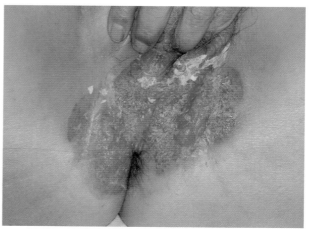

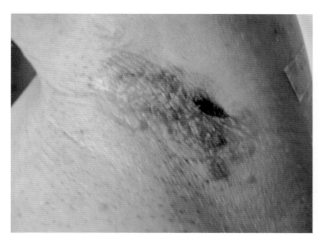
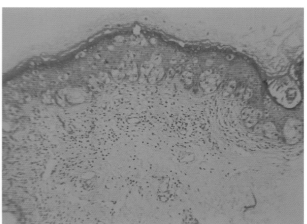
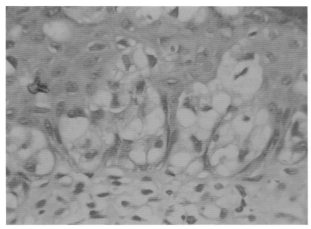
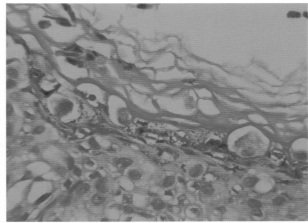

（三十七）蓝痣（blue nevus）

🔊 诊断

1. 包括普通蓝痣及细胞蓝痣，最常发生于上肢和面部。普通蓝痣为蓝灰色小结节，圆形或椭圆形半球状，直径2～6mm，边界清楚，生长缓慢。

2. 细胞蓝痣为蓝色或蓝灰色较大之坚实结节，常见于臀部和骶尾部，出生时即存在，可发生恶变。

🔊 治疗

普通蓝痣可不必治疗,细胞蓝痣结节大于1cm者,应切除。

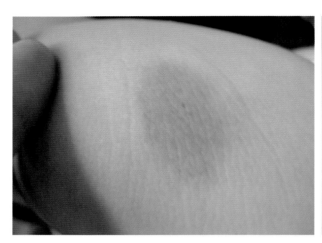 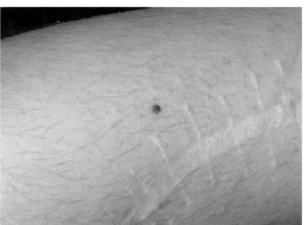

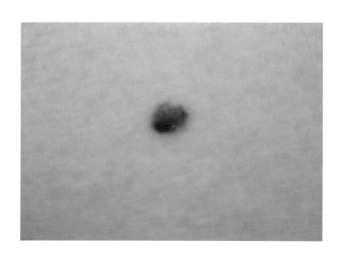

(三十八) 恶性黑素瘤 (malignant melanoma)

🔊 诊断

1. 是起源于皮肤或其他器官的黑素细胞的恶性肿瘤。可能与种族、遗传、创伤、病毒、日光、免疫等因素有关。多发生于皮肤,也可见于接近皮肤的黏膜,还可发生于眼脉络膜和软脑膜处。

2. 皮肤原发恶性黑素瘤分恶性雀斑样痣黑素瘤、浅表型黑素瘤、结节性黑素瘤3个主要类型:

(1) 恶性雀斑样痣黑素瘤:好发于老年女性面部等暴露部位,由恶性雀斑样痣发展而来,为局部变硬的一个或数个蓝黑色皮内结节，由于生长慢，转移晚，此型预后较好。

（2）浅表扩展性黑素瘤：又称类湿疹样癌恶性黑素瘤，好发于背上部和小腿，可有棕黄色、褐色、黑色、淡红色、蓝色或灰色丘疹和结节，生长缓慢。溃疡发生较晚。

（3）结节性黑素瘤：好发于足底、外阴、头颈、下肢，为隆起结节，呈蓝黑色、暗褐色或少见的无色素型黑素瘤，可发展成乳头瘤状、蕈样或形成溃疡。

3．组织病理　可分为三型：恶性雀斑样痣黑素瘤，浅表扩展性黑素瘤，结节性恶性黑素瘤。需要与色痣、蓝痣、良性幼年黑素瘤鉴别诊断。

治疗

早期诊断与及时手术切除是防止转移，提高疗效的最佳处理方法。已转移的晚期患者可进行化疗，但疗效较差。也可采用免疫疗法，如选用重组 IL-2、干扰素等进行治疗。

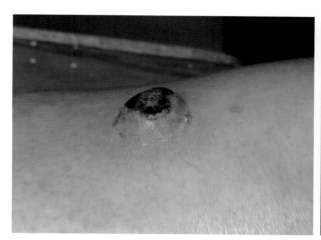
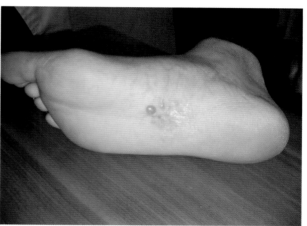

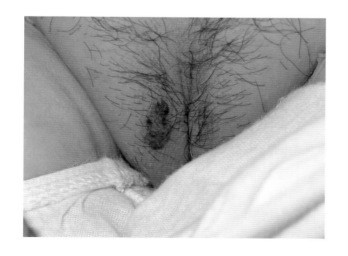

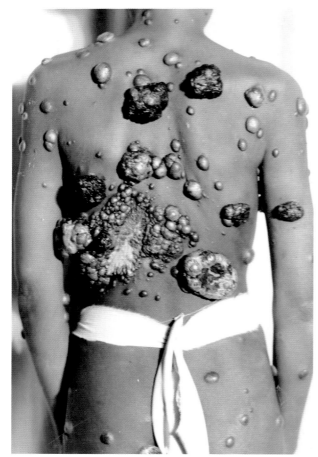

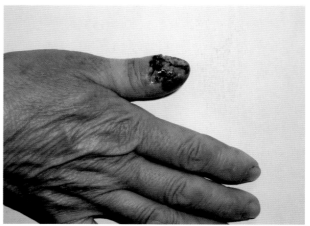

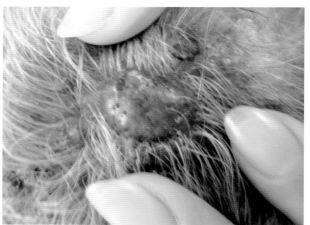

（三十九）黑素棘皮瘤 （melanoacanthoma）

诊断

1. 本病男女发病相等，平均年龄 55 岁。本病为皮肤黏膜的少见良性肿瘤，由角质形成细胞和树枝状黑素细胞组成，不含有黑素痣细胞。

2. 皮损直径一般为 0.5～10cm，一般 1～3cm，疣状或乳头状，褐色至黑色。

3. 最常见于头颈部，也可见于躯干、唇及口腔黏膜。

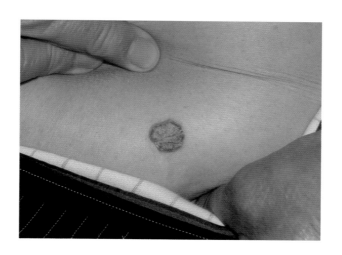

（四十）蕈样肉芽肿（mycosis fungoid）

🔊 诊断

1. 是一种原发于皮肤的 T 淋巴细胞恶性肿瘤，是一种向表皮性皮肤淋巴瘤，后期侵犯淋巴结并逐渐发展侵犯内脏器官，属于皮肤 T 细胞淋巴瘤。

2. 临床表现　临床上可分为三期，即红斑期、斑块期和肿瘤期。红斑期皮损呈多形性，最常见为散在的红斑鳞屑性斑片，边缘清楚而不规则，皮损颜色多变，红色、紫色、棕色或棕褐色以及异色斑，主要见于躯干，伴明显瘙痒。此期可持续数年；斑块期呈主要为浸润性斑块或结节，表面光亮，高低不平，红色、黄红色或褐色，浅表淋巴结可肿大；肿瘤期为圆形或不规则形隆起肿物，像蘑菇状，褐红色，可破溃，伴有疼痛，肿瘤常见于面、背及四肢近端。

3. 组织病理　红斑期早期很难确诊，若见亲表皮现象，高度提示为蕈样肉芽肿的特征。斑块期除向表皮性外，真皮浸润呈带状或斑片状，其间可见到核大、深染、呈异形的 MF 细胞，有亲表皮现象，表皮内可出现 Pautrier 微脓疡。肿瘤期，表皮内无瘤细胞，真皮全层及皮下组织中大片致密淋巴细胞浸润，MF 细胞和核分裂象明显增多。

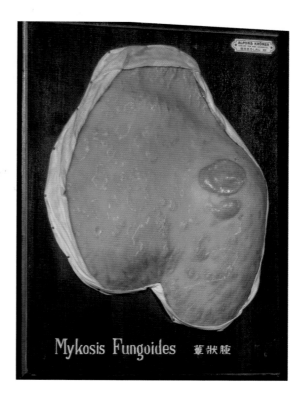

🔊 治疗

1. 局部治疗　早期无全身侵犯的皮损主要采

取对症治疗和局部治疗，如 PUVA 疗法、外用止痒和滋润性油膏、氮芥等，必要时使用电子束局部照射治疗。

2．全身治疗　晚期损害可选用环磷酰胺、苯丁酸氮芥、甲氨蝶呤等细胞毒剂进行单独或联合化疗，局部治疗同前。

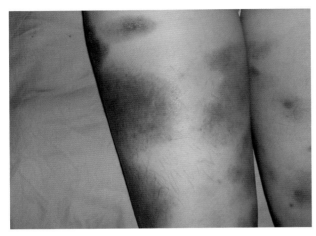

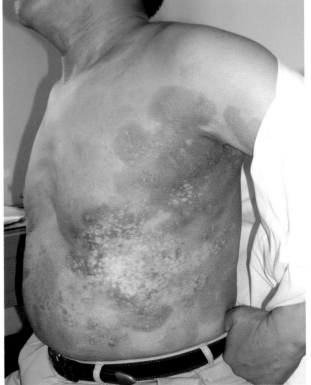

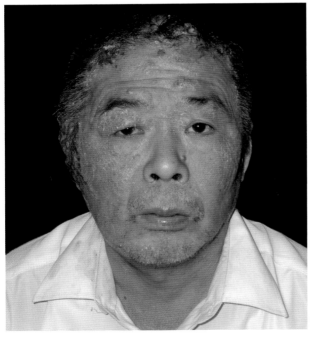

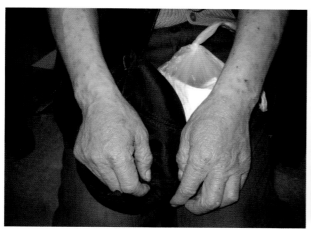
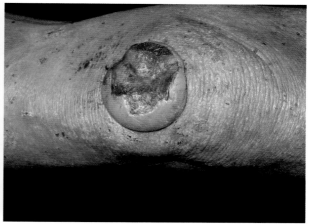

（四十一）鼻部和鼻型 NK/T 细胞淋巴瘤
（nasal and nasal type natural killer/T cell lymphoma）

🔊 诊断

1. 20~50 岁男性好发。损害最常发生于鼻部，可侵犯喉部以上整个呼吸道。

2. 初为鼻部浆液性、血性分泌物。

3. 晚期因恶病质、大出血等死亡。

4. 组织病理示明显组织坏死，伴淋巴细胞、浆细胞浸润，一般无血管炎改变。

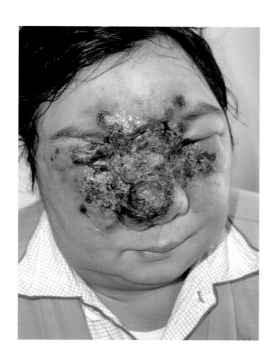
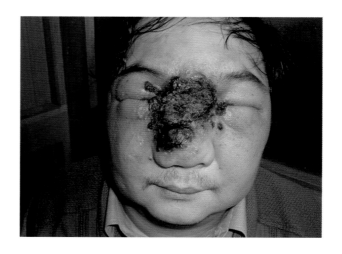

🔊 治疗

联合化疗为主，或合并局部放疗。

（四十二）皮肤 B 细胞淋巴瘤
（cutaneous B cell lymphoma）

🔊 诊断

1. 多见于中老年男性。好发于躯干、头皮，特别是背部。

2. 皮损为皮肤结节、浸润性斑块或肿瘤。表面光滑发亮，呈乳头瘤状，不易破溃。

3. 组织病理主要是真皮网状层浅表部分大片致密 B 淋巴样细胞增生，常见一些向浆细胞分化的细胞。

🔊 治疗

根据皮肤 B 淋巴细胞瘤的 TNM 分期，采用相应的治疗。

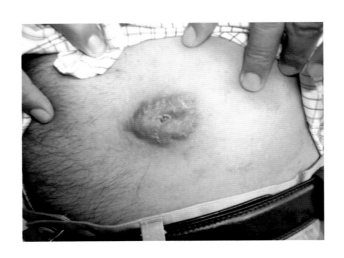

（四十三）原发性皮肤浆细胞瘤
（primary plasmacytoma of the skin）

🔊 诊断

1. 皮损表现为数个结节或肿物，与多发性骨髓瘤类似，为半球形结节或肿物，可伴有结痂，有的肿物易出血。

2. 有些原发性皮肤浆细胞瘤实际上是系统性多发性骨髓瘤的先发症状，开始仅表现于皮肤，而以后出现系统病变。

3. 绝大多数病例血清免疫球蛋白不增加，尿中无凝溶蛋白。

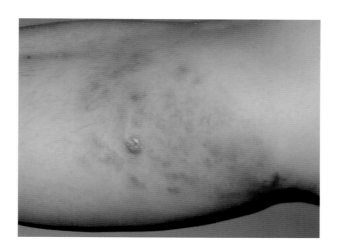

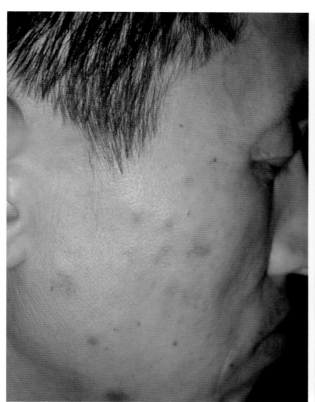

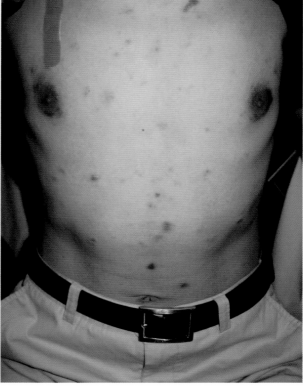

（四十四）非霍奇金淋巴瘤 （non-hodgkin lymphoma）

📢 诊断

1. 主要发生于 50 岁左右的男性。特异性皮损主要为皮肤结节或斑块，3 ~ 10cm 大小，棕褐色，也可为皮下结节，常见于头面或颈部。非特异性皮损 26% 的患者有瘙痒及丘疹性皮炎、多形红斑、红皮症或紫斑等。

2. 患者无痛性淋巴结肿大，可伴有发热、盗汗、体重减轻。

3. 组织病理示浸润细胞主要位于真皮中下部和皮下脂肪层，肿瘤细胞单一性，致密呈团块或结节状，境界清楚。不侵犯表皮，与表皮之间有无浸润带。常可见异形细胞及核分裂象，细胞免疫表型多为 B 细胞。

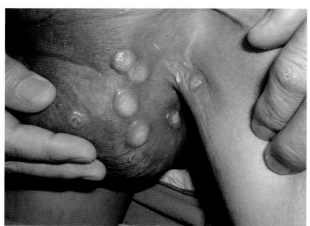
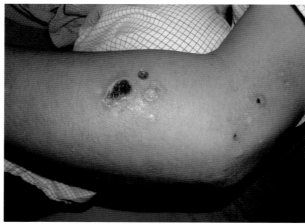

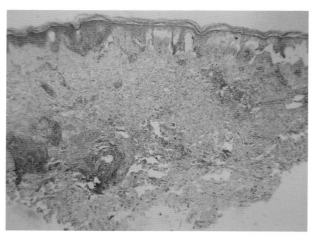
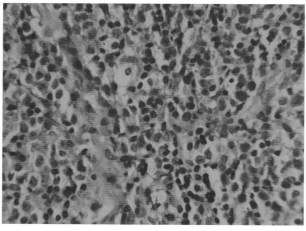

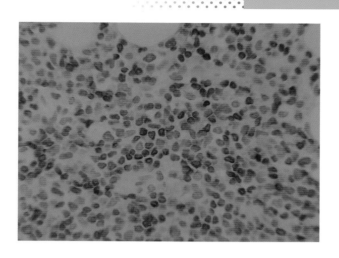

（四十五）多中心网状组织细胞增生症
(multicentric reticulohistiocytosis)

 诊断

1. 多见于中年妇女。好发于指背关节附近、手和面部。
2. 皮损为质地坚硬的丘疹和结节，丘疹芝麻粒至黄豆大小，半球形，表面光滑，结节球形或卵圆形，直径0.5～2cm，可以高出皮面，半数患者黏膜受累及。
3. 对称性多关节炎。

治疗

皮质激素对控制关节症状有帮助。

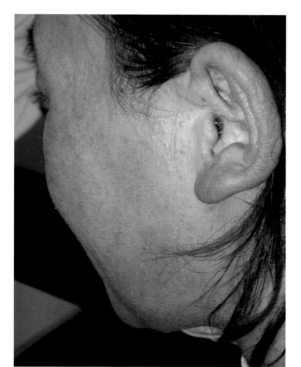

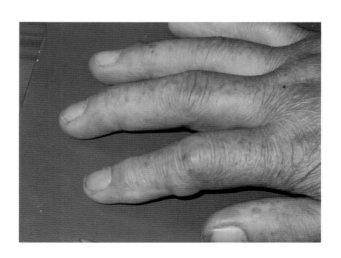

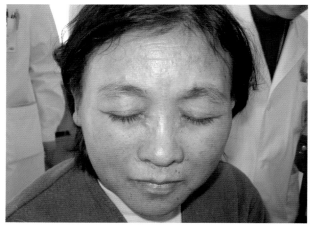

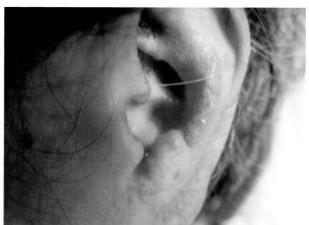

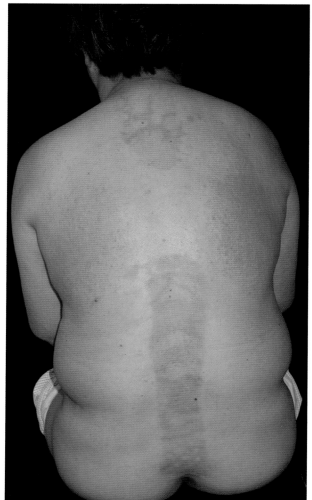

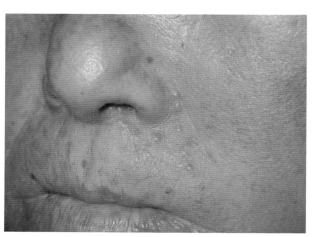

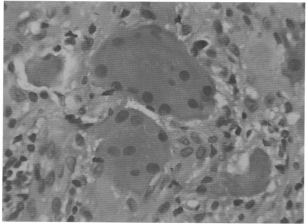

（四十六）肉芽肿性皮肤松弛症
（granulomatous slack skin）

🔊 诊断

1. 中年男性多见，男女比例为17:3。

2. 起病隐匿。皮肤损害好发于腋窝和腹股沟，少见于前胸、肋部、前臂、股、足、下颏和背部。

3. 皮损初起为淡红至紫色斑疹、丘疹和斑块，表面发亮，常失去皮纹，具有少量鳞屑，可见明显毛细血管扩张，边界清楚，质地坚实，少数可破溃，以后中央萎缩，变软，松弛下垂，起皱，明显萎缩时皮下血管变得明显。

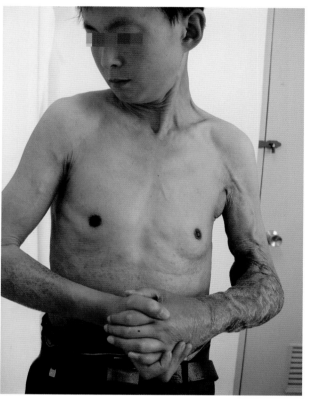

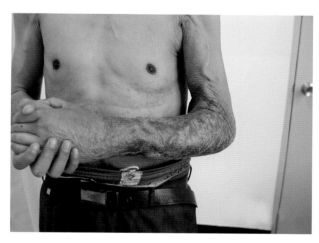

（四十七）皮肤假性淋巴瘤
（cutaneous pseudolymphoma）

🔊 诊断

1. 系指临床和（或）组织病理上类似皮肤真性淋巴瘤的一组皮肤淋巴细胞浸润性疾病。多见儿童及青年女性。

2. 皮损好发于面部，特别是鼻部，数目不多。典型损害为2cm左右的结节，红色，境界清楚，浸润明显。无自觉症状或有痒感。部分损害可自行消退，部分可以发展成恶性淋巴瘤。

3. 组织病理示真皮全层楔形混合性细胞浸润，以淋巴细胞为主，伴有嗜酸性粒细胞、浆细胞及组织细胞等，个别细胞有核非典型性。

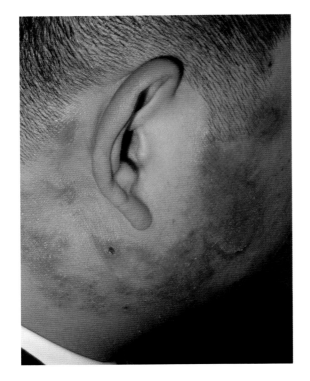
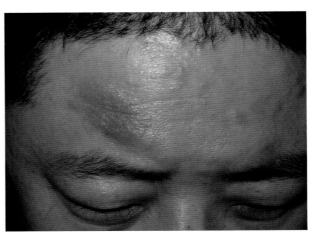

（四十八）淋巴瘤样丘疹病（lymphomatoid papulosis）

🔊 诊断

1. 为一种 T 淋巴细胞增生性疾病，反复成批发生丘疹结节，长达数十年。组织学上与恶性淋巴瘤相似。病因不明。

2. 多发生于 40 岁以后，女性稍多见，皮损好发于躯干及四肢近端。皮损成批出现，数个至数十个，常对称分布。

3. 起初为针头至绿豆大淡红色、紫红色或淡红棕色水肿性丘疹，中央可为出血性。也可产生水疱，继而坏死、发黑、破溃、结痂或表面细薄鳞屑，临床类似于急性豆疮样苔藓样糠疹。皮损可自行消退，留有色素沉着或瘢痕。病程慢性，常复发，少数病例可演变成恶性淋巴瘤。

4. 组织病理改变可似恶性淋巴瘤，真皮内不等量异型细胞呈楔形或弥漫分布，其间有少数炎症细胞。异型细胞可分为 A 型组织细胞型或 B 型淋巴细胞型，核大深染、分裂象多见，细胞大小呈谱状分布，有时似 R-S 细胞。

🔊 治疗

1. 急性者口服雷公藤或泼尼松 20mg/d。

2. 慢性者可试用四环素、抗症药、紫外线照射。

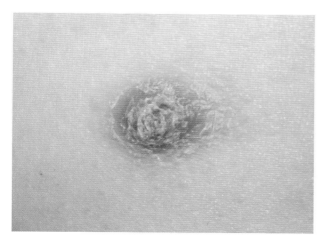

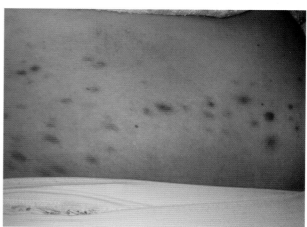

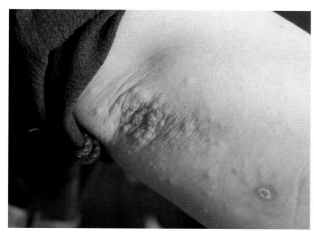

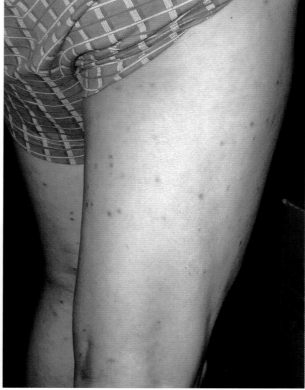

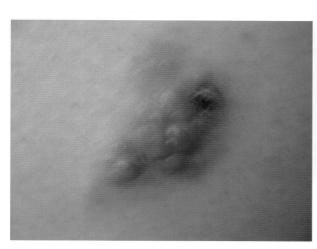

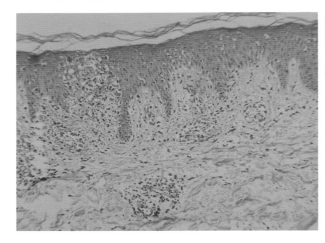
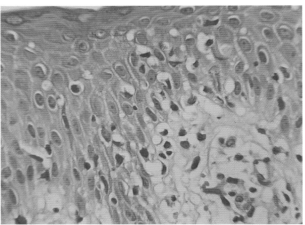

（四十九）转移性肿瘤 （metastatic carcinoma）

诊断

1. 内脏或其他部位的恶性肿瘤经不同途径传播至皮肤。多发生于40~60岁。

2. 无痛性隆起硬固皮内或皮下结节，直径达3cm或更大，可发生于任何部位，结节正常皮色，淡黄色，蓝红色。

3. 大多数结节可以移动，但也可为斑块状，又名盔甲癌。

4. 黑色或红色结节，主要见于恶性黑素瘤转移，恶性肿瘤中2.7%~4.4%发生皮肤转移。其中较常见的有乳腺癌、肺癌、大肠癌、恶性黑素瘤、胃癌及肾癌等。头皮转移多见于乳腺癌和肾癌；腹壁转移多见于消化道癌和肾癌。

5. 组织病理示真皮及皮下组织内恶性肿瘤细胞，与原发癌相同，胶原束间可见单排癌细胞浸润具有特征性，可发现血管内癌栓。

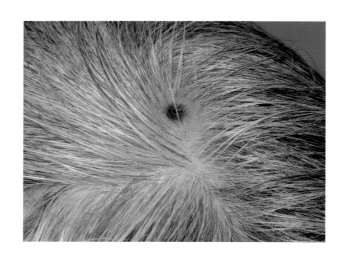

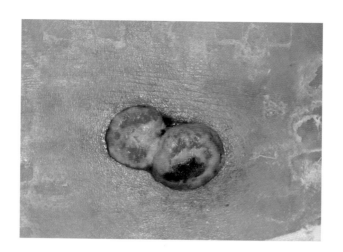

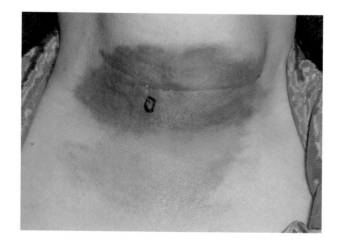